Dr. Hiroの
実践！歯周治療

インスツルメンテーション　マスターブック

監著　山本　浩正

クインテッセンス出版株式会社　2012

Tokyo, Berlin, Chicago, London, Paris, Barcelona, Istanbul, Milano, São Paulo, Moscow, Prague, Warsaw, Delhi, Beijing, Bukarest, and Singapore

クインテッセンス出版の書籍・雑誌は、歯学書専用通販サイト『歯学書.COM』にてご購入いただけます。

PCからのアクセスは…
歯学書 検索

携帯電話からのアクセスは…
QRコードからモバイルサイトへ

プロローグ

　歯科衛生士はオフェンスを務めなければならない。手を抜いたアンダーデブライドメントは歯周組織から大ブーイングだ。根面の状況を把握する感度を上げながら、キュレットの刃先や超音波スケーラーのチップのポケット内での動きをコントロールするスキルは、プロフェッショナルの腕の見せ所。「治してみせます」という自信に満ちた言葉は、不安いっぱいの動的治療で強い追い風になってくれることだろう。

　歯科衛生士はディフェンスを務めなければならない。デリカシーのないオーバーデブライドメントは、オウンゴールのようなもの。せっかくメインテナンスにお見えの患者さんの口腔内がかえって悪くなってしまう。「悪くさせません」という自信に満ちた言葉は、安心感を求めて来られるメインテナンス患者さんに強い追い風になってくれることだろう。

　歯科衛生士はヒーラー（healer）でなければならない。治療や言葉で傷つきやすい患者さんの体と心を癒すためには、キュアのスキルとケアのハートが必要だ。「あなたのことをわかっています」というメッセージは、長期にわたる患者さんとの良好な関係の礎になってくれることだろう。

　本書は歯科衛生士が歯周治療でかかわるあらゆるインスツルメンテーションを集約した"all about periodontal instrumentation本"である。決して"マニュアル"ではない。なぜなら各章の各論担当者は、読者のニーズやレベルが多岐に渡っていることを重々承知しており、"一定のレベルに引き上げるため"のマニュアルを狙っていないからである。それぞれの読者がそれぞれのレベルで、それぞれのタイミングで本書を手にしてもらえればと思っている。自分の不得意分野のレベルUPのために読んでもらってもいいし、得意分野の裾野を広げるために読んでもらってもよい。少なくとも本書で同じレベルの"クローン歯科衛生士"をつくり出そうなどという怪しい背意はない。"自分の感性"を大切にして"自分のレベルUP"を図ってもらいたい。

　本書の各論はPEC歯科衛生士実習コースのインストラクター（通称OTOME）が担当した。いつまでもリーダブルな内容であってほしいという想いと、進歩した自分であるために違和感を持ちたいという想いの葛藤が発刊直後に襲ってくるのは承知している。でも、今はみんなで1つの本を産み落としたという感動をしばし味わっていたい。OTOMEメンバーよくがんばった！

2012年初夏
PEC主宰　山本浩正

目　次

プロローグ･･･ 3

第1章　歯周組織検査

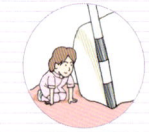

❶総論･･･ 10
1．根面デブライドメント前にどのような検査が必要なのか？･････････ 10
2．検査前に知っておくべきことは？･････････････････････････････ 11
3．検査結果をどのように生かすのか？･･･････････････････････････ 12
4．組織検査データをどのように解釈するのか？･･･････････････････ 12

❷プロービングの実際･････････････････････････････････････ 15
1．プローブの種類･･･ 16
2．プロービングエラーは最小限に･･･････････････････････････････ 17
3．プロービングの前に･･･ 18
　　症例　歯肉の炎症がわかりにくいケースには要注意／22
4．プローブの把持方法･･･ 23
5．プロービングの基本操作･････････････････････････････････････ 25
6．プロービング検査時の注意点･････････････････････････････････ 27
7．歯根の解剖学的形態･･･ 31
8．根分岐部の検査･･･ 33
9．プロービング時に行うその他の検査･･･････････････････････････ 37

❸エキスプローリングの実際･･･････････････････････････････ 39
1．エキスプローラーの種類･････････････････････････････････････ 39
2．エキスプローラーの感度を保つためにシャープニングを･････････ 40
3．エキスプローラーの持ち方と操作･････････････････････････････ 41

❹収集した情報の管理･････････････････････････････････････ 44
1．歯科衛生士による2つの記録･････････････････････････････････ 44
2．記録は患者さんと共有する･･･････････････････････････････････ 47
3．患者さんのやる気につながる検査データの示し方･･･････････････ 49

第2章 シャープニング

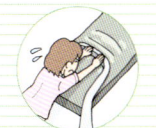

❶総論·· 56
　　1．水砥石と油砥石·· 56
　　2．ホーニングとタッチアップ·· 57
　　3．スケーラーにおけるホーニングとタッチアップ························ 58
　　4．シャープニングの必要性·· 59

❷シャープニングの実際·· 60
　　1．シャープニングの2つのゴール··· 61
　　2．テスティング·· 62
　　3．シャープニングの方法··· 63
　　　　特徴・手順① グレーシーキュレットのシャープニング／64
　　　　特徴・手順② シックルスケーラーのシャープニング／66
　　　　特徴・手順③ ユニバーサルキュレットのシャープニング／67
　　4．失敗しないためのシャープニングのポイント··························· 68
　　5．シャープニングストーンについて······································ 69
　　6．外科器具のシャープニング·· 70
　　　　特徴・手順① ヘーベル、エキスカベーターなどのシャープニング／71
　　　　特徴・手順② チゼルのシャープニング／71
　　　　特徴・手順③ ペリオナイフのシャープニング／72

第3章 SRP（スケーリング・ルートプレーニング）

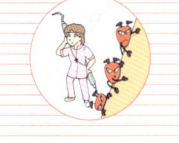

❶総論·· 76
　　1．根面デブライドメントとは？·· 76
　　2．歯周治療におけるSRPの位置づけ······································ 77
　　3．SRP前に勝負は決まっている？·· 78
　　4．浸潤麻酔の功罪·· 79

第3章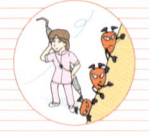

❷ SRPの実際 ··· 80
    1．器具の持ち方——執筆状変法 ································· 81
    2．レスト ·· 82
    3．SRP時の姿勢 ·· 87
    4．ポジショニング ··· 89
    5．スケーラー操作 ··· 91
    6．部位別SRP ·· 97
        上顎／98
        下顎／112

第4章 超音波スケーリング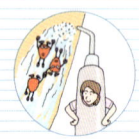

❶ 総論 ·· 126
    1．超音波スケーラーの原理 ····································· 126
    2．手用スケーラーとの比較 ····································· 127
    3．超音波スケーラーの歯周治療における位置づけ ············· 128
    4．薬液の併用 ·· 129

❷ 超音波スケーリングの実際 ································· 130
    1．超音波スケーラーを使用するメリット ······················· 130
    2．超音波スケーラーのチップの選択 ··························· 132
    3．超音波スケーラーのパワーの選択 ··························· 135
    4．超音波スケーラーの使用前に確認しておきたいこと ········ 136
    5．ハンドピースの把持方法 ····································· 138
    6．レスト ·· 140
    7．超音波スケーラーの動かし方 ································ 141

目　次

第5章　PMTC

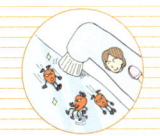

❶総論 …………………………………………………………………… 146
1．PMTCは有効？ ………………………………………………… 146
2．PMTCのデメリット …………………………………………… 148
3．PMTCをどのように取り入れるのか？ ……………………… 148
4．RDAとは？ ……………………………………………………… 149

❷PMTCの実際 ………………………………………………………… 150
1．PMTCを行うにあたっての3つのポイント ………………… 151
2．PMTCペーストの選択 ………………………………………… 152
3．PMTC用コントラの選択 ……………………………………… 154
4．ラバーカップ、ラバーポイント、ブラシの使い方 ………… 155
5．症例別PMTC …………………………………………………… 157
　症例①　プラークが少ないケース／157
　症例②　プラークが多く沈着したケース／158
　症例③　着色が濃いケース／159
　症例④　着色が薄いケース／160
　症例⑤　根面にステインが沈着しているケース／161
　症例⑥　歯肉退縮があり知覚過敏があるケース／162
　症例⑦　補綴物が多いケース／162
　症例⑧　3ヵ月ごとのメインテナンスに来院されるケース／163

第6章　器具の管理

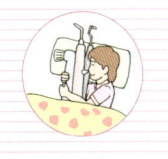

❶器具の洗浄・消毒・滅菌の実際 ………………………………… 166
1．洗浄 ……………………………………………………………… 167
2．薬液消毒 ………………………………………………………… 168
3．滅菌 ……………………………………………………………… 169
4．管理 ……………………………………………………………… 169

謝辞、エピローグ ……………………………………………………… 170
索引 ……………………………………………………………………… 172

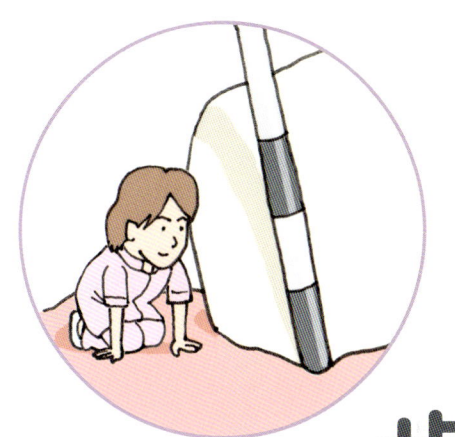

第1章
歯周組織検査

1. 総論
2. プロービングの実際
3. エキスプローリングの実際
4. 収集した情報の管理

第1章 歯周組織検査

1 総論

山本浩正

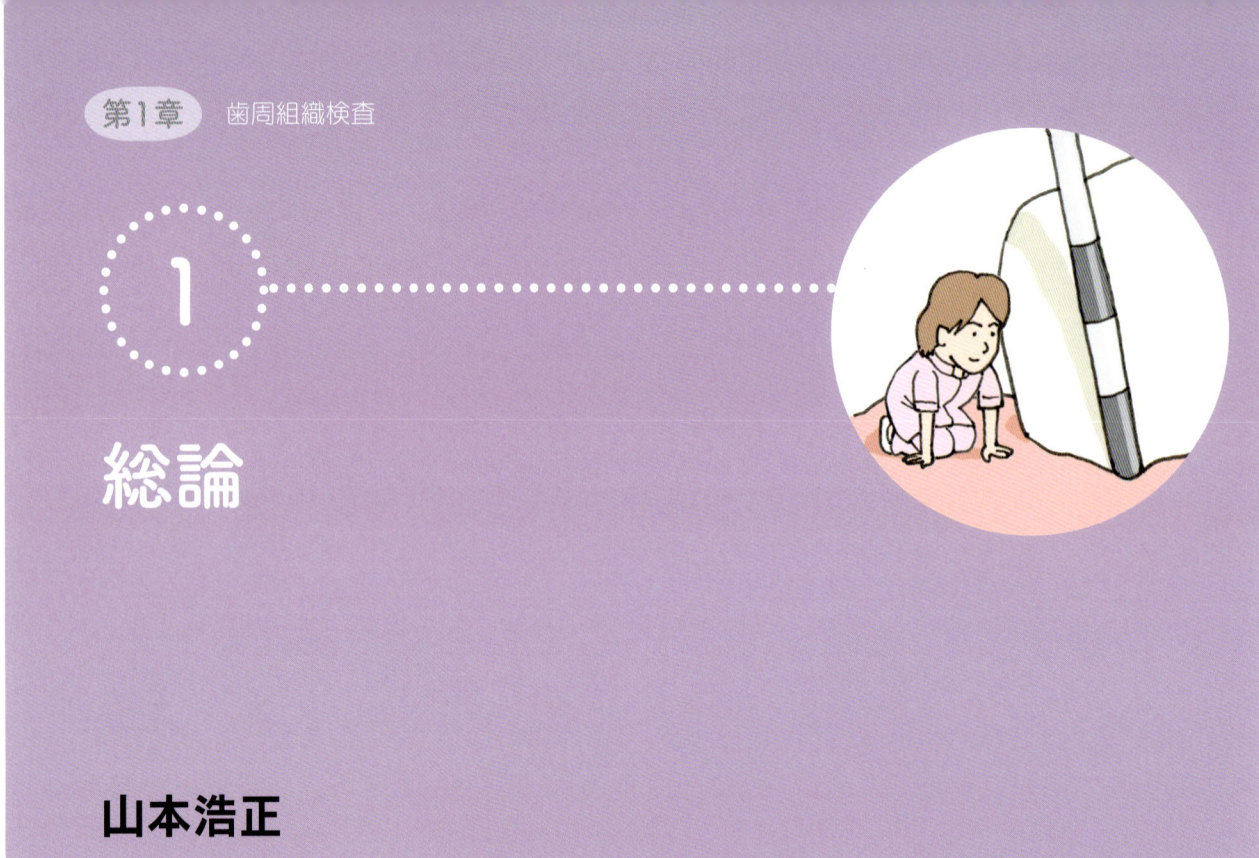

　目標や目的を失った検査ほど無意味なものはありません。データを集めるために検査をするのではなく、何のためにデータを集めるのかという視点を失わないようにしましょう。ここでは、特にその後に続く根面デブライドメント（主にSRP）を意識した検査に的をしぼって解説します。

1 根面デブライドメント前にどのような検査が必要なのか？

　これには大きく分けて2つの検査があります。まず最初に、デブライドメントしようとしている根面はどのような形態をしていて、どこにどれくらい歯石が付着しているのかを探る検査です（**根面を探索するための検査**）。これは根面デブライドメントに直結する検査ですので理解しやすいことと思います。ただこれで終わるわけにはいきません。データを集めることが検査の目的でないように、根面デブライドメントもこれ自体が目的ではなく、生物学的に許容できる根面、しいては生物学的に許容できる歯肉縁下環境を作り出すことが目的であることを忘れてはなりません。つまりデブライドメント後にその目的が果たされているのかどうかを検査する必要があります。そのためには前述の根面の状態を再評価するだけでなく、根面デブライドメントで周りの組織が改善しているかどうか、あるいはどこに問題が残っているのかを確認しなければなりません（**組織の状態を把握するための検査**）（表1）。

1．根面を探索するための検査（根面検査）

　プロービングによりポケットの形態を把握した後、エキスプローリングにより根面の形態や歯石の付着状況を確認します。必要に応じて根分岐部の検査を行います。プロービングの時にすでに歯の位

歯周組織検査　第1章

置、傾斜、根の近接等を感じていることと思いますが、もしエックス線写真が手元にあるようでしたら、必ず歯根の形態や隣在歯との関係、骨形態、根分岐部病変の進行度、修復物のオーバーハング等もチェックするようにしましょう。また根分岐部にエナメル突起がないかどうかも忘れずチェックしてください。

2．組織の状態を把握するための検査（組織検査）

これには炎症の強さや広がりがどれくらいなのかという検査（**現在の炎症の程度を調べる検査**）と、過去においてどこに、どの程度の破壊があったのかを調べる検査（**過去の破壊の程度を調べる検査**）があります。

2　検査前に知っておくべきことは？

大まかに言いますと根面検査は根面デブライドメント前の"術前検査"としての重要性が高く、組織検査は根面デブライドメント後の"再評価検査"としての重要性が高くなります（**次ページ表2**）。

術前検査としての根面検査では、歯石の付着状況や根面の形態の把握ができるだけでなく、器具の選択や根面デブライドメントに際しての要注意部位の把握ができます。もちろん組織検査としてのプロービング値等も器具の選択に大いに役立つデータとなります。再評価検査としての根面検査では、根面デブライドメントによりどれだけ根面がスムーズになり歯石が除去できたかを確認します。

根面検査が器具を通した"触感"に頼る部分が大きいのに対して、組織検査は術前術後の変化を"データ"として捉えやすいのが特徴です。そのため再評価でどこがどれだけ改善したのか、あるいはしていないのかを把握しやすく、その後のメインテナンスにも役立つデータとなります。具体的には治療効果や予後の判定に使ったり、リスク部位の把握に使ったりします。もちろん術前検査として術前の組織の状態の把握や器具の選択の参考にしたりすることもあります。

表1　根面デブライドメントのための歯周組織検査

① 根面を探索するための検査（根面検査）	② 組織の状態を把握するための検査（組織検査）
・プロービング ・エキスプローリング ・エックス線写真検査（歯根のチェック）	1）現在の炎症の程度を調べる検査 　・プロービング値 　・プロービング時の出血 　　（bleeding on probing、BOP） 2）過去の破壊の程度を調べる検査 　・付着レベル（プロービング値＋歯肉退縮量） 　・歯肉退縮量 　・エックス線写真検査（骨のチェック） 　・根分岐部検査

3 検査結果をどのように生かすのか？

　術前検査として根面検査が重要であると書きましたが、それよりももっと重要なことがあります。それが歯の解剖学的知識です。もちろん歯の形には個人差がありますが、それでもだいたい、どの歯のどの部分はどのような解剖学的な形態になっているのかを、あらかじめ知っているかどうかで勝負が決まります。特に根面のどこにどれくらいの陥凹や溝があるのかは、必ず押さえておかなければならないポイントです。

　もし再評価検査であれば前回のデータもしっかりチェックしておかなければなりません。根面デブライドメント前にポケットの深かったところ、炎症が強く出血傾向の強かったところがどこなのかを頭にインプットして検査することで、見落としのないようにしたいものです。検査で痛みの出やすい部位があるようでしたらそれを検査前に知っておくことは、再度痛みを与えない心の準備ができますので、患者さんに優しい検査ができることでしょう。

　局所的な話ばかりしていますが、患者さんの全身状態や投薬状況を把握しておくことも大切です。コントロールできていない糖尿病はプロービング値が上がったり、出血しやすくなりますし[1]、喫煙は逆に出血しにくくなります[2]。低容量アスピリンの服用を始めると元々炎症の強い患者さんでは、BOPが強く出てくる傾向がありますし[3]、降圧剤（特にカルシウム拮抗剤）や免疫抑制剤、抗てんかん剤等は歯肉の線維性増殖の原因にもなります[4]。

　このように検査前にさまざまな情報をインプットしておくことにより、ポジティブな先入観を持って検査に挑むことができます。デブライドメント前に検査や器具のシャープニングがあるように、検査の前にも前情報の収集があることを忘れないようにしましょう。

4 組織検査データをどのように解釈するのか？

　組織検査はデータ化していますが、それをどのように解釈し、今後に生かしていくかということも大切です。ここでは根面デブライドメント前後のデータの変化をどのように眺めるかということと、その後のメインテナンスでのポイントを考えてみましょう。

表2　根面検査と組織検査の生かし方

	術前検査	再評価検査
根面検査	歯石の付着状況や根面の形態の把握	根面の改善のチェック
組織検査	術前の組織の状態の把握	治療効果の予後の判定やリスク部位の把握

歯周治療において特に問題になるのが、歯肉頂の位置と付着の位置です。歯肉頂の位置は歯肉退縮量、つまりセメントエナメル境（cemento-enamel junction、CEJ）から歯肉頂までの距離で把握します。付着の位置は臨床的にはプローブの止まる位置、つまり付着レベルで把握します。付着レベルはプロービング値と歯肉退縮量の和で計算できます。結局、歯肉頂の位置は「歯肉退縮量」で、付着の位置は「歯肉退縮量＋プロービング値」で把握すればよいということになります。

根面デブライドメント後（SRP後）の治癒形態は大きく分けて2つあります。1つが歯肉退縮による治癒（図1-a）で、もう1つが付着の獲得による治癒（図1-b）です。歯肉退縮による治癒では文字通り歯肉退縮が起こることで歯肉頂の位置が根尖側に移動しますが、付着の位置はあまり変わりません。つま

図1　組織検査データの解釈

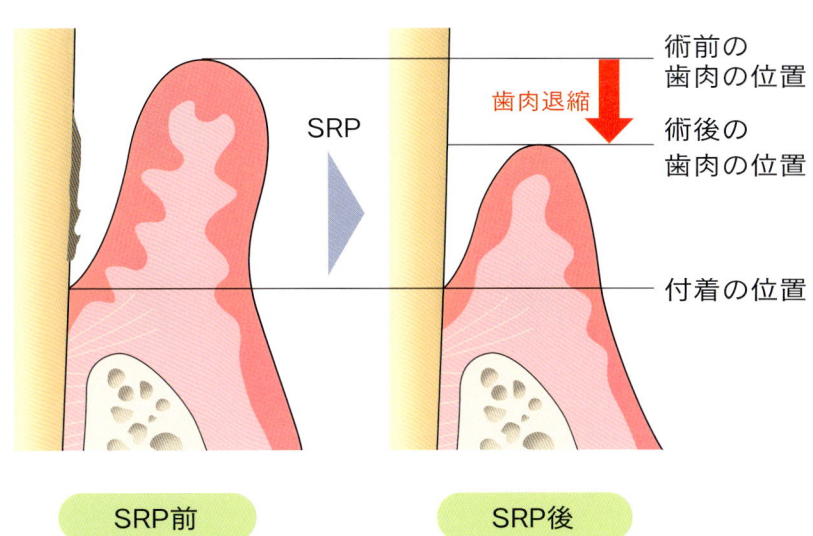

図1-a　歯肉退縮による治癒。SRP後、歯肉退縮によりポケットが浅くなり、シャローサルカスで治癒するパターン。浮腫性歯肉で起こりやすい。

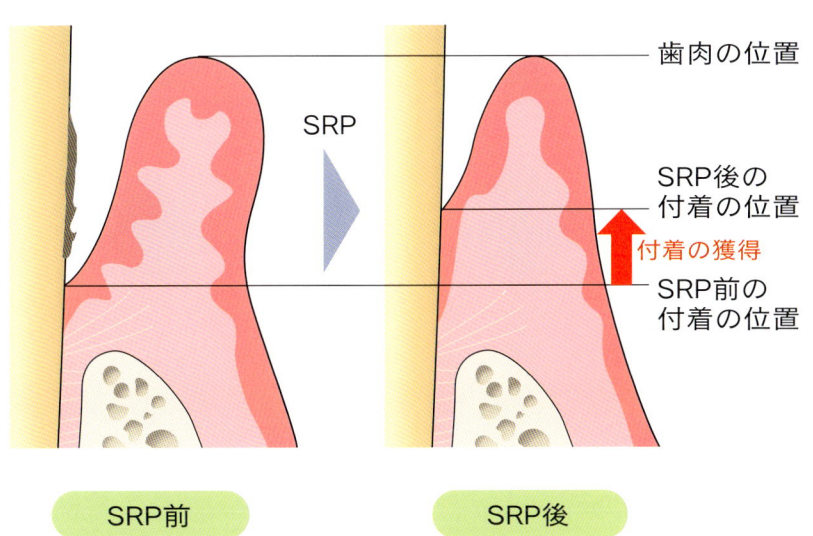

図1-b　付着の獲得による治癒。SRP後、付着の獲得によりポケットが浅くなり、ディープサルカスで治癒するパターン。線維性歯肉で起こりやすい。

り術前術後で歯肉退縮量が増加しますが、付着レベルに変化がないわけです。そして術後にはシャローサルカス(shallow sulcus)と呼ばれる歯肉溝が獲得できます。これはプロービング値が小さく、上皮性付着の幅も短い歯肉溝です。このような歯肉退縮による治癒は特に浮腫性に腫れた歯肉で起こりやすいのが特徴です。

　それに対して付着の獲得による治癒では歯肉頂の位置はほとんど変わらないのですが、付着の位置が改善し、プローブの止まる位置が歯冠側に移動します。つまり歯肉退縮量はあまり変化せず、付着レベルが減少するわけです。術後にはディープサルカス(deep sulcus)と呼ばれる歯肉溝が獲得できます。プロービング値は小さい時もありますが、4、5mm程度の深さが残ることもあります。また上皮性付着の幅は長くなっており、長い接合上皮による治癒(long junctional epithelium、LJE)とも呼ばれています。このような付着の獲得による治癒は、特に線維性の歯肉で起こりやすいのが特徴です。

　歯肉退縮による治癒後には根面露出が起こりますので、メインテナンスにおいては根面う蝕や知覚過敏に注意しなければなりません。歯肉に関しては新たな歯肉炎が起こっていないか、つまり歯肉頂の位置を中心に監視が必要です。それに対して付着の獲得による治癒後では長い接合上皮の剥離が心配になりますので、メインテナンスでは付着の位置を中心に監視が必要となります。

参考文献

1. Grossi SG. Treatment of periodontal disease and control of diabetes: an assessment of the evidence and need for future research. Ann Periodontol 2001；6(1)：138-145.
2. Dietrich T, Bernimoulin JP, Glynn RJ. The effect of cigarette smoking on gingival bleeding. J Periodontol 2004；75(1)：16-22.
3. Schrodi J, Recio L, Fiorellini J, Howell H, Goodson M, Karimbux N. The effect of aspirin on the periodontal parameter bleeding on probing. J Periodontol 2002；73(8)：871-876.
4. Mavrogiannis M, Ellis JS, Thomason JM, Seymour RA. The management of drug-induced gingival overgrowth. J Clin Periodontol 2006；33(6)：434-439.

第1章 歯周組織検査

2 プロービングの実際

宮本さくら

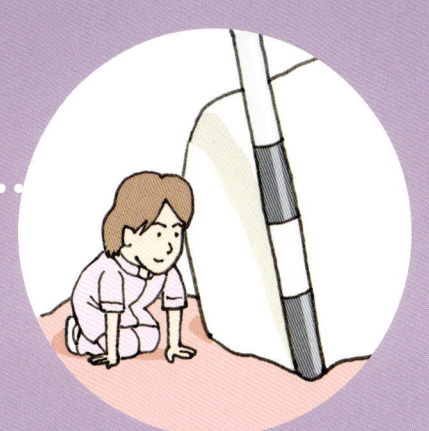

　SRPは、歯周組織に起きている異常を知り、歯石探知ができて初めて行えるものです。しかし歯周組織の破壊は目で見て確認できないことが多くそのため、目に見えない歯肉縁下の情報をより多く得るために、プロービングを行います(**表1**)。

　プロービングは、軟組織検査とエックス線写真の読影を併用しながら、歯肉の状態、骨欠損の程度、歯根の形態などを把握したうえで行うことが望ましいです。疾患や組織の変化を見落とさないようにみていきます。その結果は、診断やその後の治療計画立案、再評価時の材料となるため、正確にプロービングができることが不可欠です。また、SRP時にはプロービングから歯肉縁下をイメージし、歯根面の状態を知る手段にもなるため、正確か否かでSRPの精度にも影響を与えます。

　プロービングは、誰が担当しても同質の結果が得られることも大切です。スタッフ間でもトレーニングを積み、テクニカルエラーをできる限りなくしていきましょう。

表1　プロービングから得られる情報

○ポケットの存在部位・深さ・形態	○アタッチメントレベル
○出血の有無	○付着歯肉の幅
○根面や歯肉の性状	○根分岐部病変の有無や程度
	○歯肉縁下のプラークや歯石の有無

1 プローブの種類

通常使用するプローブには、先端の断面がフラットと丸のタイプがあります。

フラットタイプは舌側や唇側面への挿入がしやすく、平らな歯面に適合しやすくなっています。ただし、隅角部や狭いスペースには使いづらいことがあり、先端が丸タイプの方が多く使用され種類も豊富です（図1）。

その他のタイプのプローブには、根分岐部診査用のネイバーズプローブ（図2）や、インプラント周囲の状態を調べるときに用いるプラスチックプローブがあります（図3）。

根分岐部診査用プローブは、1本で頬舌側と近心すべて計測できるよう両頭になっており、根分岐部に挿入しやすいようカーブがついているのが特徴です。プラスチックプローブは、インプラント体に対しても安全なようにプラスチックで作られております。インプラント周囲組織の状態を探る意味でプローブを使用します。インプラント周囲へのプロービングは賛否の分かれるところですが、排膿などがあれば付着物やアバットメントの緩みなどが原因となっていないか、圧に注意しながらエキスプローリング（探知）をしていきます。

図1～3 プローブの種類

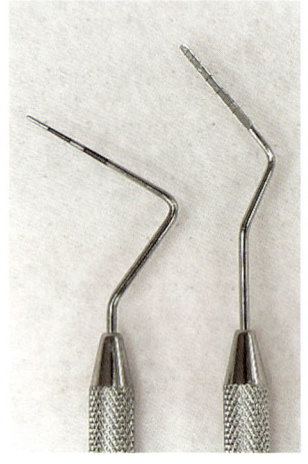

図1-a　丸タイプ（左）とフラットタイプ（右）（ともにHu-Friedy）。

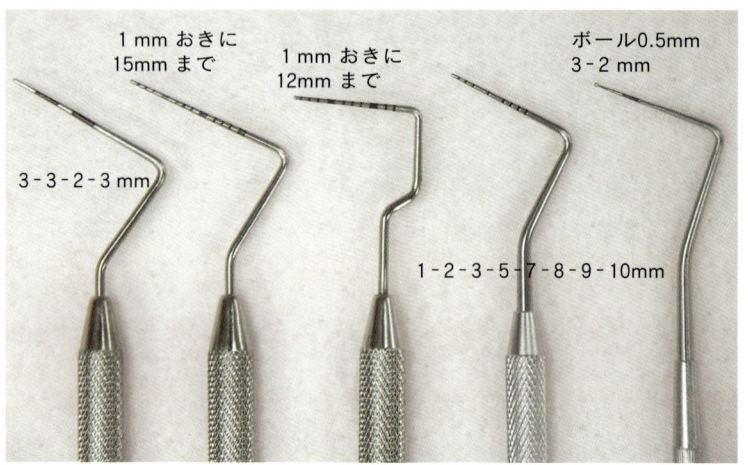

図1-b　さまざまなプローブ。左より、CP11（Hu-Friedy）、UNC15（Hu-Friedy）、ノバテックUNC12（Hu-Friedy）、ウィリアムズ#2（YDM）、WHOプローブ（YDM）。写真内数字は先端からの目盛りの位置。

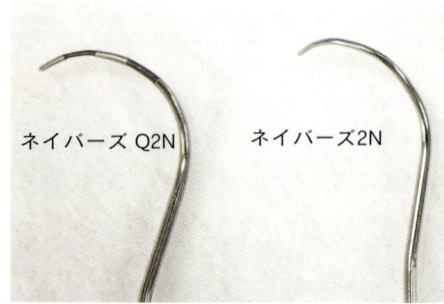

図2-a　根分岐部診査用のプローブ（ともにHu-Friedy）。

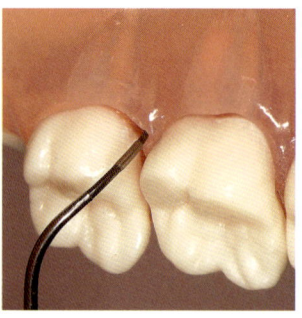

図2-b　上顎大臼歯の根分岐部の検査。近心より挿入。

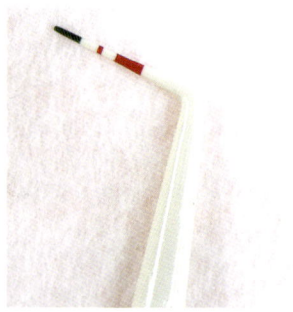

図3　プラスチックプローブ Perio Wise®（Premier）。

第1章 歯周組織検査

2　プロービングエラーは最小限に

　臨床の場で"真のポケット値"を測定することは困難であり、私たちはプローブをポケット内に挿入しその目盛りを読み取ることで、"臨床的ポケットの深さ"を測定しています。そのため「ポケット値」ではなく「プロービング値」と表現します。

　プローブは種類によって角度や目盛の付き方に違いがあり、その重さや柄の太さ、計測部分の太さもさまざまです。プローブの種類が違えば実際のプロービング圧も異なってきますので、できれば医院で統一し、同じ測定者が同じタイプのプローブを使って同じ圧・同じ視点で毎回測定することが望ましいと考えます（表2）。

　また、プロービングはできるだけ患者さんの負担が少なくなるよう、短時間で正確に行われなければいけません。そのためにも2人1組で検査を進めることが有効です（図4）。

表2　プロービングエラーを最小限にする工夫

- ○同じメーカーのプローブを使用する
- ○個人レベルのトレーニング
- ○エックス線写真や前回のデータの術前チェック
- ○担当歯科衛生士制
- ○2人1組での検査
  - ▶前回のデータを記録係がチェックし、大きな誤差があれば知らせる。例えば前回6mmのところを今回の検査で3mmと計測したら、記録係がその時点で伝え再計測してもらう。
  - ▶歯肉退縮量は大きく数値が変わらないために、記録係が前回のデータを口頭で術者に知らせる

図4　プロービングは2人1組で行う

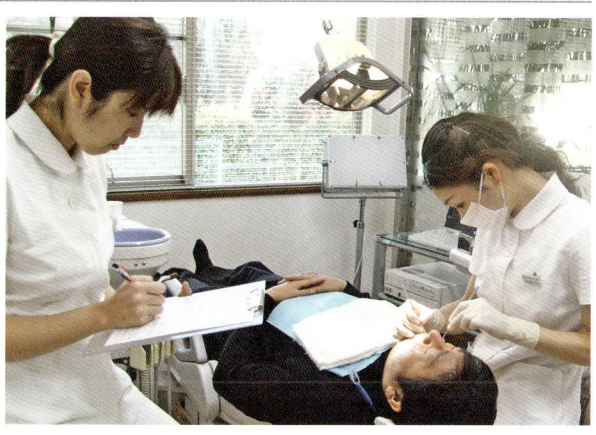

図4　2人1組で行うと、効率よく進められるため、患者さんの負担も減り、エラーも最小限に抑えることができる。

3 プロービングの前に

1．患者さんへの十分な情報提供を

歯周基本治療で改善を実感してもらうには、どの程度悪いのか、はじめの状態を患者さんに理解していただかなくてはいけません。これにより治療前後の比較で「改善した」という満足感や達成感を高めることができます。それが患者さんのモチベーションアップとなり、歯周治療成功につながる大きなポイントとなってきます。そのため、プロービングがどのようなものであるかを、検査前に十分に説明しておく必要があります（図5）。

患者さんにとって"初めて"の検査であればなおさらです。メインテナンスとは異なり、歯科衛生士とのコミュニケーションが十分に取れていない段階で行う検査は、特に慎重に行うよう心がけなければなりません。患者さんには、他院で歯周組織検査を受けたことがあるかどうかも確認しておくとよいでしょう。プロービングが初めての患者さんには、これからどんな器具を使ってどのような検査を行うのかを事前にしっかりと説明します。

私たちが日々あたりまえに行っている検査は、患者さんにとってその大切さが理解できていないと、"辛いだけの時間"になってしまいます。そのことを忘れないようにしましょう。

表3は、プロービングとともに重要なその他の検査事項です。これら検査資料をもとにした治療計画を立案し、患者さんへコンサルテーションを行っていきますが、歯科衛生士である私たちは、しっかりと担当医が考える治療の内容や方針を理解していなくてはいけません。そして、患者さんの治療に対する希望や理解、協力度などを把握して医院と患者さんとをつなぐ架け橋として活躍する役目があります。

図5　プロービング前に十分な説明を

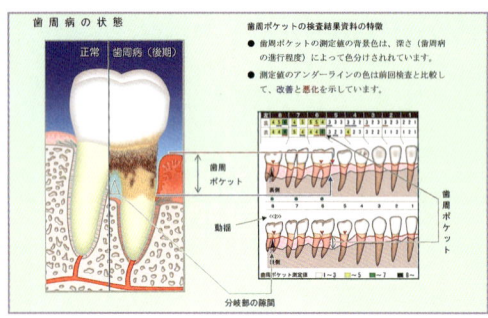

図5-a　プロービングがどういったものかを患者さんに説明しておく。その際、わかりやすいイラストなどを用いるとよい。
図5-b　歯周病の進行によってプロービングの結果にどう影響するのかも患者さんに伝える。

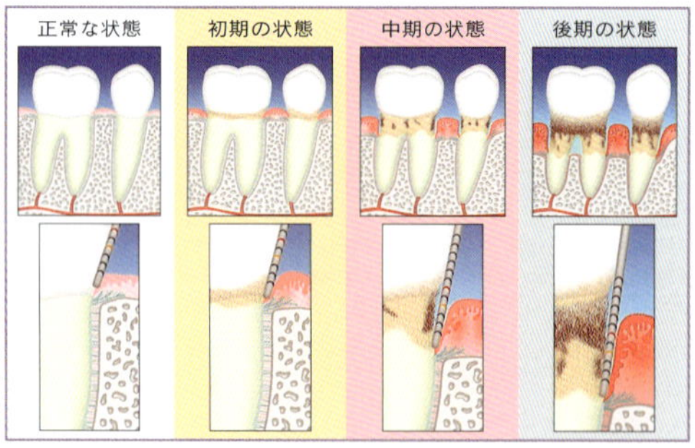

表3、図6　その他の検査事項

- 軟組織（歯肉・歯槽粘膜・小帯・舌）（図6-a）
- エックス線写真（図6-b）
- 歯の動揺度やコンタクトの状態
- 補綴物の適合・形態異常
- 咬合
- う蝕
- 患者さんのプラークコントロール　など

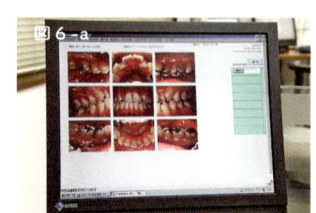 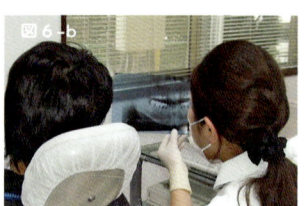

図6-a、b　口腔内写真やエックス線写真を用いて、患者さんに現在の状態を知ってもらう。

歯周組織検査　第1章

2．軟組織の検査

口腔内を検査する時、いきなりプロービングから始めていませんか？　ポケットの数値だけにとらわれず、口腔内全体をよく観察しプロービングすることが大切です。ただ何気なく行うのではなく、考えながら観察することで、口腔内から得られる情報をもっと増やすことができます。範囲を広げて観察する癖をつけていきましょう。

❶口腔粘膜の検査

初診の患者さんだけでなく、定期的に来院される患者さんでも舌や粘膜の変化を見落とさないよう、注意して観察します。そのためには上手に口唇を排除したり、ミラーを利用して視野の範囲を広げます。口唇や舌は、患者さんが痛みを感じない程度にしっかりと持ち上げ、歯肉・歯槽粘膜、小帯や頬粘膜、舌の裏や付け根部分など至るところまで観察し、異常がないか確認していきます（**図7**）。実際に自分の

図7　プロービング前には口腔粘膜の検査を行う

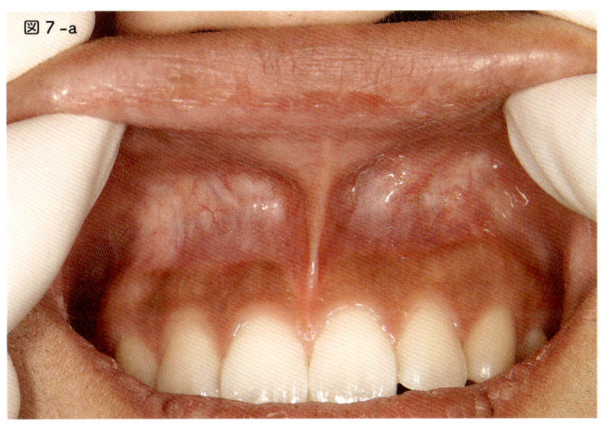

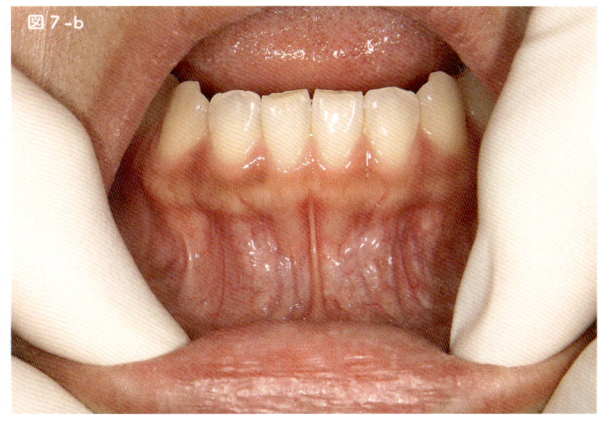

図7-a～c　視野を十分広げて観察する。

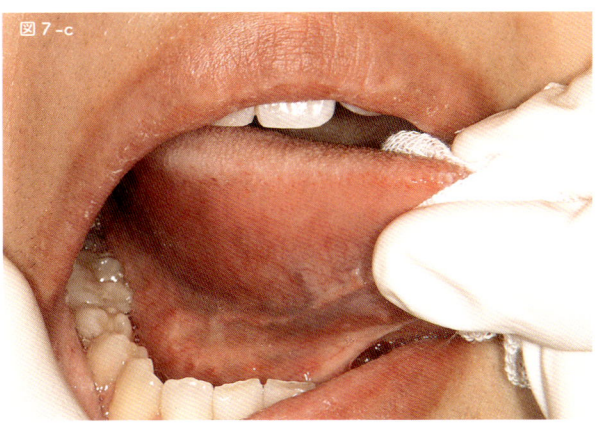

図7-d　このような排除では視野が狭く、ほとんど情報が得られない。

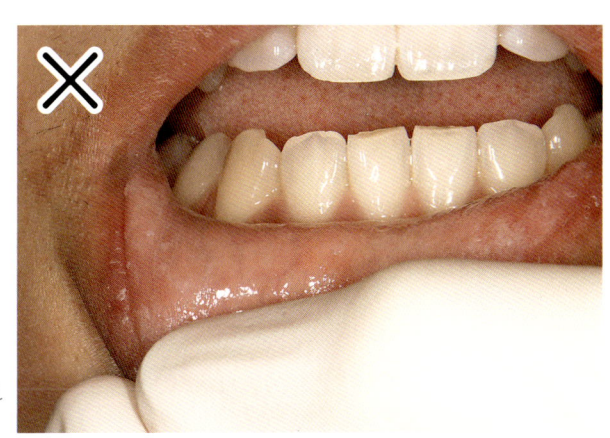

19

口唇や舌を引っ張ってみてください。少しつまんで引っ張るのと、しっかりつかんで排除するのとでは、後者の方が患者さんに苦痛を感じさせないことがおわかりいただけると思います。

視野が十分に確保されると、粘膜の傷や潰瘍、根尖病巣による瘻孔を発見できたりします。また、口腔前庭の深さや小帯の位置異常で患者さんのセルフケアへの影響を考えたり、舌縁や頬粘膜の歯の圧痕からブラキシズムを予想できたり、口腔がんの早期発見につながったりします（図8）。情報量が増えると、こちらからのアプローチにも幅が広がります。

なお、もしも粘膜の異常を発見した場合は、自分の判断で患者さんに伝えることは控え、歯科医師にまずは確認してもらうようにします。できればその時の状態を写真に撮って残しておくと、後々役に立つ場合もあります。

図8　プロービング前には口腔粘膜の検査を行う

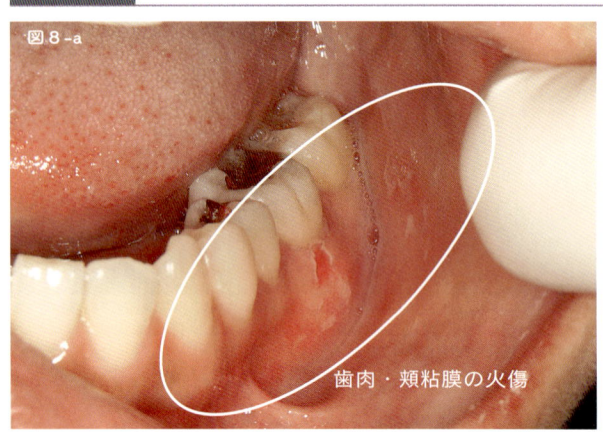

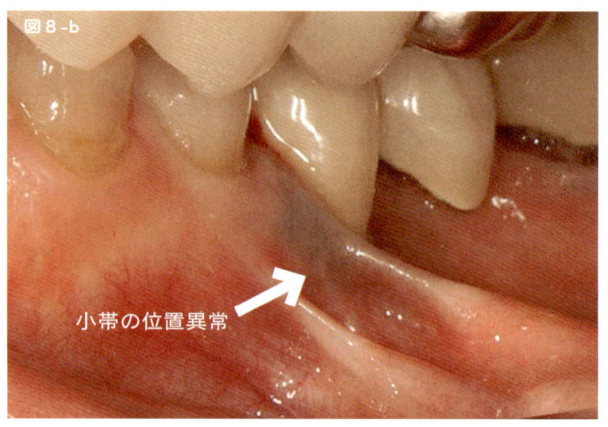

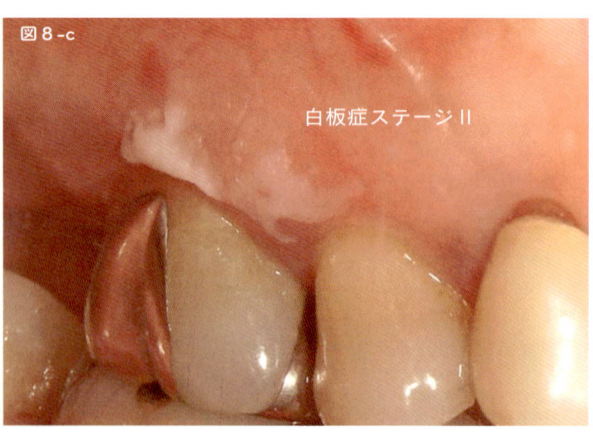

図8-a〜c　口腔粘膜の変化を見逃さない。

歯周組織検査　第1章

❷歯肉のタイプを診る

　歯肉のタイプは、人によりさまざまです。歯根の隆起が透けるくらいの薄い歯肉（図9）、厚みのあるしっかりとした歯肉（図10）など、患者さんひとりひとりの歯肉の特徴をよく理解しておく必要があります。「健康」な歯肉といってもその臨床像は個人差があるということを頭に入れ、問題のある状態なのか判断していきます。

　発赤や腫脹などの異常が表に現れやすい歯肉と、わかりにくい歯肉もあります。図11のように降圧剤服用の患者さんは、歯肉が肥大しプロービング値が大きくなってしまうものの、エックス線写真では骨欠損などの大きな問題がなかったりします。一方、長年喫煙されている患者さんは、歯肉の線維化と退縮が進み、ニコチンによる血管収縮で炎症が表れにくくなっています（図12）。歯肉を押すとあちこちから排膿があり、エックス線写真でも全顎的に重度の歯周疾患が認められました。このような喫煙者では、スケーリング後のポケット減少量が少なく、歯肉の反応も悪いため歯周基本治療前に十分説明する必要があります。

　沈着しているプラークや歯石が原因による浮腫性の歯肉の場合も、確認しておくことが必要です。治療後に歯肉退縮を起こすリスクが高いため、事前に患者さんに伝えておきます。患者さんの側に寄り添う歯科衛生士は、検査の前後、スケーリングの前後、治療の前後など、常に患者さんの気持ちを考えた詳しい説明や予測できる変化などをお伝えすることを心がけます。

図9～12　プロービング検査前に歯肉のタイプを検査

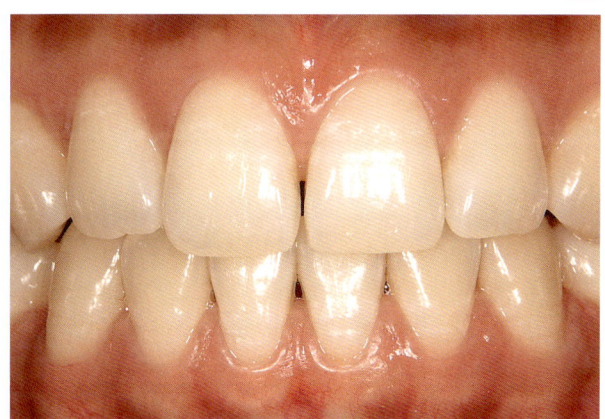

図9-a　薄い歯肉。

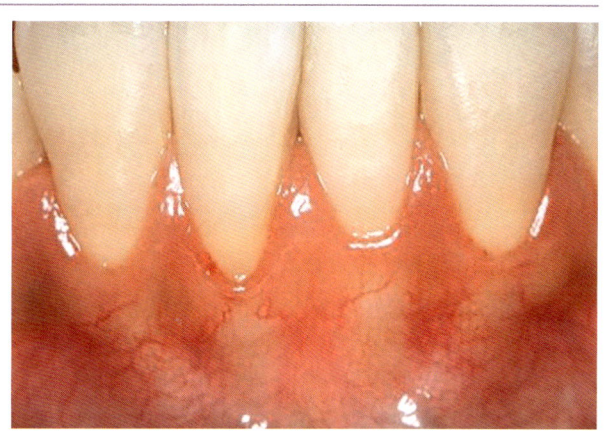

図9-b　薄い歯肉。歯根の隆起が透けて白っぽく見えている。

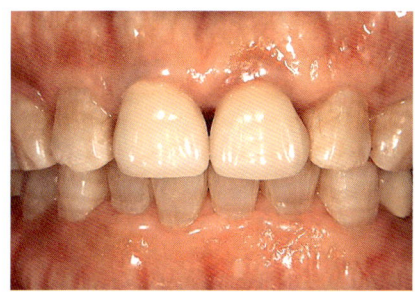

図10　厚みのある歯肉。

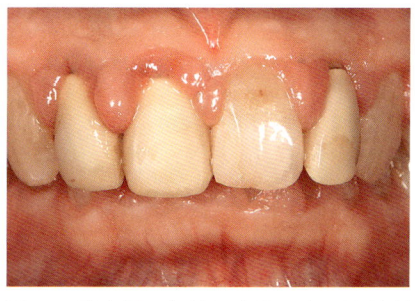

図11　高血圧のためにカルシウム拮抗剤を服用している患者さんの歯肉。歯間乳頭部が肥大している。

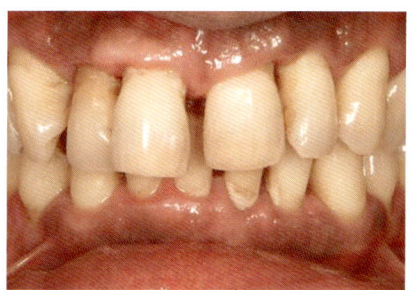

図12　喫煙者の歯肉。1日20本以上のたばこを30年吸っている方。

| 症例 | 歯肉の炎症がわかりにくいケースには要注意（図13） |

　38歳の男性で調理師の方の口腔内です。15年前から1日15本のたばこを吸う喫煙者です。歯肉にメラニン色素の沈着がみられ、線維化しています。叢生でセルフケアの難しい部分もありますが、初診時からプラークコントロールは比較的良好でした。表面的には発赤や腫脹などの症状がわかりにくかったのですが、エックス線写真からかなり進行した歯槽骨の吸収が認められます。

　この例からわかるように、歯肉の観察だけでは歯周組織の破壊がどこまで起こっているのかがわかりません。

　エックス線写真は歯肉の外観に惑わされることなく、過去の破壊を二次元的にとらえることができます。プロービングをよりエラーなく正確に行うためには、なくてはならない資料だと言えます。患者さんにとっても検査の数値だけでわかりにくかった口腔内の現状をビジュアルで説明することもでき、とても有効です。エックス線写真とプロービングの結果を合わせて歯肉縁下の状態を把握していくことが重要なのです。

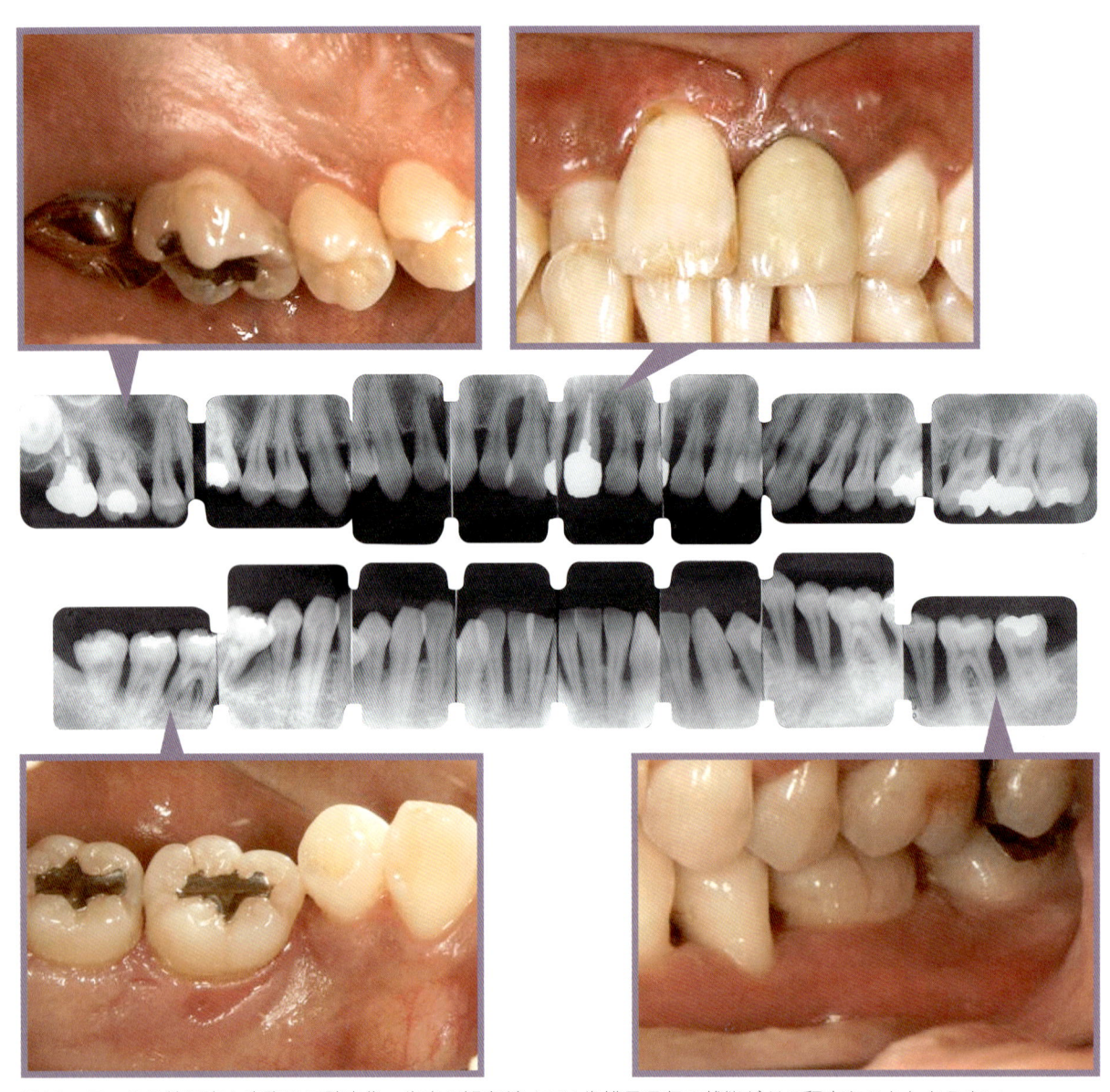

図13 エックス線写真と実際の口腔内像。歯肉の観察だけでは歯槽骨吸収の状態がどの程度なのかわからない。

4 プローブの把持方法

1．執筆状変法で把持

プローブは「執筆状変法」で軽く把持します（図14-a）。親指・人差し指・中指の指先を線で結ぶと三角形になるようにずらして指を置き、そして人差し指と親指の第一関節が少しふくらむように持つことがポイントです。力を入れすぎてしまうとプローブ先端からの感触を指先で捉えにくくなるため、力加減は後ろから引っ張ったときに柄がスッと抜けるくらいの力を意識します（図14-b）。

間違った持ち方（図15）が癖づいてしまうと、無意識に力が入りすぎていたり、細かい操作がしにくくなったりします。また、エキスプローラーやスケーラーの持ち方にも影響してきますので、形が崩れていないか常に意識しながらプロービングを行っていきましょう。

図14、15 基本は執筆状変法

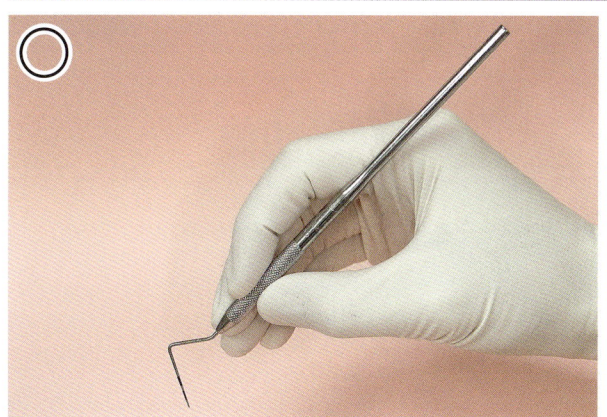

図14-a 執筆状変法で軽く把持する。

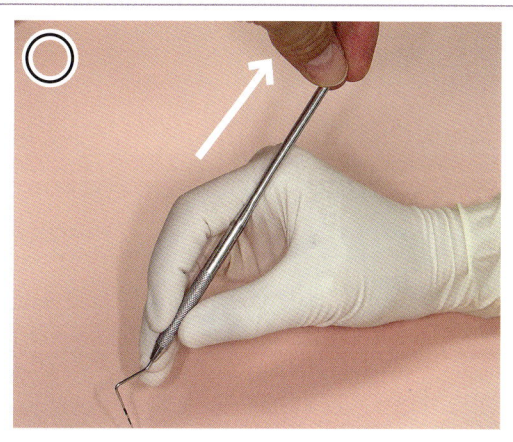

図14-b 後ろから引っ張ったときに柄がスッと抜けるくらいの力で把持する。

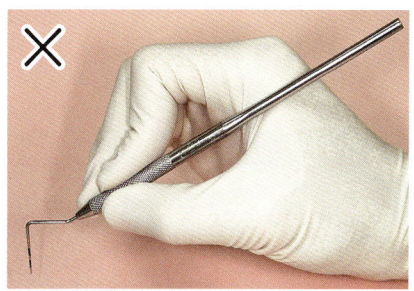

図15-a 誤った把持方法。人差し指に余計な力が入り、柄を水かき部分に落としこんでいる。

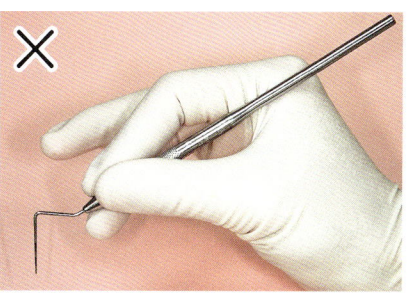

図15-b 誤った把持方法。親指の第一関節の部分で把持している。

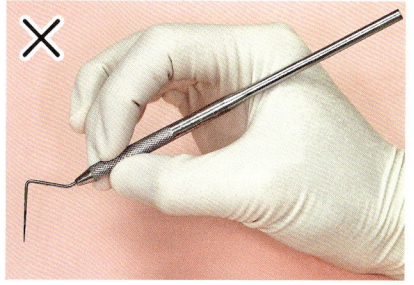

図15-c 誤った把持方法。三指を同じ場所に置いている。

2．プロービング圧

　プロービング圧もプロービング値の誤差に関係します。歯肉の厚みや炎症の程度によって、挿入のしやすさが変わります。プローブ挿入時にかける圧が20〜25g重の一定の圧で測定することが基準とされています（ポケット底にプローブが到達して、少し抵抗を感じるくらい）。このプロービング圧は術者の熟練度によっても差が出やすいため、いつも行っているプロービング圧が正しいかどうかを、時々はかりを用いてチェックしてみることをおすすめします（図16）。

　ただし、患者さんの痛みに対する感じ方には大きな差があり、炎症の程度や歯肉の状態も異なるため、それらを考慮してプロービング圧を加減する必要もあります。特に初回検査の段階では歯肉の炎症が強いので、少し圧を抑えて測定します。炎症が落ちつけば、正確な数値が測定できるようになります。そして必ず、炎症が強いとプロービングで痛みが生じやすいことと、痛みを感じたら我慢しないで術者に教えてもらうようにお伝えしておきます。また、炎症が強いために力をゆるめて測定した場合は、再評価時のプロービング値の方が深く測定されることもありますので、検査後患者さんに「ここは炎症が強くて痛みが出るので圧を控えめに測定しました」ということを伝え、検査用紙にも記録しておいた方がよいでしょう。

　検査中は患者さんの表情や何気ないしぐさにも敏感に反応し、「お痛みはありませんか？」「あとどのくらいで終わります」といった声かけを必ず行って進めていきます。

図16　プロービング圧

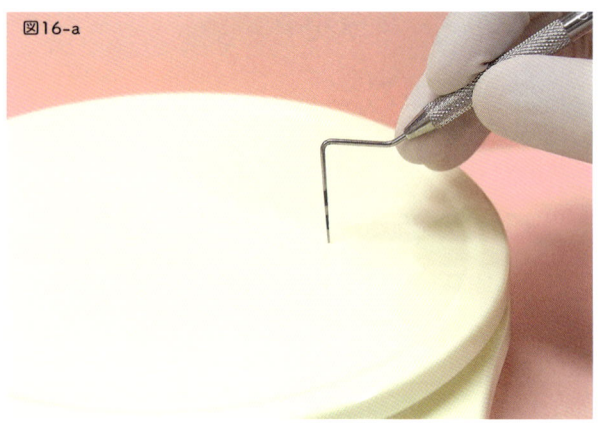 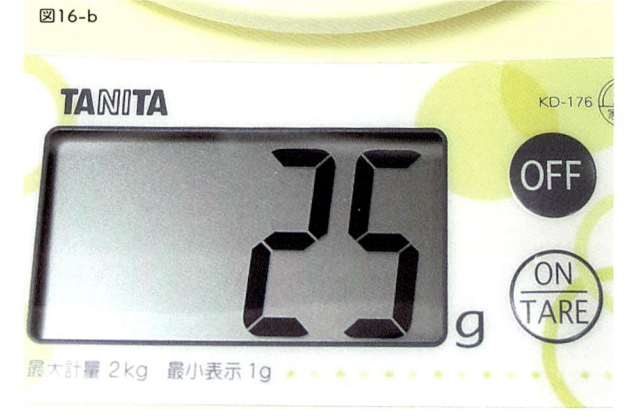

図16-a、b　適正な圧は20〜25g重。

5　プロービングの基本操作

　プロービングを行う際には、骨吸収の程度、形態をエックス線写真である程度把握してから始めます。

　まず、一定の圧で行えるよう必ず歯や口腔外にレストをとります。そしてプローブ先端を根面に沿わせて、ポケット底部まで到達させます。歯軸との平行性を保ちながらポケット内で上下にわずかに動かし、歯の周囲を歩くように少しずつずらしながら測定していきます。これを「ウォーキングプロービング」といいます（図17）。ウォーキングプロービングによって歯周ポケットの形態と根面の状態が確認できます。仮にレストをとる薬指から中指や小指が離れてしまうと、均一に圧がかかりにくく、コントロールが難しくなり先端のぶれが生じやすくなるため注意しましょう（図18）。

　根分岐部や隅角部などの注意すべきところをポイントで計測していく方法もありますが、この場合は毎回同じところを測るようにしなければいけません。歯肉縁下の状態をより正確に把握するためにはウォーキングプロービングを身につけておく方がよいでしょう。

図17、18　プロービングの基本操作

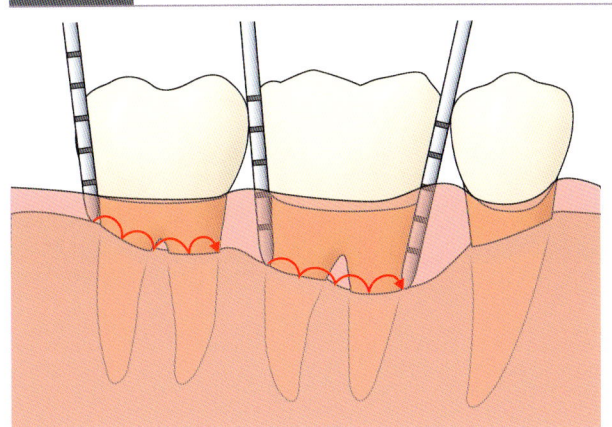

図17　ウォーキングプロービング。

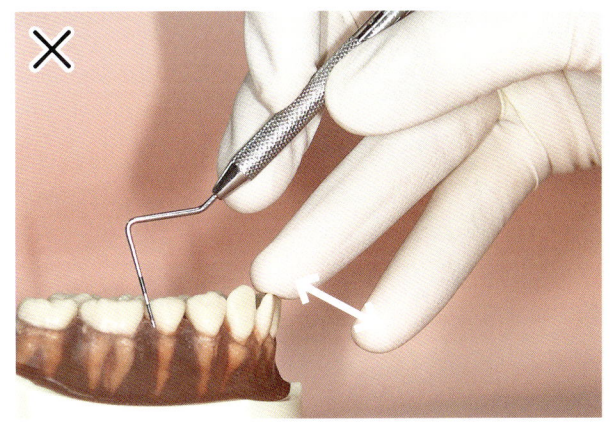

図18　レストをとる薬指と小指が離れてしまっている。

測定はできれば6点で記録していきます（図19-a）。ただし最後臼歯部や孤立歯の場合は、記録が7〜8点になることもあります。歯の周囲の状態がわかるように記録しておきましょう（図19-b）。

プロービングはある程度の経験を積んで、熟練していないと誤った数値を読み取ってしまいます。素早く正確なプロービング操作を行うために、スタッフ間で十分なトレーニングをしておくことが大切です。それに加えて、プロービングに影響を与える要因を常に意識しておきましょう（表4）。

図19　プロービング時の測定部位

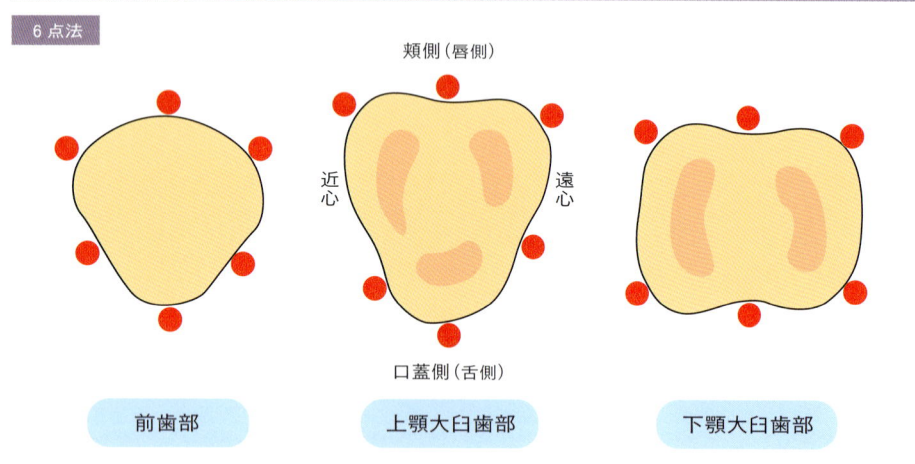

図19-a　プロービングは6点法で記録する。

図19-b　場合によっては7〜8点計測することもある。

表4　プロービングに影響を与える要因

○プローブの種類	○歯の位置異常、傾斜
○術者の熟練度	○歯石の量
○歯肉の性状	○不適合な補綴物
○歯の形態	など

第1章 歯周組織検査

6 プロービング検査時の注意点

1．術者の姿勢や位置

プロービングを行う際、患者さんの顔の向きや術者のポジショニングで見やすさはずいぶん変わってきます。適切な姿勢をとるよう心がけましょう。

2．不快感や痛みを与えない

ミラーの扱いにも注意が必要です。何度も歯にミラーを当ててしまっては不器用なのか、あるいは乱暴な歯科衛生士だという印象がついてしまいます。ミラーで口唇排除を行う場合も、検査に集中するあまりミラーを押しつけてしまって別の痛みを患者さんに与えかねません（図20-a）。前歯や小臼歯部の直視できるところは、できる限り指で優しく排除する方が、患者さんに不快感を与えることなく行えるでしょう（図20-b）。

また、レストをとる際は、指や器具で口唇を挟んでしまわないことにも注意します。

図20　痛みを与えない

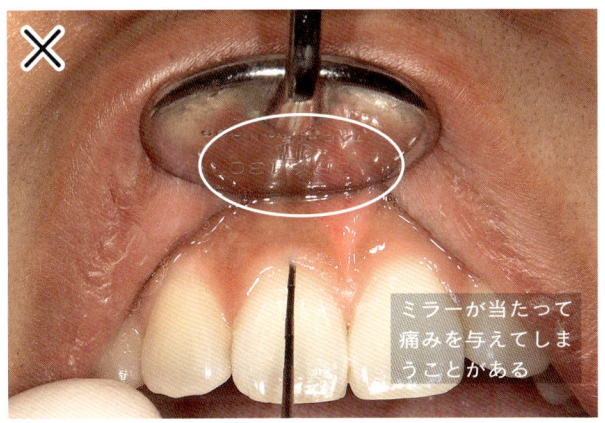

図20-a　前歯部や小臼歯部はミラーで排除する場合は注意して行う。

ミラーが当たって痛みを与えてしまうことがある

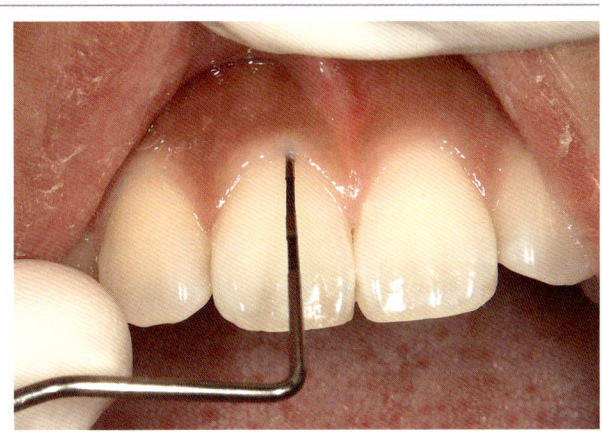

図20-b　直視できるところは、できるだけ指で口唇を排除する。

3．エラー回避のための準備

プロービングを進めていくと、出血してくる部分は歯肉退縮量（リセッション）の読み取りが難しくなります（図21）。より正確に歯肉退縮量を記録するためには、プロービングの前に歯肉退縮量を計測しておくほうがよいでしょう。炎症が強く出血しやすい場合は、出血点の記録も細かく行っておきます。そして、補綴物や充填物が歯肉退縮量の読み取りに影響を与えている場合は、「リセッション○mm →補綴物マージンより」などと記録しておくとわかりやすいです。

検査を担当する歯科衛生士が変わるたびに、歯肉退縮量の数値が大きく変化するといったことがないように、スタッフ間で基準をある程度決めておきます。

限られた時間の中で正確にプロービングを行っていくためには、事前にこれまでのプロービングデータやエックス線写真などを確認し、ポケットの深い部位や出血しやすい部位をあらかじめチェックしておくことです。注意深く計測する部分をあらかじめ把握しておけば、見落としや挿入ミスがあった場合のエラーに気づきやすくなります（図22）。

また、歯や歯根の形態を頭に入れておくことも重要です。臼歯では根分岐部やコンケイブ（へこみ）付近、前歯では口蓋側の斜切根部にプローブが深く入ることがあり、注意深く検査をする必要があります。歯根の基本的な解剖学的形態は31ページ以降で説明します。

図21、22　エラー回避のための準備

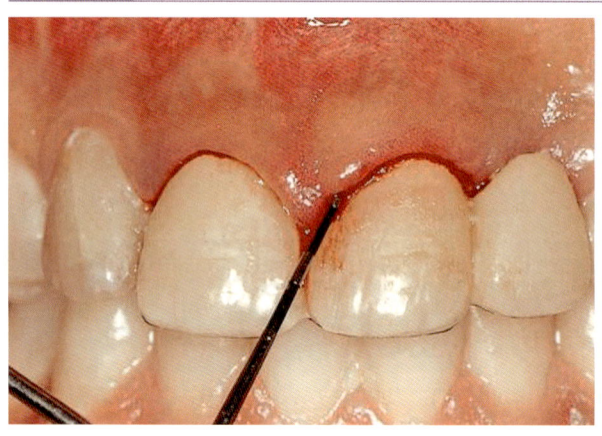

図21 出血する前に歯肉退縮量を計測しておくと、エラーを防げる。

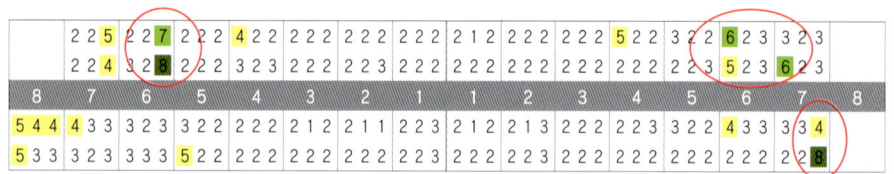

図22 前回のプロービングデータで、注意すべきところを先に確認しておく。

4．歯石をポケット底と間違えない

　歯肉縁下に存在する歯石の量が多いと、プローブの先端が歯石のところで止まってしまい、実際の値よりも浅く計測してしまう恐れがあります（図23）。エックス線写真や歯肉の色をよく観察して歯石の存在を予想し、骨欠損の程度をあらかじめ把握しておくことによってこのような間違いを防ぐことができます。歯石は硬いので、ポケット底部でプローブが止まるときとは指先に伝わる触感も当然変わってきます。

　もし、歯石に当たっている感覚を感じることができたならば、プローブをわずかに引き上げ、少し角度をつけ歯石を乗り越えてポケット底を測定できるよう慎重に操作していきます。歯肉縁下に多量沈着して正確なプロービングができなかったり、炎症が強くて患者さんに痛みがある場合は無理に行わず、SRPをする際に正しく測定しなおした値を記録しておきましょう。

図23　歯石をポケット底と間違えない

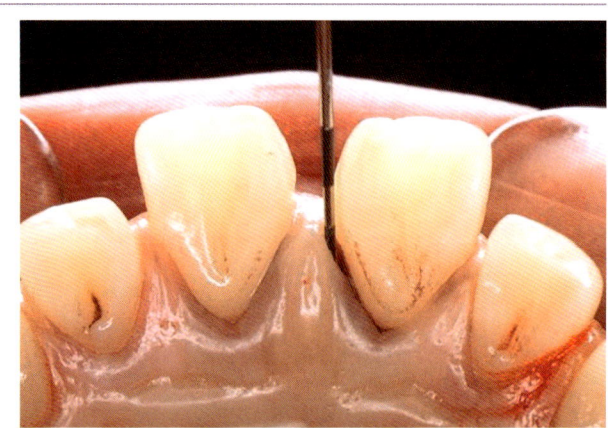

図23-a　歯肉縁下に多量沈着しているケース。

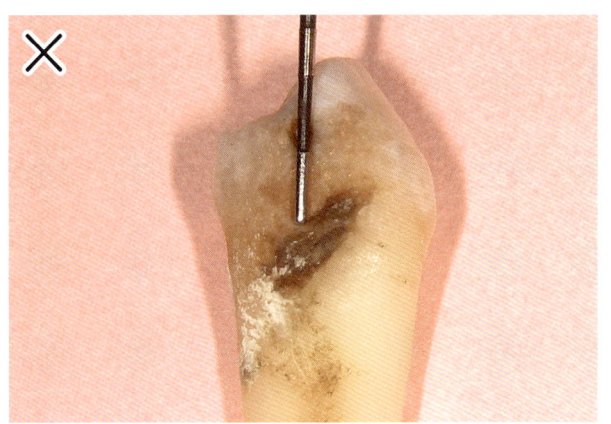

図23-b　歯石をポケット底と捉えないよう注意する。

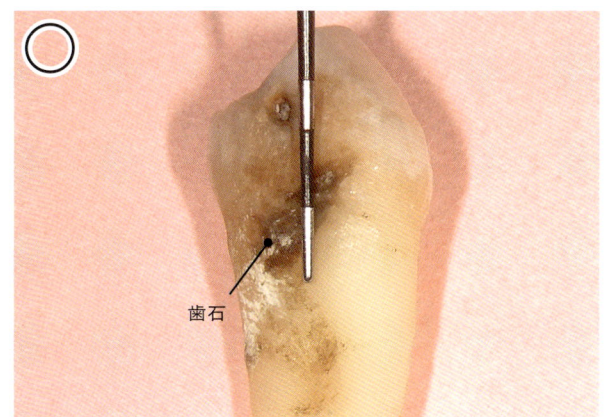

5．プローブは注意深く挿入する

　プローブの先端が歯根面から離れてしまえば歯肉上皮を傷つけてしまい、患者さんにも痛みを与えてしまいます。また歯冠だけを見ていると挿入ミスが起こりやすいため、必ず歯根の方向を確認しながら根面に沿わせて挿入します。特に傾斜歯は、エックス線写真で傾斜の程度や骨欠損の有無などを確認しておかないと、プローブの先端が根面に適合せず測定を誤ってしまいます（図24）。

　補綴・修復物においては、オーバーやアンダーなどのギャップがある場合、プローブの挿入方向を間違えやすくなります。不適合な充填物でも段差になったマージンをポケット底と誤る恐れがありますので注意が必要です。

　図25は、$\overline{65}$の修復物辺縁が大きく頬側にはみ出しています。もともとオーバーマージンの補綴物の状態のところに根面の楔状欠損が加わり、よりプロービングを難しくさせています。修復物の張り出したマージンが邪魔をして、適正な角度でプローブを挿入できません。

　コンタクトポイント直下には「コル」と呼ばれる部分があります。コルを覆う上皮は非常に薄くて角化していないため、細菌やその毒素が組織内に侵入しやすいだけでなく、さらに歯間部で清掃の難しい部分でもあるため、炎症の初発部位となっています（図26-a）。プローブを垂直方向に挿入すると見落としが起こりやすいため、挿入角度を斜めに傾けてコンタクト下の深いポケットや炎症を見逃さないようにします（図26-b）。

図24〜26　プローブ挿入時の注意点

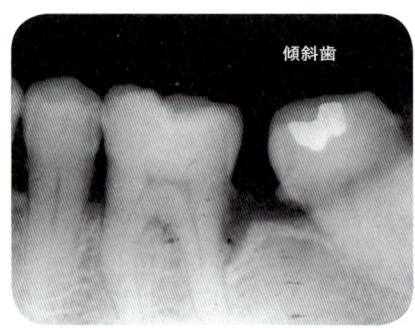

図24　傾斜歯は、事前にエックス線で確認しておく。

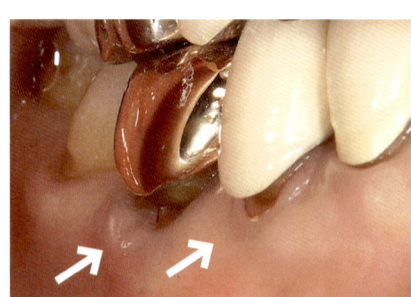

図25　補綴物辺縁のオーバーハングがある場合、プローブの挿入には十分な注意を要する。

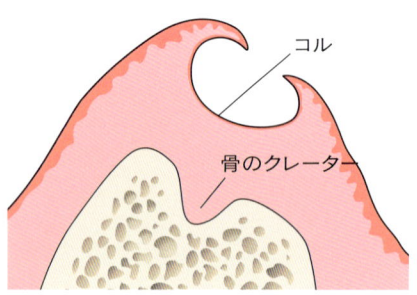

図26-a　炎症の初発部位となるコル。

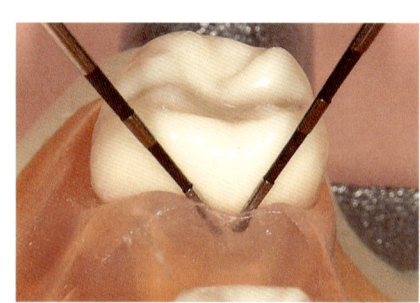

図26-b　コルのプロービング。頬舌側からプローブを傾けて挿入。

歯周組織検査 第1章

7 歯根の解剖学的形態

プロービング時に注意しておかなければならない根形態があります。凹凸・溝・豊隆のあるところです。根面は単一な面ではないため、インスツルメントの先端を適合させることが困難です。形態の特徴（図27〜32）を頭に入れて、イメージしながらアプローチしていきましょう。

図27、28 根面溝が顕著な部位

根面溝がある歯はプラークコントロールも難しく、歯石が沈着しやすくなり垂直的な骨欠損を形成していることが多い部位でもある。

下顎側切歯
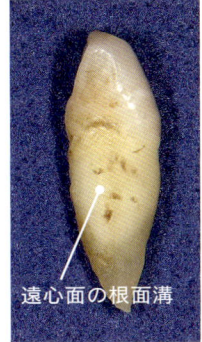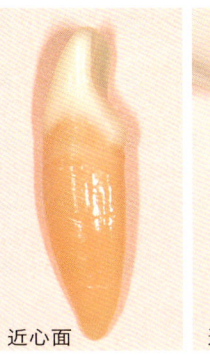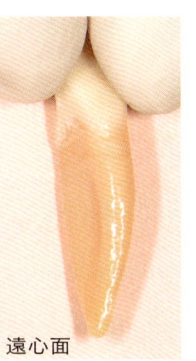

上顎第一小臼歯
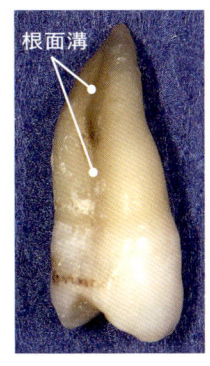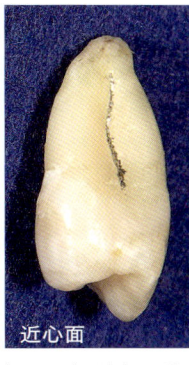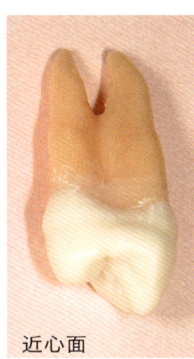

図27 根の形状は近遠心的に強く圧扁されている。近心根面は平坦かやや豊隆している。遠心面には根面溝があり、凹んでいる。

図28 頬側根、口蓋根の2根が多く近遠心的に圧扁が強い。近心面の根面溝が顕著だが、遠心面にも見られることが多く注意が必要。根尖付近に近づくにつれ根面溝の凹みが強くなっていく。

図29 特異的な根形態——斜切痕

上顎側切歯口蓋側によくみられ、出現率は数％。歯頸部付近の縦溝のことで、歯根まで及んでいるとそれに沿って細菌感染が起こりやすいため、その部位のみに深くプローブが入ることがある。

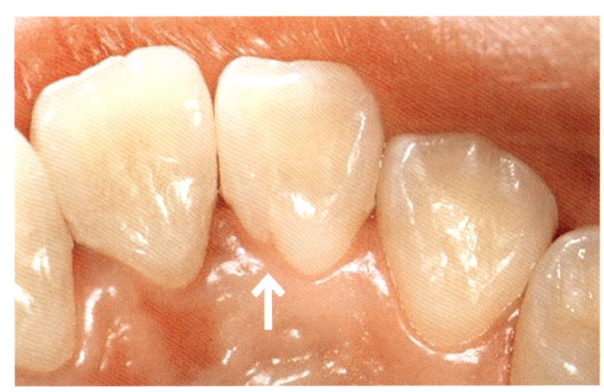

図29 上顎側切歯口蓋側の斜切痕。

表5 斜切痕の発現頻度

研究	研究国	サンプル数	発現率
Withersら[1]	米国	2,099本	2.33%（1⎮1：0.28%、2⎮2：4.4%）
Kogon[2]	カナダ	3,168本	4.6%（1⎮1：3.4%、2⎮2：5.6%）

図30　特異的な根形態——エナメル突起

上下顎第二大臼歯の頬側根分岐部に多くみられる。エナメル質が根分岐部の方に伸びている状態で、ここには結合組織性付着が起こらないので細菌の侵入を許しやすく、根分岐部病変が進行する原因の1つになっている。エナメル突起に沿ってプローブが入りやすくなるため要注意。

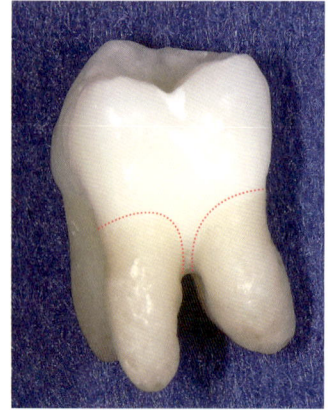
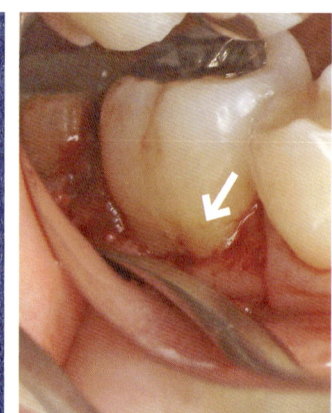

図30　エナメル突起（エナメルプロジェクション）。

図31　特異的な根形態——エナメル滴

歯根の表面に出現する1〜3mmの球状または楕円形の隆起。エナメル質のみのもの、象牙質の一部を有するもの、歯髄を含むものなどがある。

根分岐部付近に多く出現し、下顎では舌面、上顎では隣接面にみられる場合が多い。上顎第三大臼歯で出現しやすい。

歯石と間違えやすいので注意が必要。

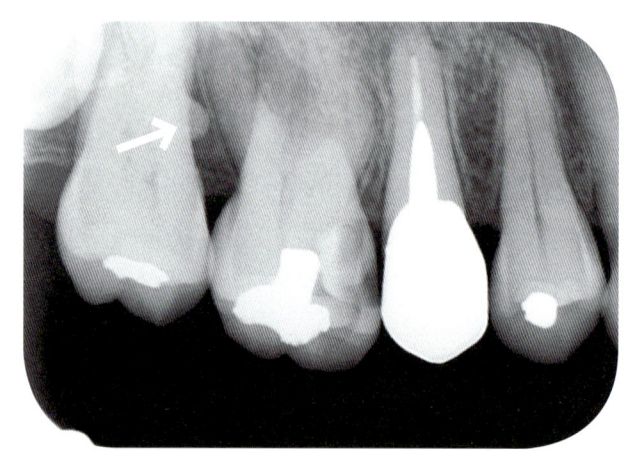

図31　エナメル滴（エナメルパール）。

図32　特異的な根形態——複根

下顎第二大臼歯の近心根と遠心根の間に複根が形成されることもある。このような場合、根分岐部までポケットが深くなるとインスツルメンテーションがより難しくなる。

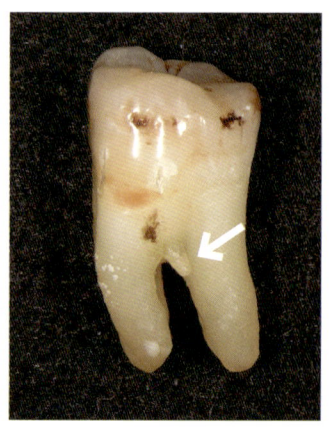

図32　清掃性を困難にさせる複根。

歯周組織検査　第1章

8　根分岐部の検査

1．根分岐部の検査内容

歯周病によって根分岐部が露出すると、さまざまな問題が出てきます。器具が届かずSRPが困難、再生能が低い、大きい咬合力がかかる、根管由来の問題が起きやすいなどです。また、根分岐部に面した根面は凹んでおり（図33）、特に近心根の遠心面の凹みが深くなっています。この凹みはプラークコントロールの難所になっています。たとえヘミセクション（歯根分割）をして根分岐部病変をなくしても、残った根の凹みは存在しますので注意が必要です。進行するまでに予防で手を打っておくことが一番大切です。

根分岐部の検査は、エックス線写真の読影とファーケーションプローブでの水平的な測定で行います。エックス線写真からは、根分岐部病変の有無、歯根の離開度、ルートトランクの長さなどを、予測していきます（図34～36、表5）。

図33　根分岐部の特徴

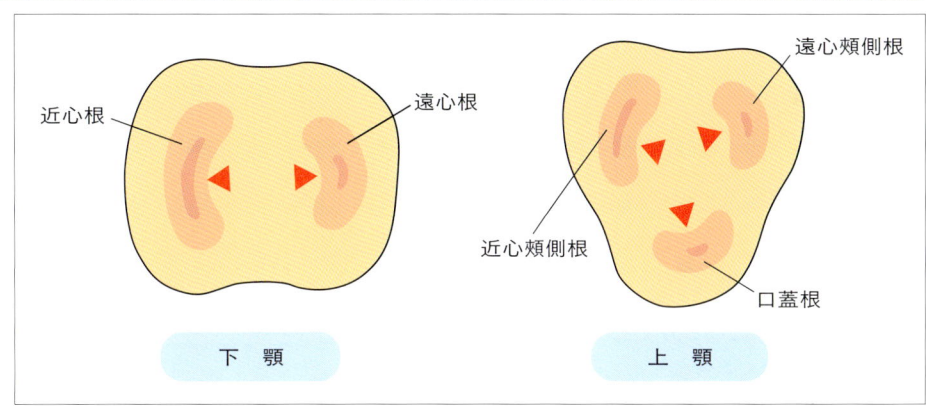

図33　根分岐部に面した根面には凹みがある。

図34　根分岐部の検査──ファーケーションアロー

ファーケーションアロー（分岐部の矢）とは、エックス線写真上で根分岐部病変が存在すると見える「三角形の影」のこと。この影が確認できる時は、根分岐部病変を疑う。診断の難しい上顎大臼歯隣接面の根分岐部病変においては、デンタルエックス線写真の読影が、その診断の助けとなる。

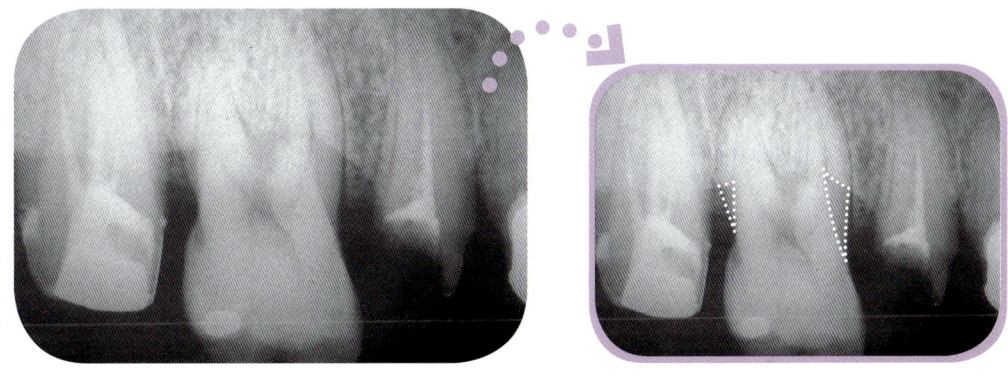

図34　上顎第一大臼歯の近心と遠心の両方にファーケーションアローがみられる。

33

図35　根分岐部の検査──根の離開度

根の離開度が狭いと、検査や器具の操作が困難になる。スケーラーなどの器具が入らない状態であれば、その部分のスケーリングができなくなり、程度によっては清掃が不可能になる。骨の吸収が進行していても、ファーケーションプローブが入らず、病変を見落としやすくなるため要注意。

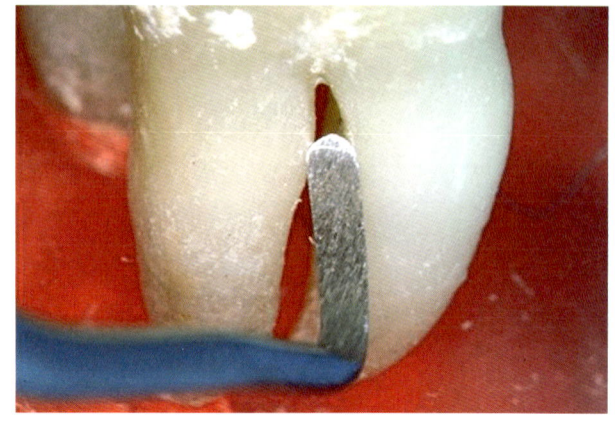

図35　根の離開度が狭いため器具が入らない。

図36　根分岐部の検査──ルートトランク

短いルートトランクは、歯槽骨の吸収が起こると根分岐部病変が現れやすくなるが、早期に発見し対応することで歯を保存できる可能性が高くなる。一方長いルートトランクでは、骨吸収が起きても根分岐部は露出しにくいが、一旦露出してしまうと保存不可能となる場合が多い。

根分岐部付近で5～6mmの付着の喪失があれば、根分岐部病変の存在を疑い、ファーケーションプローブでの水平的な検査を行う。

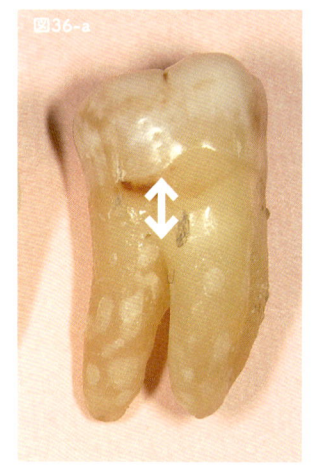 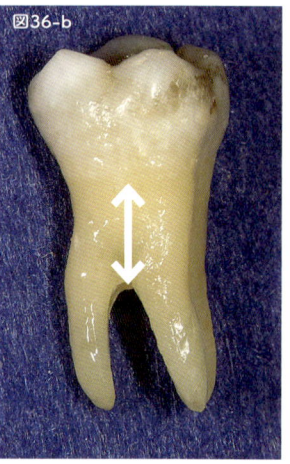

図36-a、b　短いルートトランクと長いルートトランク。

表6　ルートトランクの長さ

歯種	研究	研究国	サンプル数	ルートトランク平均値
上顎第一大臼歯	Gher & Dunlap[3]	米国	20	4.2mm
	Hou & Tsai[4]	台湾	195	4.35mm
下顎第一大臼歯	Morita[5]	日本	2,164	3.21mm
	Hou & Tsai[4]	台湾	206	2.54mm

2．ファーケーションプローブを使用した検査

　根分岐部病変の有無や程度はエックス線写真だけでなく、ファーケーションプローブを活用します（16ページ図2-a）。根分岐部の位置や根の解剖学的形態を理解したうえで、挿入方向に工夫をします。また、上顎と下顎では大臼歯の根の数が異なるため、根分岐部の開口部がどこにあるのかを把握しておきましょう（図37）。

図37　根分岐部の位置とファーケーションプローブの挿入

上顎・頬側 / 上顎・近心 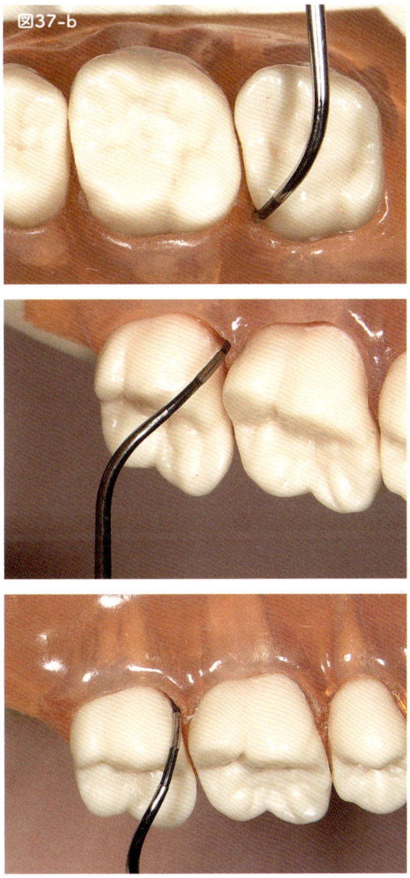 / 上顎・遠心

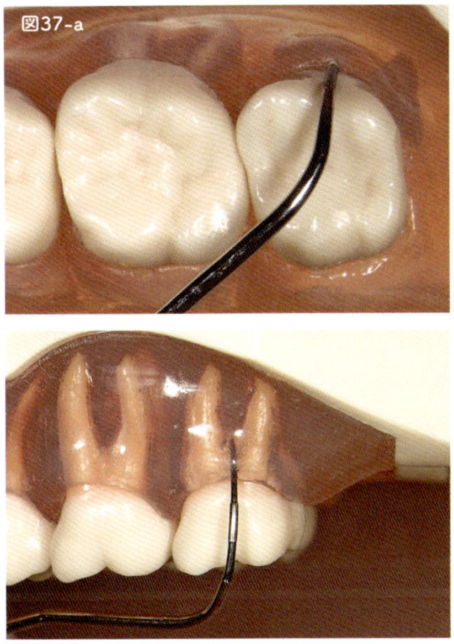

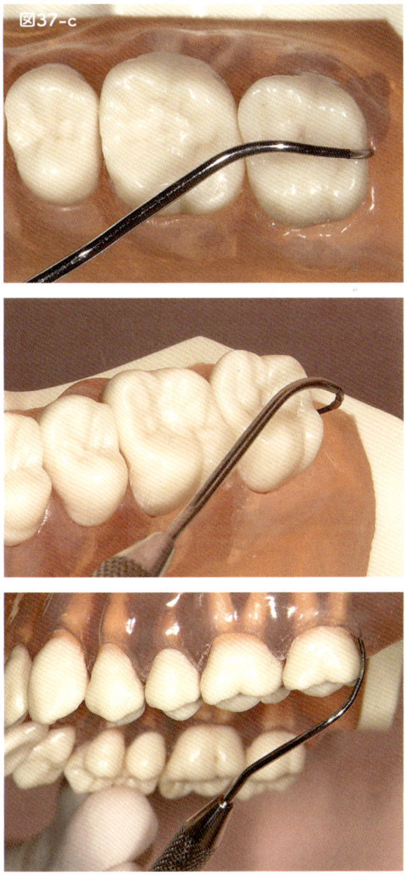

図37-a〜c　上顎大臼歯の根分岐部開口部。頬側、遠心はほぼ中央部、近心は中央部より口蓋側寄り。

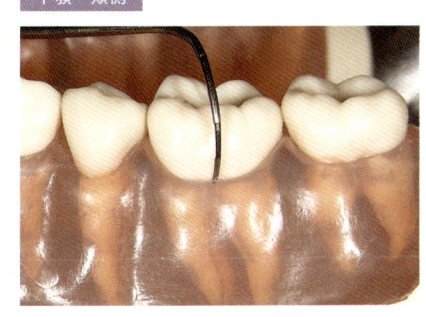

図37-d　下顎大臼歯の根分岐部開口部。頬側、舌側共にほぼ中央に位置する。

ファーケーションプローブの挿入方法は、まず根分岐部病変の開口部から垂直方向（歯軸と平行）に滑らせて歯肉縁下に入れます。根分岐部の位置をそっと探るように動かし、開口部の位置を確かめてから水平的にくるっと滑り込ませて測定します（図38）。ファーケーションプローブで根面を横に軽くこするように動かすと、入口付近は凹んでいますのですぐにわかると思います。いきなり水平方向に入れようとしても入りません。同じ歯でも根分岐部の水平的な位置はそれぞれ異なりますので、歯肉縁下をよく確認して行います。

3．根分岐部病変の分類

　根分岐部病変は、水平的骨吸収の程度により1～3度に分けられます（図39）。この他、骨欠損のわかりやすい平行法のエックス線写真を使って、根分岐部周辺の歯槽骨がどれだけ垂直的に吸収しているかを調べて病変を分類する方法もあります。

図38　ファーケーションプローブの挿入

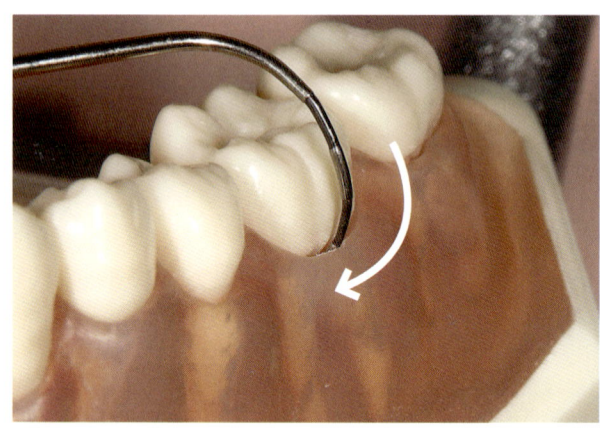

図38　開口部から滑らせるようにして歯肉縁下に挿入する。

図39　根分岐部病変の分類

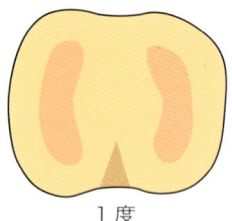 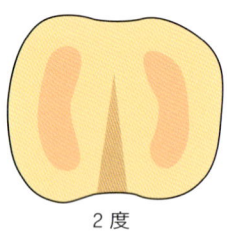 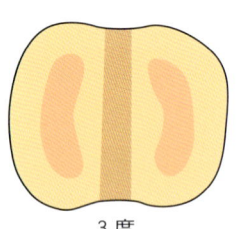

　1度　　　　　　　2度　　　　　　　3度

1度：水平的骨吸収が3mm以内、または歯の頬舌的幅の3分の1以内
2度：水平的骨吸収が3mm以上、または歯の頬舌的幅の3分の1以上（反対側にまで達していない）
3度：反対側にまで交通している（through and through）

図39　根分岐部病変の水平的分類（参考文献6より引用）。

9　プロービング時に行うその他の検査

1．歯肉退縮量

プロービング時にCEJ（セメントエナメル境）を基準として歯肉の退縮量を測定しておくことにより、過去における歯周疾患による組織の破壊がわかります。検査の時間短縮のために、2回目以降の測定では、記録係が前回の数値を読み上げて、変化がないかどうかだけ術者がチェックするようにします。

2．歯の動揺度

歯の動揺を調べるときは器具のホルダーを利用し、頬側と舌側から歯を挟みます。そして、一方向から力を加えて動きの程度をみていきます（図40-a）。前歯部で歯の幅が小さかったり、叢生で調べにくい場合は、歯をピンセットでつまんで動きをチェックする方法もあります（図40-b）。ピンセットでは確実性に欠けるため、できれば器具のホルダーを利用して調べるようにしましょう。

歯の動揺度の分類に、「Millerの分類」があります（表7）。これをもとに常に同じ判定基準で行うことが重要です。動揺度の検査だけでなく、歯肉退縮量の読み取り方や出血の拾い方など、ある程度スタッフ間で話し合い統一しておくとよいでしょう。

図40　動揺度の測定

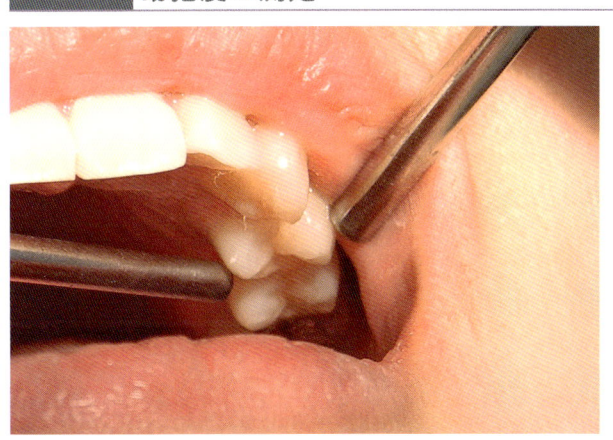

図40-a　臼歯部は器具のホルダーを利用して検査する。

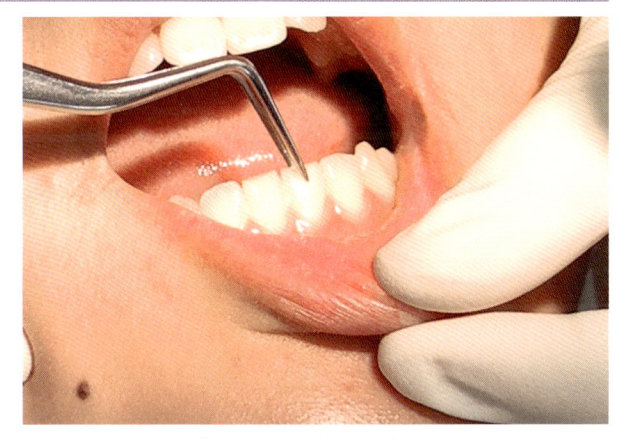

図40-b　前歯はピンセットで挟んで確認することもある。

表7　動揺度の分類

Millerの分類
- 1度：生理的範囲を超えた動揺
- 2度：水平的に約1mm程度の動揺
- 3度：水平および垂直的動揺、舞踏状動揺

（参考文献7より引用）

3．咬合

　開口、ブラキシズム、前歯の離開、対合歯欠損による挺出なども検査します。また、フレミタスチェックもします。フレミタスチェックとは、指の腹を歯の頬側面に軽く当て、患者さんに何回か噛んでもらい、さらにギリギリと側方運動をしてもらい、特定の歯に負担となる力が加わっていないか、動揺が大きい歯はないかなどを確認する方法です（図41）。

4．プラークコントロールの状態

　プラークや歯石などの沈着部位や量もみていきます。口腔内への関心、協力度の他、習慣や癖などもあれば記録していきます。

図41　フレミタスチェック

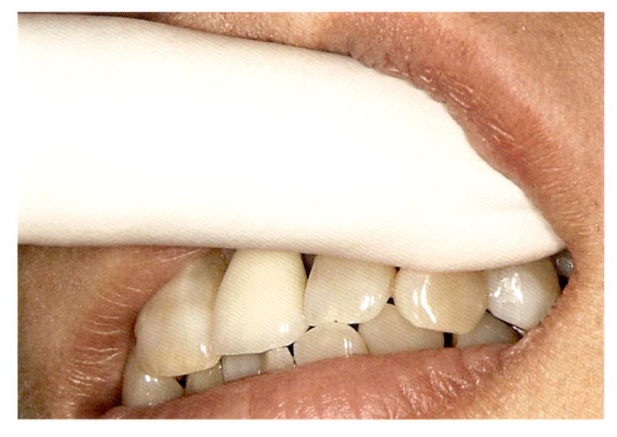

図41　親指や人差し指の腹を頬側面に軽く当て、咬合時や側方運動時の歯の動揺を確認する。

参考文献

1. Withers JA, Brunsvold MA, Killoy WJ, Rahe AJ. The relationship of palato-gingival grooves to localized periodontal disease. J Periodontol 1981 Jan；52(1)：41-44.
2. Kogon SL. The prevalence, location and conformation of palato-radicular grooves in maxillary incisors. J Periodontol 1986；57(4)：231-234.
3. Gher MW Jr, Dunlap RW. Linear variation of the root surface area of the maxillary first molar. J Periodontol 1985；56(1)：39-43.
4. Hou GL, Tsai CC. Types and dimensions of root trunk correlating with diagnosis of molar furcation involvements. J Clin Periodontol 1997；24(2)：129-135.
5. Morita M. Morphological studies on the roots of lower first molars in Japanese. Shikwa Gakuho 1990；90(6)：837-854.
6. Hamp SE, Nyman S, Lindhe J. Periodontal treatment of multirooted teeth. Results after 5 years. J Clin Periodontol 1975；2(3)：126-135.
7. Miller SC. Textbook of periodontia, 3rd ed. Philadelphia: Blakiston, 1950；125.

第1章 歯周組織検査

3 エキスプローリングの実際

宮本さくら

　歯周基本治療後に思うように改善しなかったり、メインテナンスに入ってから再発するといったことは、誰もが経験することだと思います。そのような状況になった原因の1つに歯石の取り残しが挙げられます。そのためSRP後の歯石の取り残しの確認や、歯石の沈着位置や程度を知るためのエキスプローリングが不可欠です。SRPの上達は、探知ができてこそです。

　エキスプローリングで大切なことは、指先で歯石や根面の凹凸などの伝わってくる触感を見逃さないことです。

1 エキスプローラーの種類

　エキスプローリングで使用する器具には、エキスプローラーとプローブがあり、臨床では両方を使用します（**次ページ図1**）。最終的に歯石が除去できたかどうかを判断するための探索は、プローブではなく先の細いエキスプローラーを使用します。なぜなら、エキスプローラーは先端が細いために手に繊細な感覚が伝わりやすく、歯石の触感がわかりやすいからです。

2 エキスプローラーの感度を保つためにシャープニングを

　エキスプローラーの断面は円形で、先端は細く鋭くなっています。微細な凹凸でも振動が指に伝わり、根面の探知には感度が高い器具です。この繊細な器具の感度を保つためには、取り扱いに十分気をつけてください。超音波洗浄にかける際、先端が折れたり曲がったりしないように他の器具とは分けてケースに入れたり、落としたりしないようにすること。そして、先端を常に細く尖った状態にしておくために、時々探知用エキスプローラーはシャープニングをしておきましょう（図2）。

図1　エキスプローラーの種類

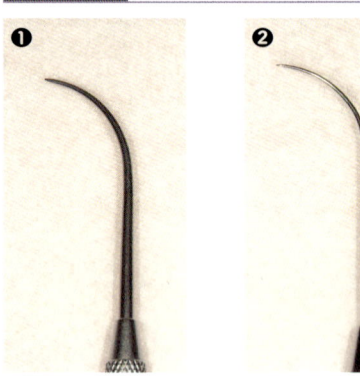

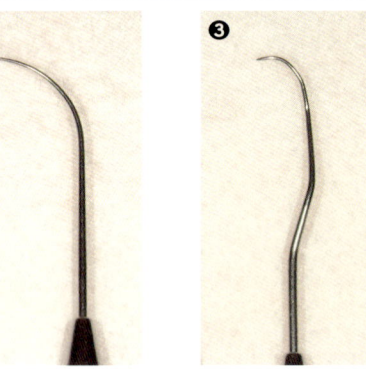

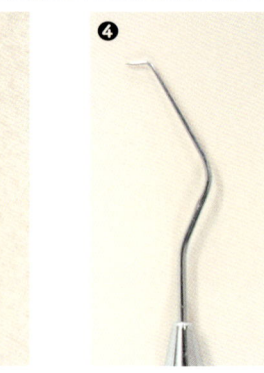

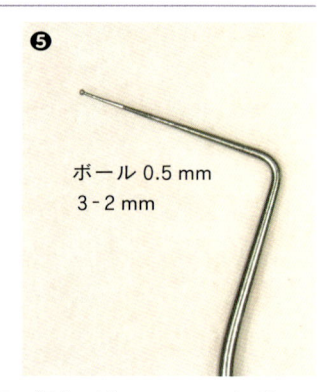

❶一般検査用のエキスプローラー「片頭#25」（YDM）。
❷エキスプローラー「#3A」（Hu-Friedy）。細く湾曲の大きいシャンクで、すべての歯面や歯肉縁下への到達が可能。特に深いポケットや根分岐部、隅角部の探知にも優れている。一般検査用のエキスプローラーと比べるとシャンク全体が細くなるため、細かな歯石の探索に適している。
❸エキスプローラー「#11/12 ODU」（Hu-Friedy）。両頭タイプで先端はかなり細く、グレーシーキュレット11/12のシャンクとデザインが同じ。前歯、臼歯のほとんどすべての歯面に到達が可能。特に臼歯部隣接面の探索に適している。ただし、大臼歯の遠心面や4〜5mm以上の深いポケットがある場合では探知は困難。
❹エキスプローラー「#17」（Hu-Friedy）。直角に2mmのチップがついており、細長い形態の歯周ポケットに挿入しやすい。
❺「WHOプローブ」（YDM）。プローブを細くし、先端に丸い突起が付いている。すべての歯面に対応可能。

図2　エキスプローラーのシャープニング

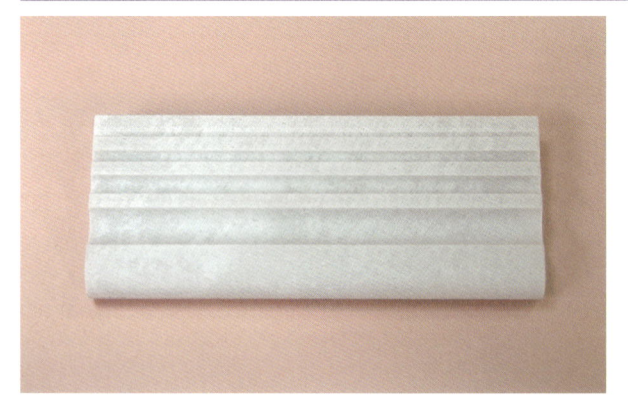

図2-a　アーカンサスストーン「ベイツ」（Hu-Friedy）。

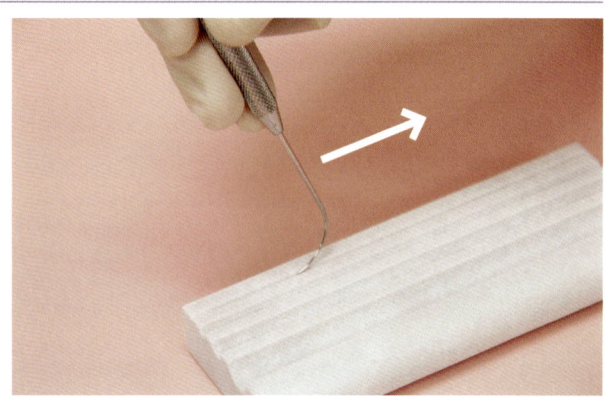

図2-b　アーカンサスストーンに少量オイルを塗り、エキスプローラーの先端を溝に入れて横に数回滑らせるだけで完了。

歯周組織検査 第1章

3 エキスプローラーの持ち方と操作

歯石探知は、直視できない歯肉縁下で触感を頼りに行います。良好な触感を得るためには、上手に器具を使いこなすことが必要です。

1．エキスプローラーの持ち方

エキスプローラーの持ち方は、プローブと同じように「執筆状変法」です。力を抜いて軽く把持し、余計な側方圧をかけないようにします。親指の腹の中央部分に把柄部がくるようにすると、把柄部が回転でき根面の湾曲に先端を適合させたまま動かすことができます（図3）。強く握ったり、側方圧をかけすぎてしまうと器具の先端部分から指先に触感が伝わりにくくなってしまいます。また、指先だけの動きになりやすく不安定になりますので、軽くスムーズに動かせるように意識します。

2．エキスプローラーの挿入と適合

エキスプローラーで歯肉縁下を探知していく際、先端は垂直ストロークで慎重に挿入します（図4）。先端は細く鋭利なため、歯肉溝内を傷つけないようにしなければいけません。探知しようとする歯面に、できるだけエキスプローラーのターミナルシャンクが平行になるように操作します。

エキスプローラーの操作時には、先端が歯根に正しく適合できていることが大切になります（次ページ図5）。先端が根面から離れてしまうと、歯肉溝上皮に器具の先端が刺さって傷をつけてしまいますので注意しましょう。器具をわずかに回転させながら隅角や根面の凹凸に適合させていきます。

図3、4　エキスプローラーの持ち方と歯肉縁下への挿入

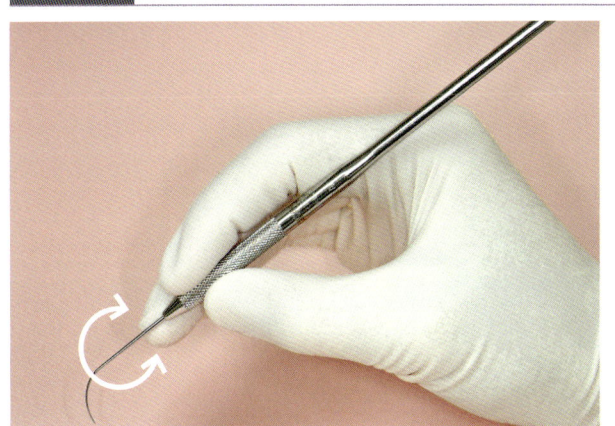

図3　執筆状変法でグリップを軽く保持する。指先で回転を加えられることが大切。

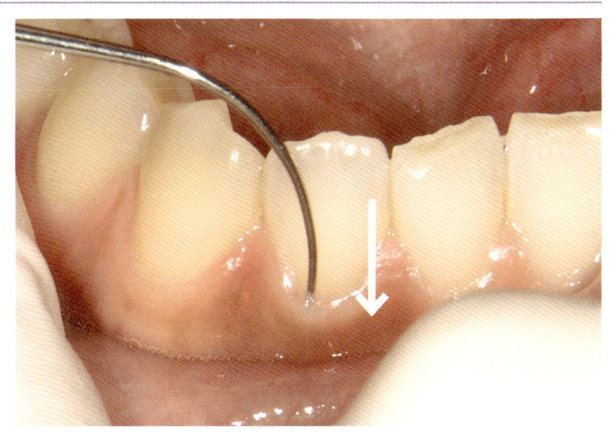

図4　垂直ストロークで慎重に挿入。

3．エキスプローリング時のストローク

　歯肉縁下の状態を細かく調べるためには、エキスプローラーでの探知も縦・横・斜めのあらゆる方向からpushとpullのストロークを行っていきます。スケーリング時とは違い、先端の可動範囲を大きくとるように動かします（**次ページ図6**）。

　水平ストロークは、垂直ストロークが難しくなる大臼歯の隅角部に適しています。他の部位では、水平方向へのストロークは付着を損傷する可能性がありますし、力を入れすぎたり、不安定な口唇などに固定を取っていると、歯肉溝内を傷つけてしまう可能性がありますので慎重に操作していきましょう。

　歯石を見逃さず上手に探知するためには、使用するタイミングや部位を考えて器具を選択し、把持や操作方法に気をつけながら繰り返し行っていきます。プローブだけで探知を終える方もいらっしゃると思いますが、歯石を取り残しやすい隅角部分は#11/12 ODUの方が先端を根面に適合させやすいため、より細かなチェックができます（**図7**）。

　歯石を探知する際にももちろん、歯の解剖学的形態を理解している必要があります。また、歯石の沈着状態によってざらつき方は違ってきますので、探知能力を上げるために、抜去歯の根面をガーゼで覆って探索したり、顎模型を使用して器具の挿入角度や移動する時の指の使い方などをトレーニングしておきましょう。

図5　歯肉縁下での適合

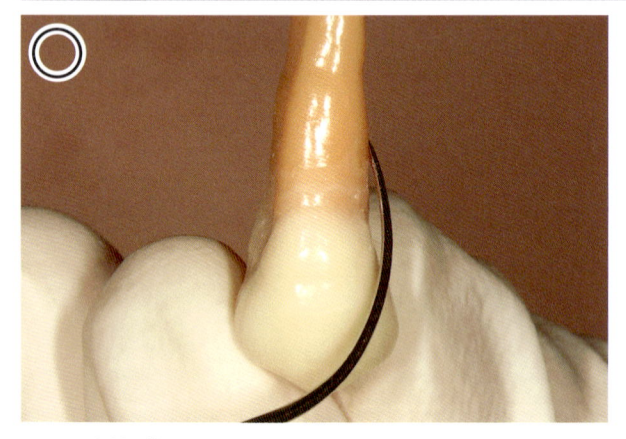

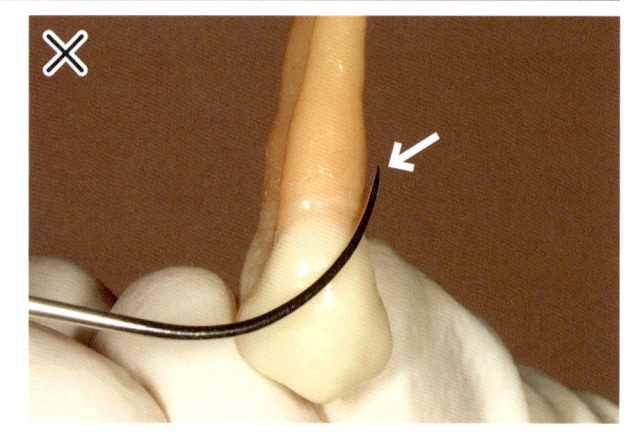

図5　先端が根面から離れないようにする。右の写真は、隅角で先端が離れてしまっている。

図7　適切な器具の選択

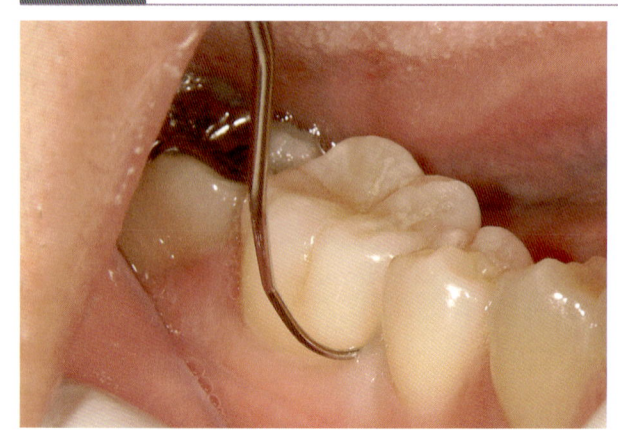

図7　下顎大臼歯には#11/12 ODUを使用。隅角部に適合しやすい。

図6 エキスプローリングのストローク

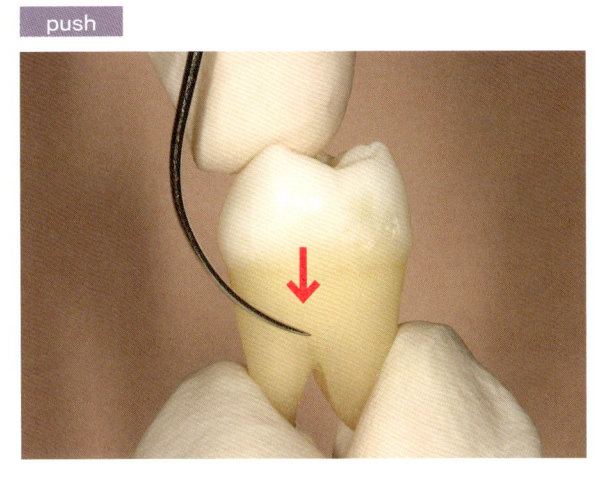

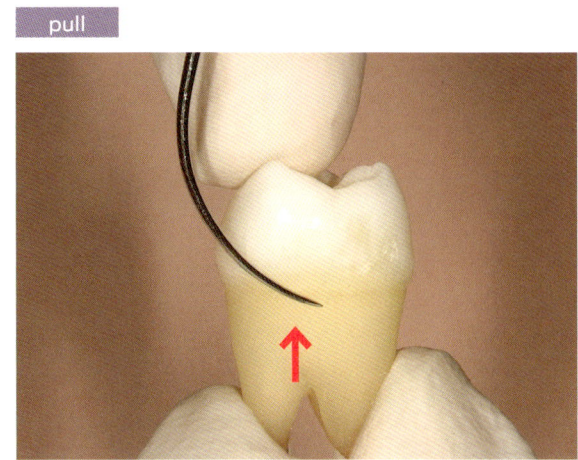

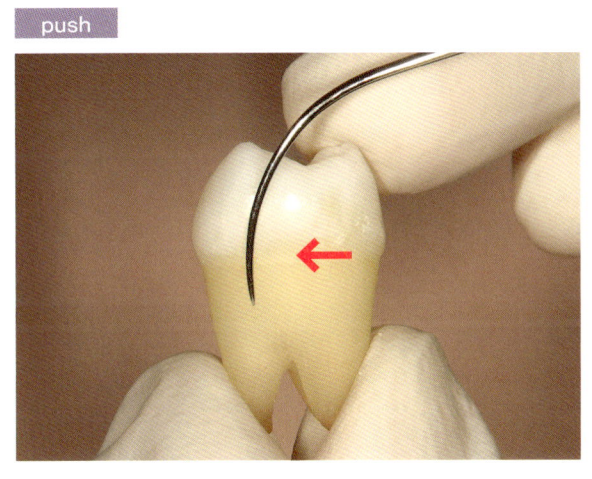

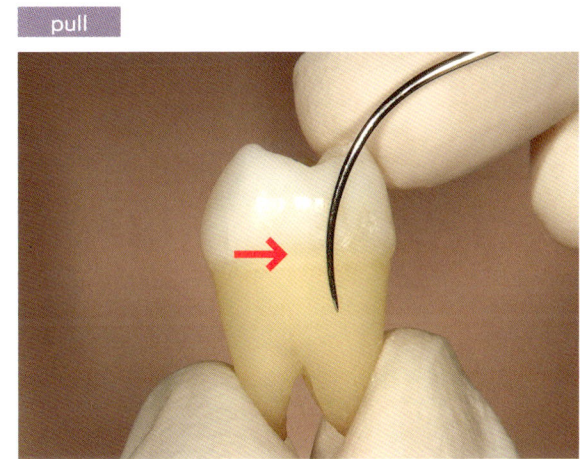

垂直ストローク push / pull

水平ストローク push / pull

斜めストローク push / pull

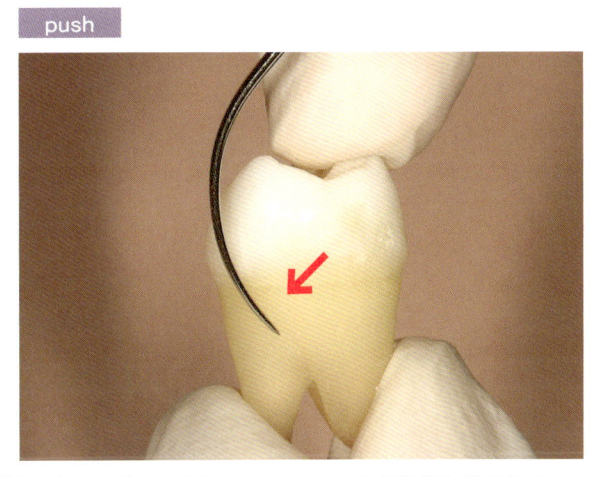

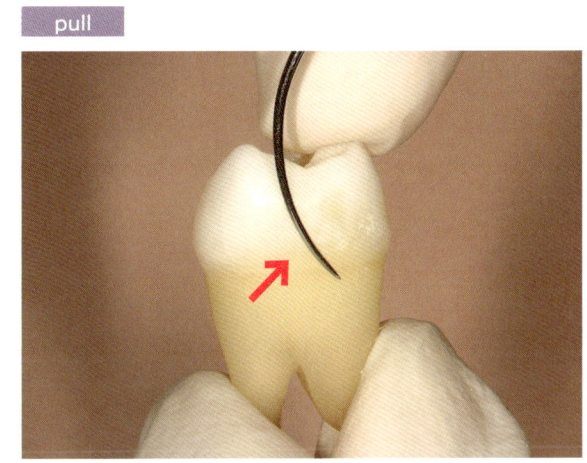

図6　垂直・水平・斜め方向に、push、pull の往復を繰り返す。

第1章　歯周組織検査

4 収集した情報の管理

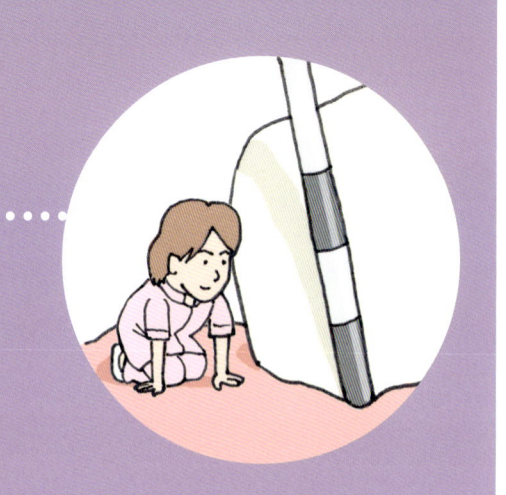

宮本さくら

　患者さん1人あたりの予約時間は医院によりさまざまですが、山本歯科でのメインテナンスは1時間で、担当歯科衛生士制で取り組んでいます。毎日たくさんの患者さんに接していると、処置した内容や患者さんと交わした会話など、大切な情報が多く得られます。これらは患者さんとのコミュニケーションに大いに役立ちます。

　たとえば以前に話していた内容が話題にのぼったり、症状があって困っていたことをこちらが真っ先におうかがいすると、患者さんは「自分のことをよく理解してくれている」と、満足感を持たれたり、特別な存在と思ってもらえたりします。患者さんとの絆が強くなると、何でも話がしやすい環境を作ることができます。また、それらの情報は、担当歯科衛生士のみならず、他のスタッフや歯科医師と患者さんとをつなぐ架け橋にもなります。

　記録は、プロービングや口腔内の検査で得られたものだけでなく、このような患者さんとの会話なども、きちんと管理していく必要があります。

1　歯科衛生士による2つの記録

　山本歯科では、歯科衛生士が手書きで記録する「衛生士カルテ」と、パソコンに入力するデジタルの「衛生士メモ」の2つを活用しています（図1、2）。

なお、山本歯科で使用しているパソコン用ソフトは『デネットシステム』です。

歯周組織検査　第1章

図1　手書きの衛生士カルテ

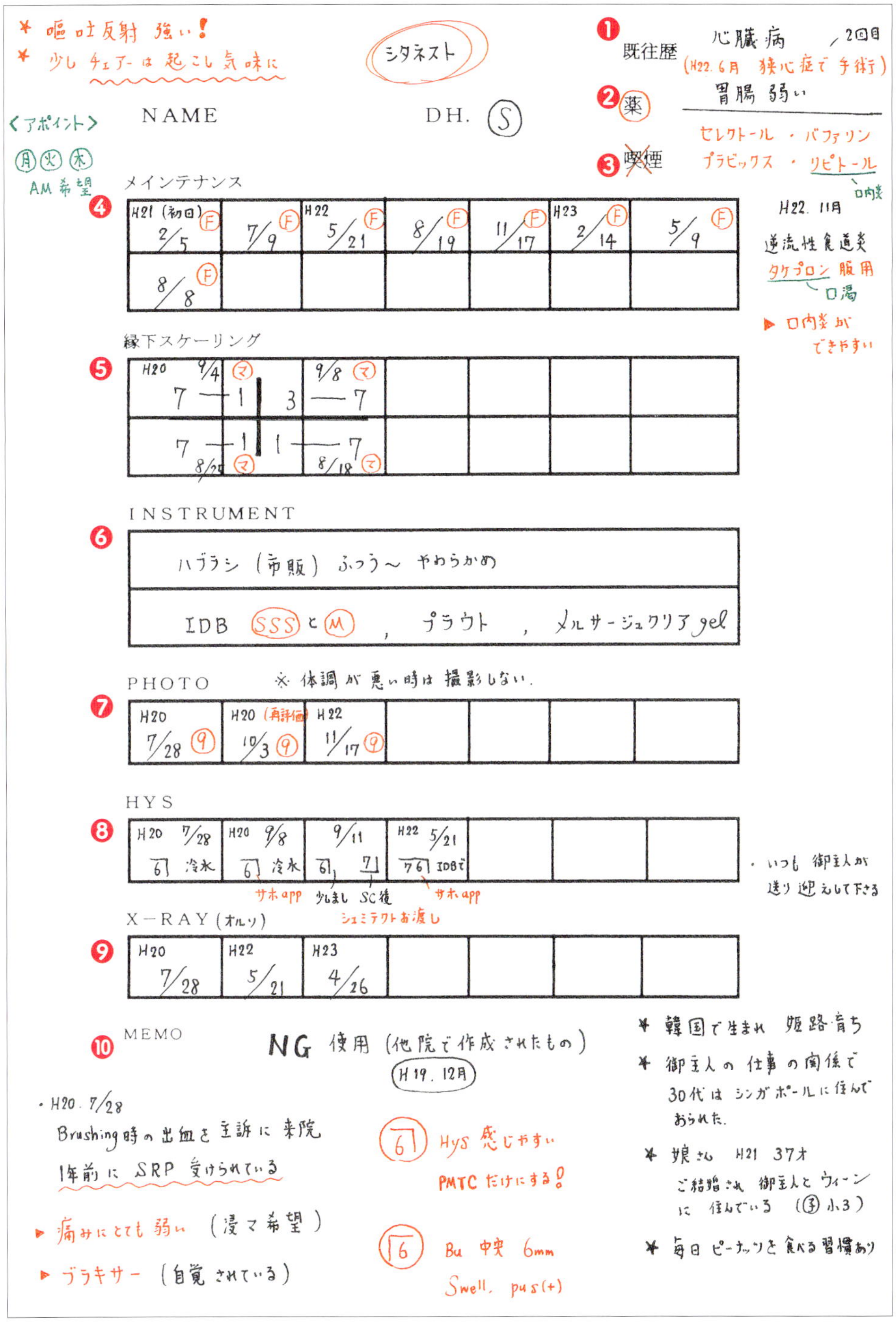

❶ 既往歴
全身疾患の経過（検査の数値も記録しておき比較できるようにする）

❷ 薬
服用されている薬（服用量や口腔内に影響する副作用も調べて記載）

❸ 喫煙
有無・喫煙歴・現在の喫煙本数

❹ メインテナンス
定期健診に来院された日・フッ化物塗布を行ったかどうか（塗布したらFと記入）

❺ 縁下スケーリング
SRPを行った日付と部位・浸潤麻酔を行ったかどうか・オペ部位

❻ INSTRUMENT
患者さんの普段使用している清掃用具の詳細（変更内容も記載）

❼ PHOTO
口腔内写真を撮影した日付と枚数

❽ HYS
知覚過敏部位や程度（どういうときに症状がでるか、知覚過敏処置内容、サホライド塗布など）

❾ X-RAY
エックス線写真を撮影した日付

❿ MEMO
患者さんの家族構成や趣味、これまでの歯科受診の経緯、性格や特徴、ブラッシングや習癖、ナイトガードやデンチャー装着の有無、治療で気をつける点、症状が頻繁に出やすい部位など

図1　これ1枚見れば、誰もが患者さんのことをある程度把握できる。カルテの裏表紙に挟んでおき、いつでも見れるようにしている。

45

図2　デジタルの衛生士メモ

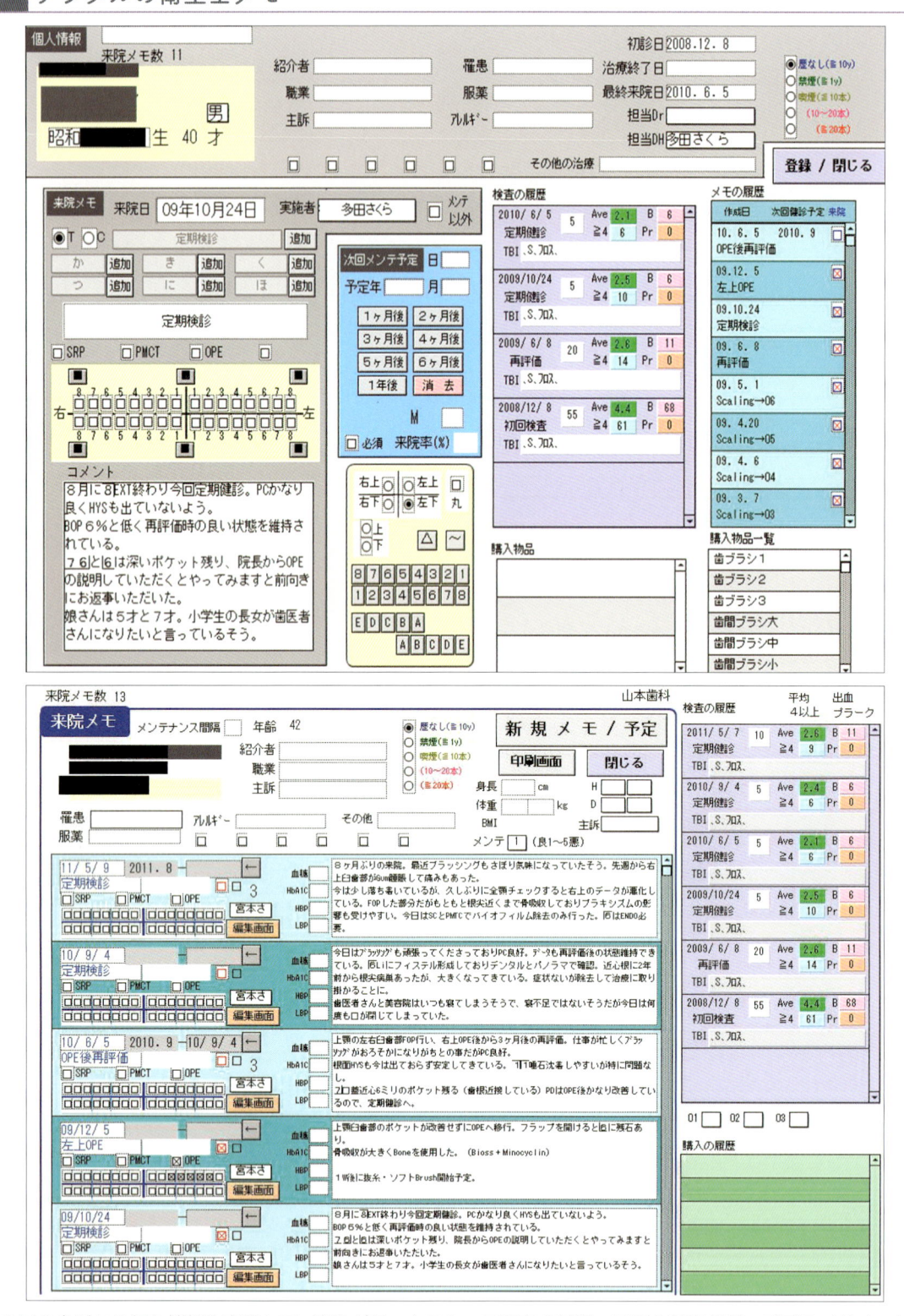

図2　その日の会話から得た情報や来院までに変化があったこと、口腔内の状況、最近の健康状態、デブライドメントをした部位や指導内容など、担当歯科衛生士がそれぞれワープロ感覚で入力する。患者さんとの会話から性格や癖、生活での変化などを導き出し書き留めておく。そしてここに入力した内容を来院前に確認し、患者さんとの会話に役立てていく。これらの記録は担当歯科衛生士が変わった時にも、新しい関係の構築に近道を作る大切な情報源になる。

歯周組織検査　第1章

2　記録は患者さんと共有する

　収集した情報を治療に活かすことはもちろんですが、患者さんと"共有する"ことが重要なポイントです。時間をかけて集めた多くの記録は、私たちが把握しやすいようにしておくだけではなく、患者さんにとっても理解しやすいものに変えておき、お渡しする必要があります。

　それには数値や記号が書き並べられた手書きの記録紙（図3）よりも、パソコンの力を借りて図などを用いてきれいに作成された用紙の方が、患者さんに受け入れられやすいです（図4-a）。また、パソコン入力されたデータは過去のものとすぐに比較できるため、患者さんにとって理解しやすいだけでなく、医院側もちょっとした変化を見落とすことがないため、早期対応につなげることが可能です。わかりやすいデータ提示で、患者さんの意欲が向上したり、医院への期待感も増すことでしょう。

　当院で使用している用紙には、プロービング値、歯肉退縮量、BOP、根分岐部病変、動揺度、歯石沈着、排膿、う蝕の部位など、定期健診ごとに確認したすべての項目をわかりやすく示すことができます。これらすべてを毎回パソコンに入力していくわけですが、それには工夫も必要です。

　効率よく行うために、検査はできる限り「術者」と「記録係」の連携プレーで行います。記録係が検査をしている横で検査用紙に手書きで記入し（図3）、それをもとにパソコンへ入力して印刷をします（図4-b）。入力は慣れてくると5分ほどで完了します。

　データ入力の前に一旦手書きをするのは、もしもパソコンへの入力ミスがあった時でも、手書きの検査用紙で確認することができます。一旦手書きした検査内容をパソコンに入れ直すというこのひと手間で、とても見やすいイラスト付きのデータを患者さんにお渡しすることができます。

図3　記録──手書きの場合

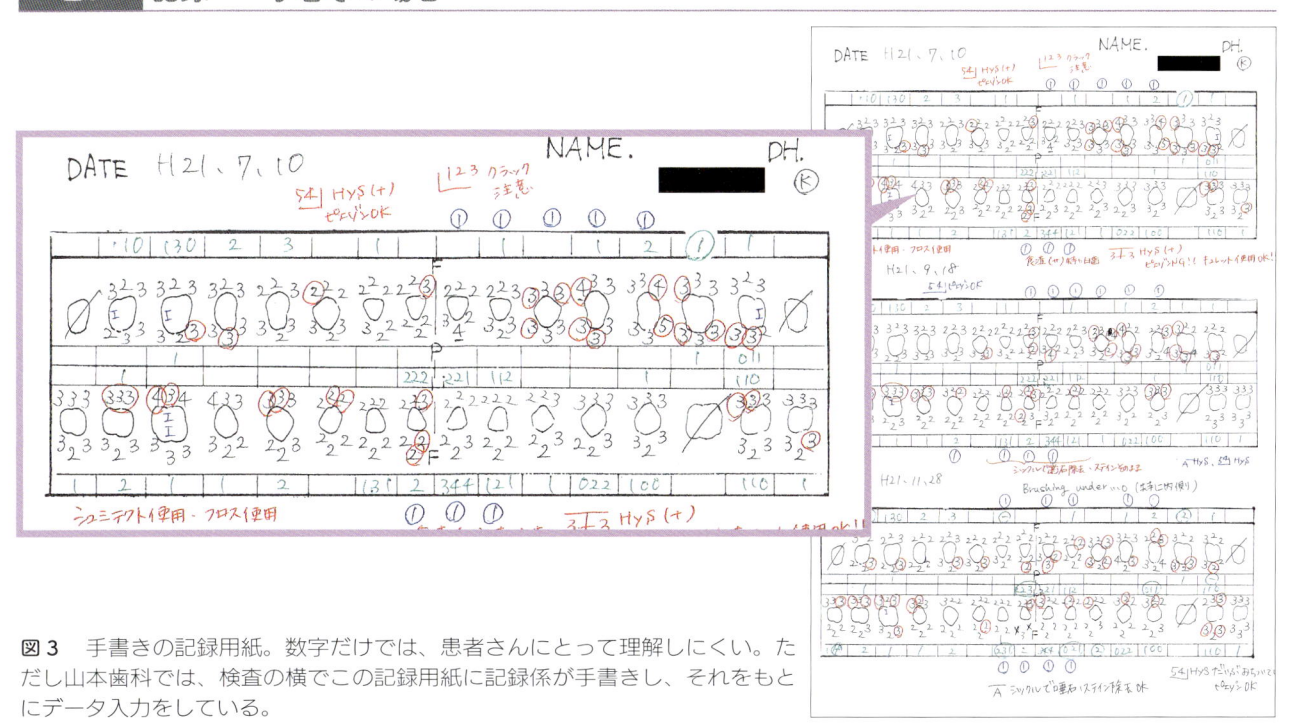

図3　手書きの記録用紙。数字だけでは、患者さんにとって理解しにくい。ただし山本歯科では、検査の横でこの記録用紙に記録係が手書きし、それをもとにデータ入力をしている。

図4 記録——パソコンを応用した場合

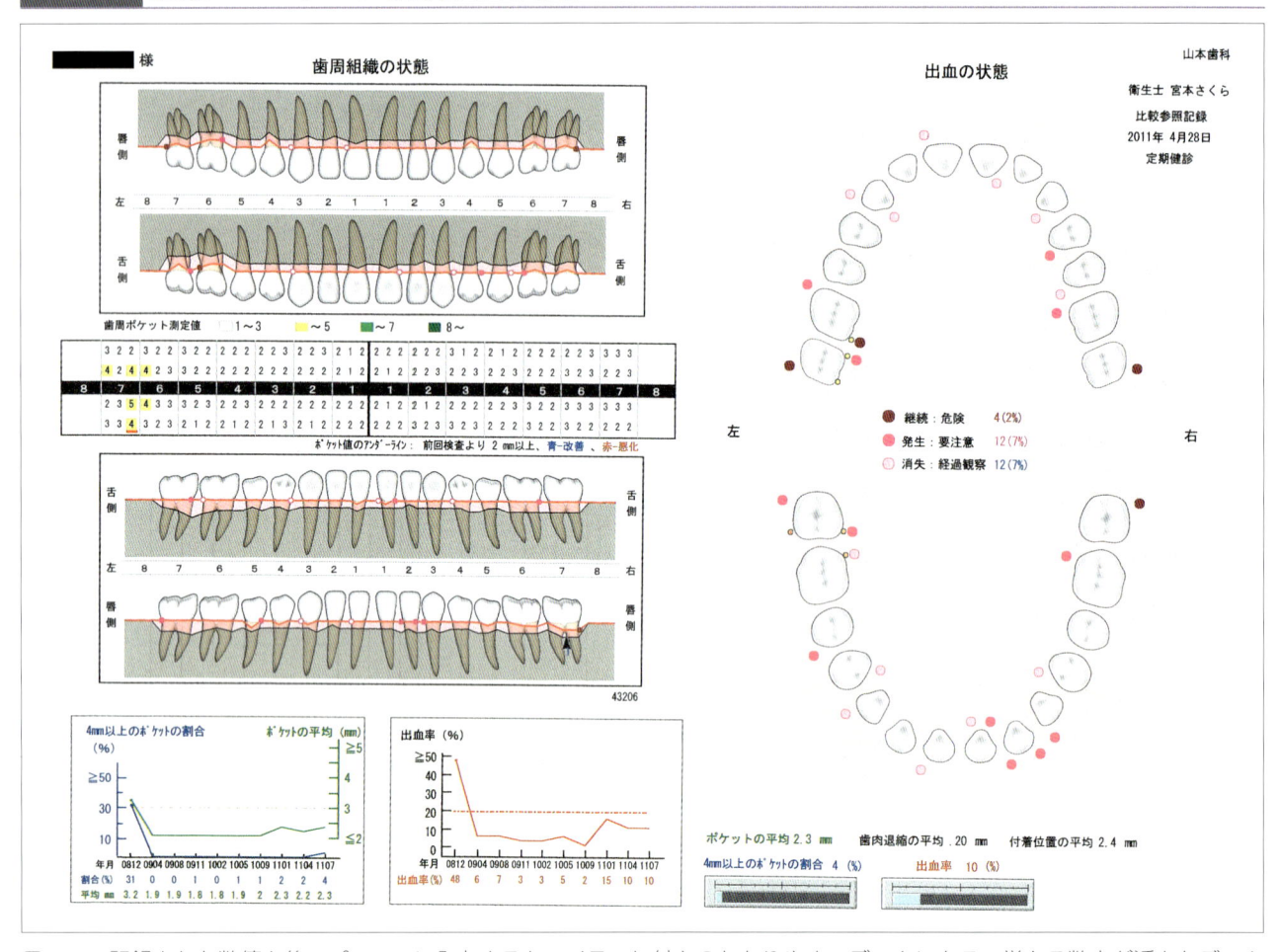

図4-a 記録された数値を後でパソコンに入力すると、イラスト付きのわかりやすいデータになる。単なる数字が活きたデータに変化する。

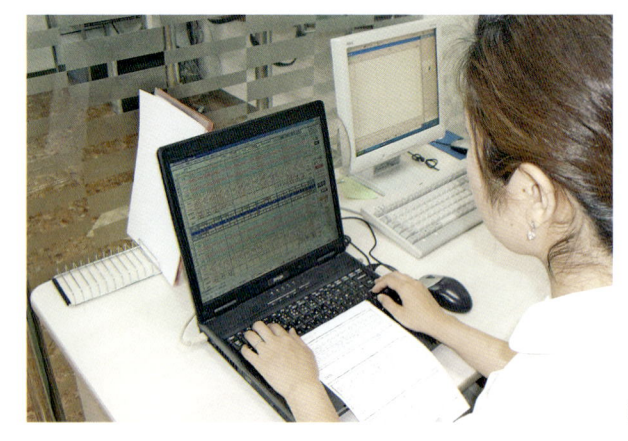

図4-b 記録係によるデータの入力。

歯周組織検査　第1章

3　患者さんのやる気につながる検査データの示し方

　患者さん自身が「健康になりたい」という意思を持って行動変容を起こせるよう、患者さんの「内側」にはたらきかけられる能力を私たちは養う必要があります。そして、さらにやる気につなげるために、患者さんにお渡しする検査データも活用していきます（図5）。その説明では、特に患者さんの継続した来院を実現するために、"改善"を実感していただけるような示し方がポイントになります。

　プロービング値・BOP・総合評価をもとに、わかりやすくまとめてお話していきますが、たとえば、動的治療後の再評価では初回検査時と比べてどれだけ良くなったのか、メインテナンスでは前回と比べて悪くなっているところはないか、などを示します。このような説明で、「患者さんがさらに良くなりたい！」と思えるきっかけを作り、患者さんのペースやレベルに合わせ身近な目標を設定していきます。

　また、患者さんの日ごろのがんばりを褒めることも大切です。そして問題点を来院ごとに確認して、次への課題としてお伝えしていきます。

　次ページ以降で、"改善"を実感していただけるような検査データの表示例をご紹介します。

図5　患者さんに渡す検査データおよび資料

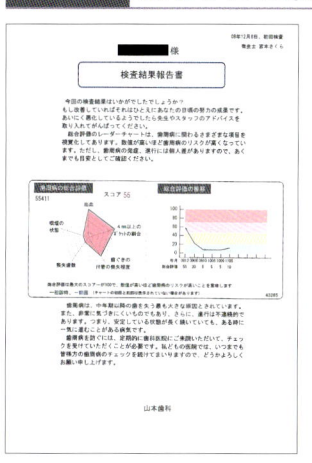

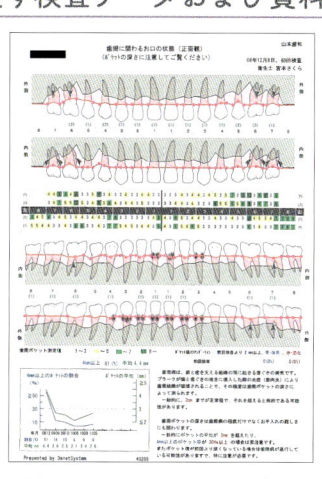

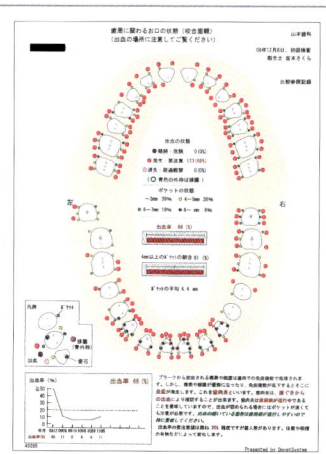

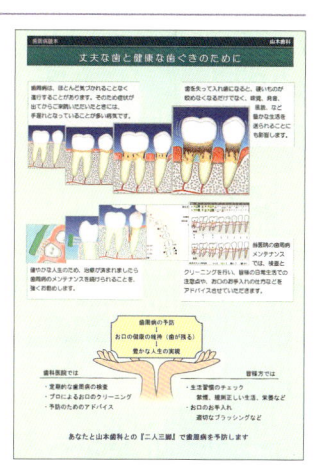

図5-a　初回検査後に患者さんに渡す用紙。3枚綴りでプロービング値・BOP・総合評価がA4用紙に印刷されている。山本歯科では、歯周病について詳しく書かれたパンフレットも一緒にお渡ししている。これらを見ながら患者さんに説明する。

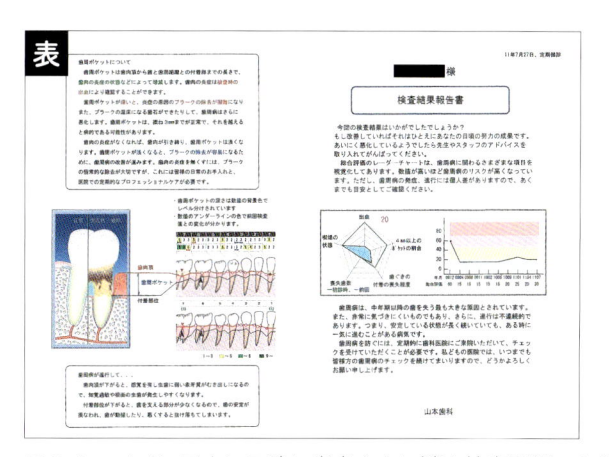

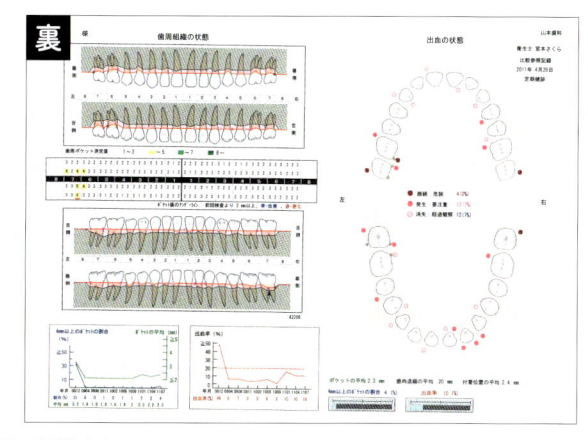

図5-b　メインテナンス時に患者さんに渡す検査用紙。A4用紙の両面に印刷されている。

1. プロービング値の表示

患者さんが見やすいプロービングデータを提示することで、問題点を把握しやすくなりますし、良くなっていることも実感できます（図6）。プロービング値の数字も大切ですが、変化を背景色で瞬時に把握できると、より患者さんも理解できると思います。

2. プロービング時の出血（BOP）の表示

BOP（+）があるということは、そこに炎症が起こり、歯周病菌が存在している可能性があることになります。継続した出血は付着の喪失リスクが高まりますので、出血率の変化を患者さんに把握してもらうことが重要です。

プロービングをした部位のうち何％でBOP（+）だったかを計算して、それをグラフ化することで全体的な炎症の程度を把握し、これまでの経過をみることが可能です（図7-a）。

なお出血率は、患者さんのプラークコントロールレベルによって大きく影響を受けますが、喫煙やアスピリンの服用なども考慮する必要があります。喫煙は出血率を下げる方向に、アスピリンの服用は出血率を上げる方向にはたらきます。

患者さんが出血部位を理解しやすいように、

図6　プロービング値の表示

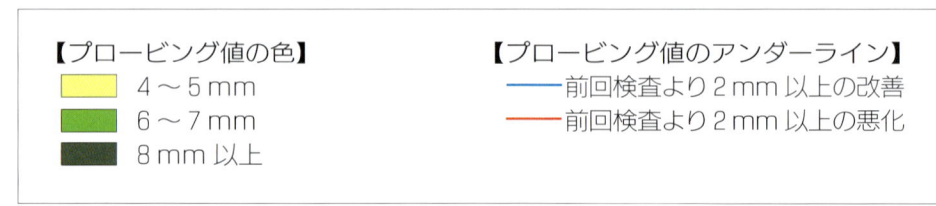

図6　プロービング値によって色分けをすることで、リスク部位や変化を把握しやすくなる。

歯周組織検査　第1章

BOPの表示は咬合面で示します。出血部位が集中しているところなどは、患者さんのセルフケアが難しい部分であったり、癖で磨き残しをしてしまいやすい部分だったりします。咬合面にするとそれがわかりやすくなります。このようなBOPの表示が患者さんのプラークコントロールのポイントとなり、モチベーションを高める大切な材料となります（図7-b）。

山本歯科では出血率の目標値は20％を切ることとしていますが、熱心な患者さんではさらに低い数値を目指してオーバーブラッシングになってしまう方もおりますので、歯肉退縮量と合わせてチェックすることが大切です。また、プラークコントロールの状態は患者さんの生活と密接に関係しています。口腔内に変化がみられたら、生活環境にも変化がないか敏感に察知して、患者さんをよい方向へと導いていくことが私たちの役割です。

図7　BOPの表示

総合評価（図7-a）

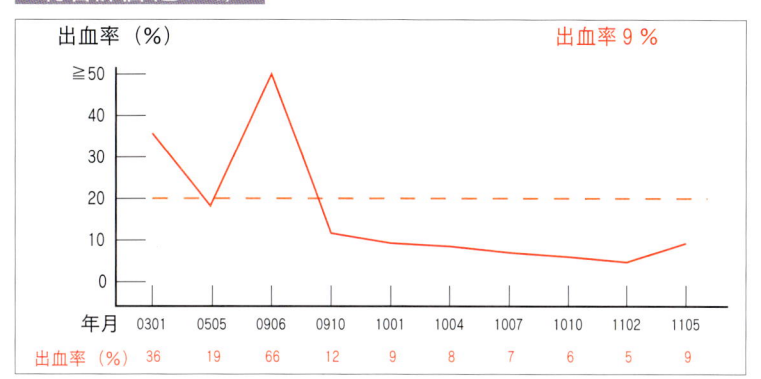

出血率　9％

年月	0301	0505	0906	0910	1001	1004	1007	1010	1102	1105
出血率（％）	36	19	66	12	9	8	7	6	5	9

BOPの変化（図7-b）

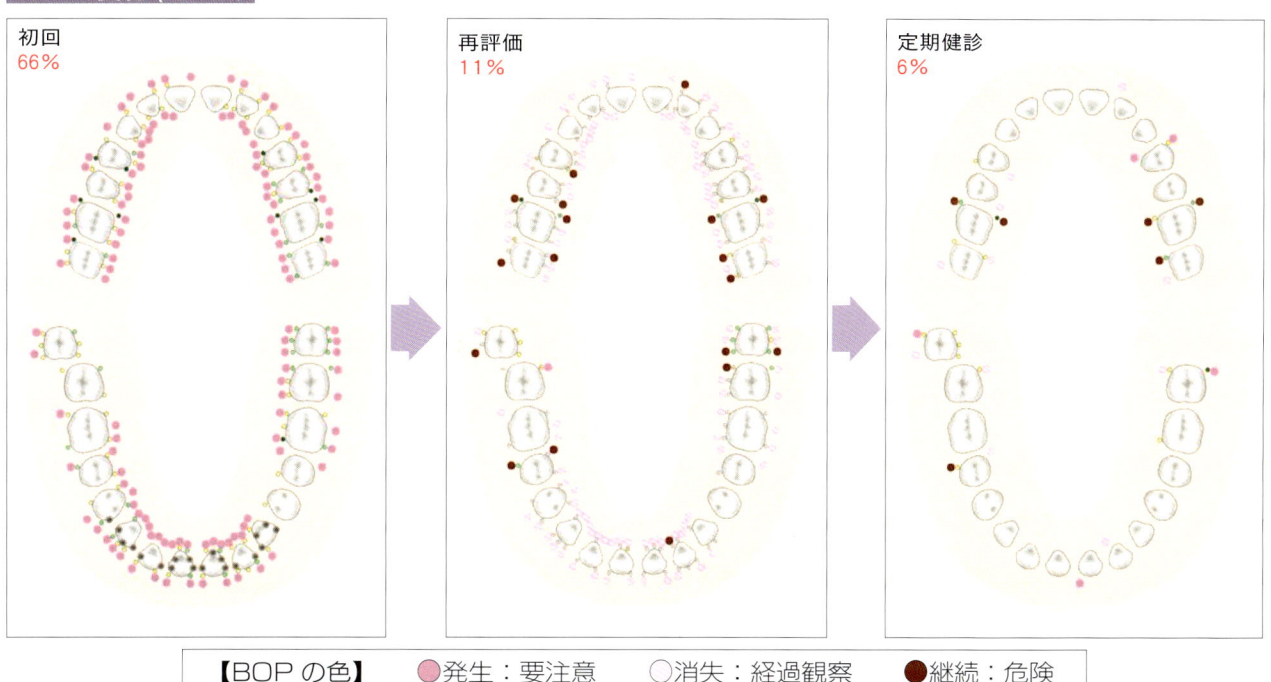

初回　66％　　再評価　11％　　定期健診　6％

【BOPの色】　●発生：要注意　　○消失：経過観察　　●継続：危険

図7-a、b　咬合面でBOPを示す。BOPの経過もわかるとよい。

3．口腔内写真の活用

　口腔内写真は、検査データからわかる情報以外にも役立つ情報をたくさん含んでいます。患者さんにとっても写真を見ていただいた方が理解しやすく、同意してもらいやすいといったメリットがあります。それによって一気にモチベーションが上がる方もたくさんいらっしゃいますので、有効に活用していきます（図8）。

　口腔内写真撮影は患者さんにとって苦痛なものですので、短時間で効率よく進められるよう2人一組で行っていきます（図9）。何度も撮り直すことがないように、また痛みを与えないようにトレーニングが必要です。患者さんにはしんどい思いをしてご協力いただいたわけですから、撮影した写真は必ず見ていただき説明します。

　山本歯科では、「初診時」「再評価時」「メインテナンス1～2年ごとに1回」は必ず口腔内写真で記録を残しています。できれば1年に1回など期間をきちんと決めて撮影させていただきます。これは、最初の段階で定期的に撮影させていただく理由をしっかりとお伝えしておくと、受け入れてもらいやすくなります。

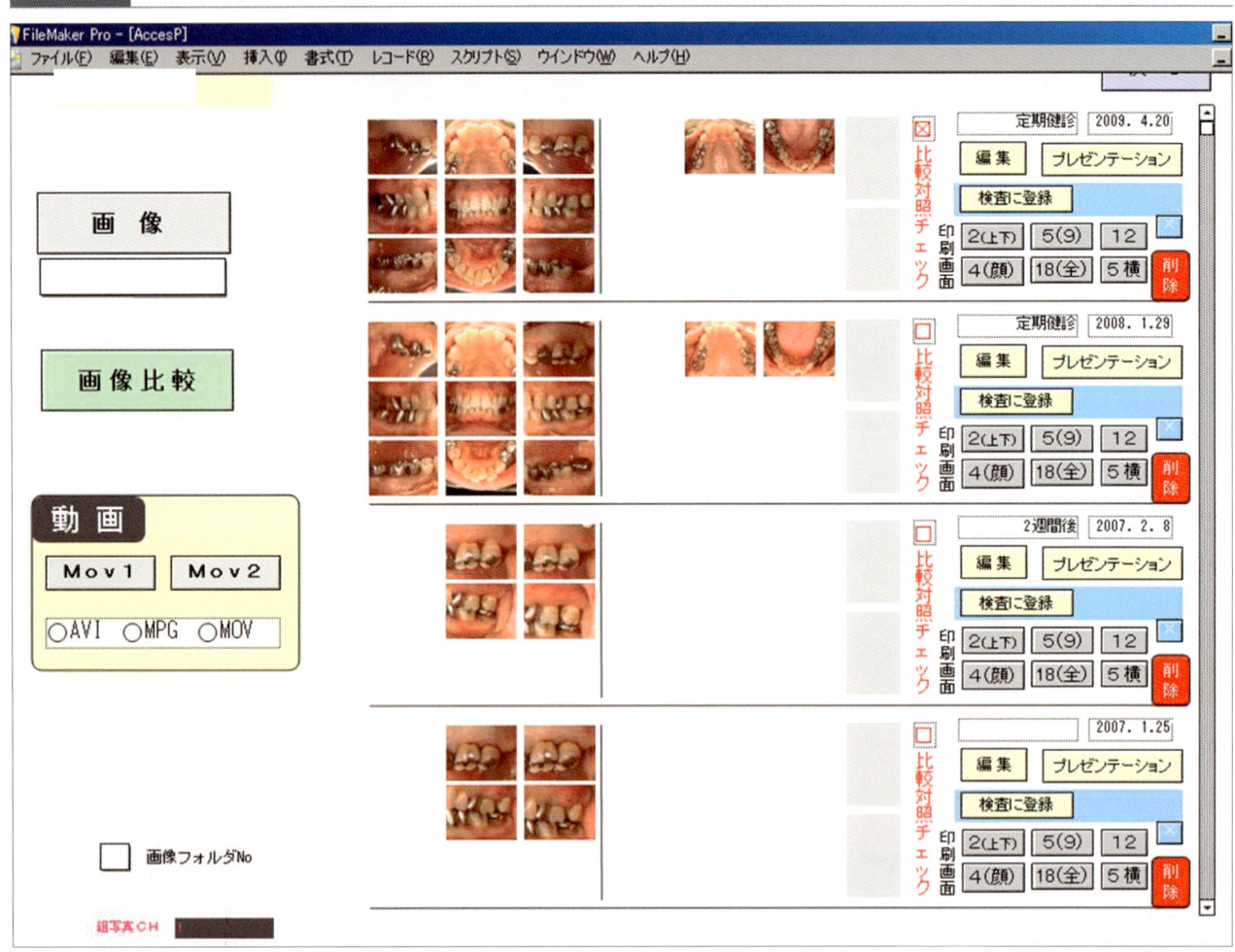

図8　口腔内写真の記録

図8　口腔内写真も記録として残しておく。撮影したものは患者さんに見てもらい、モチベーション維持へとアプローチする。

歯周組織検査　第1章

図9　撮影は2人一組で

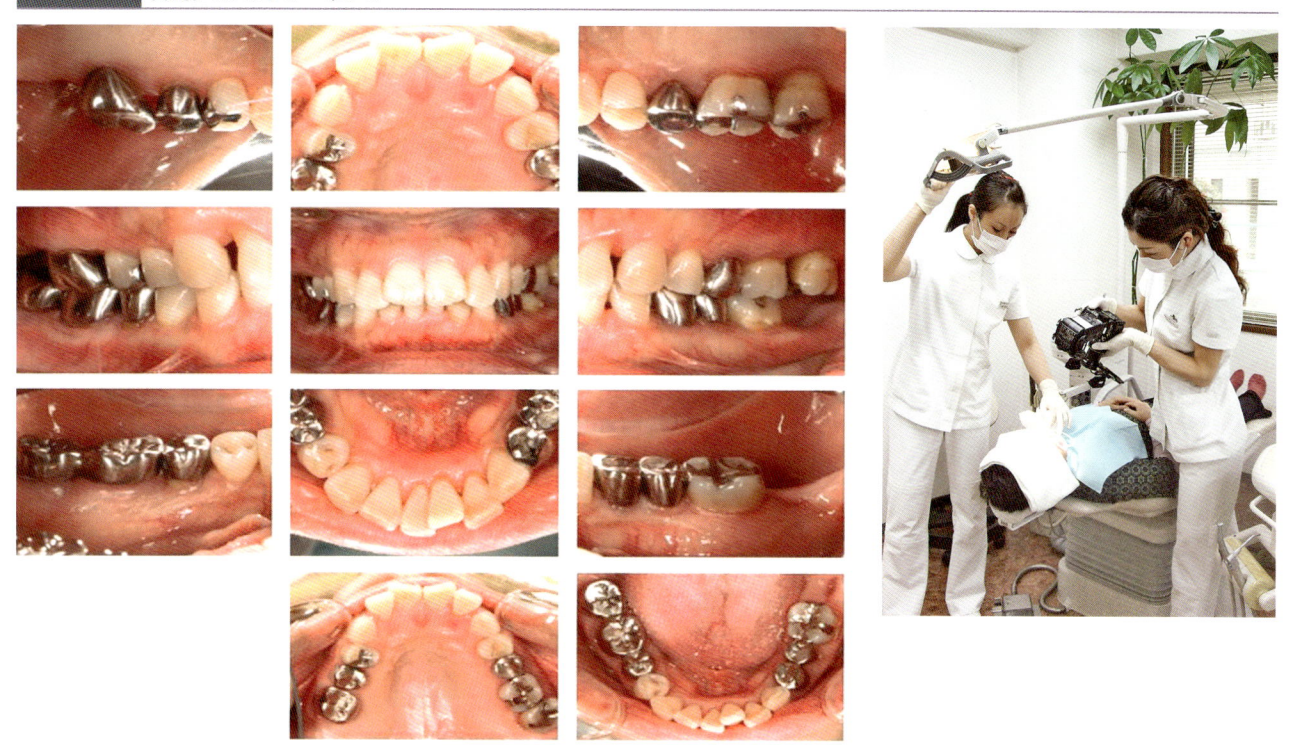

図9　山本歯科では、口腔内写真9〜11枚を定期的に撮影し、記録。撮影時には患者さんの負担軽減になるよう2人一組で行う。

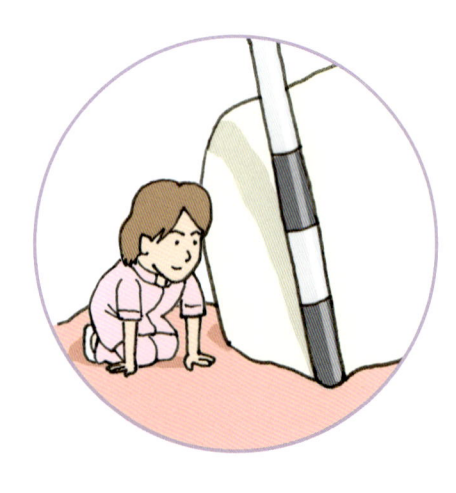

第 2 章 シャープニング

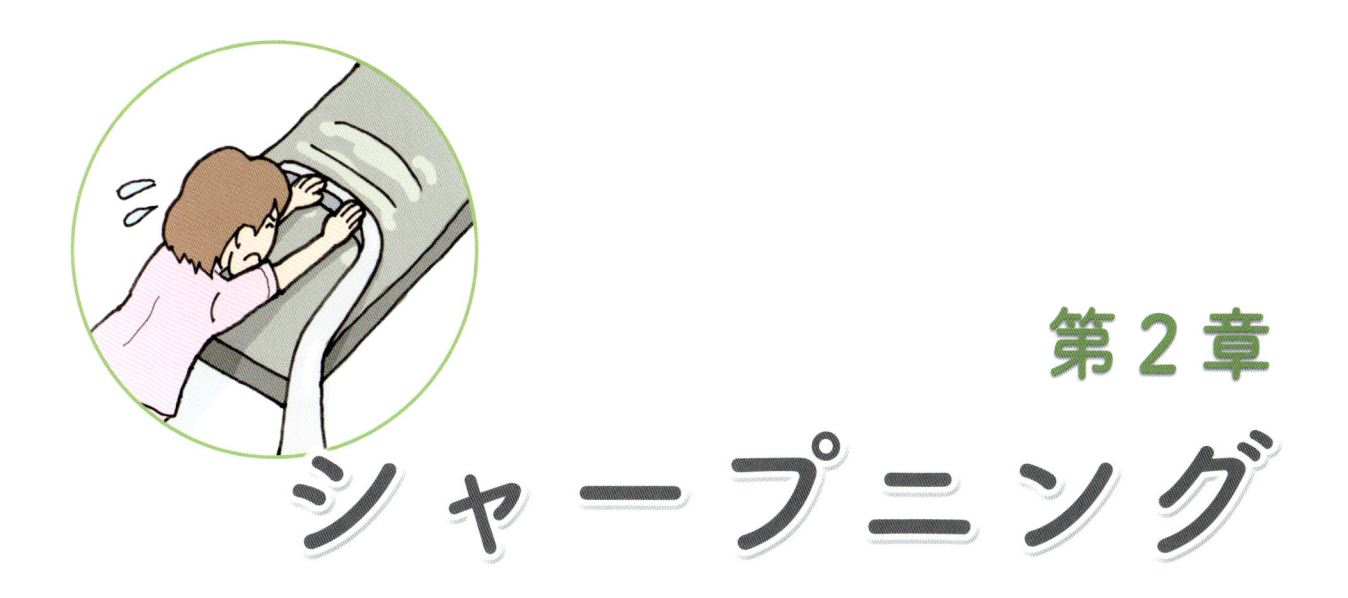

❶ 総論

❷ シャープニングの実際

第2章 シャープニング

1 総論

山本浩正

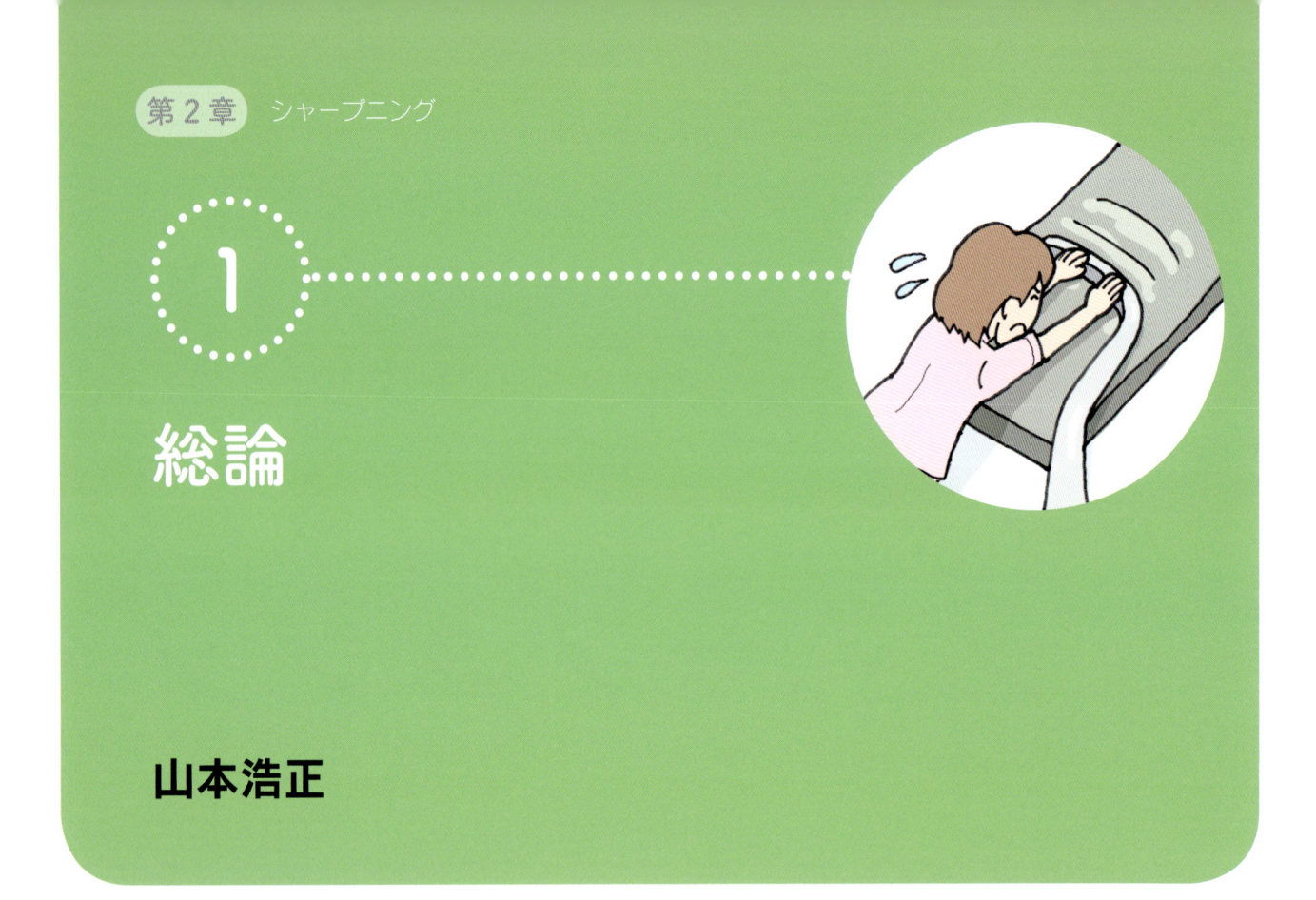

　皆さん、シャープニングは好きですか？　案外苦手意識を持っておられる方が多いように感じます。「道具は物ではなく、自分の心の先端である」と言われますが、毎日使う道具であるキュレットに愛着を寄せ、それを最高の状態に保っておくことはプロとして当然のことです。寿司職人さんは自分の包丁に愛情をたっぷり注がれています。長い包丁がナイフくらいになるまで使い、毎日仕事前には数種類の砥石を使って研いでいる姿は職人そのもの。もしその職人さんが包丁のメインテナンスを他の人にしてもらっていたり、外注していたりしたら興ざめです。寿司の味まで落ちてるように感じてしまうかもしれません。われわれは職人ではありませんが、道具を使って仕事をする限り同じようなハートを持っていたいものです。

1 水砥石と油砥石

　寿司職人さんが使う砥石には水を塗りますが、われわれの使う砥石（シャープニングストーン、sharpening stone）には油（シャープニングオイル、sharpening oil）を塗ることが多いのはなぜでしょう？　それは前者が水砥石、後者が油砥石を使っているからです。

　水砥石は包丁や日本刀等でよく使われる砥石で、日本では昔からこちらが主流です。比較的軟らかい砥石ですので、目減りも油砥石よりも早いのが特徴です。軟らかい砥石なので、研いでいるうちに砥粒がこぼれ落ちていって水のなかに拡散しますが、研いでいる間は刃物の表面をこの砥粒が転がることで研磨しています（図1-a）。つまり直接砥石で研いでいるように見えますが、実はこぼれ落ちた砥粒が間接的に研磨をしていることになります。そのため仕上がりが滑らかできれいになり、美術品のような日

シャープニング 第2章

本刀ができるわけです。
　それに対してナイフ等で使われる油砥石は主にアメリカ等で発達したもので、近くに水が無いようなところでも簡単に研磨ができるのが長所です。水砥石と違って直接砥石で刃物を削ることになりますので、すべりを良くするために油を使うことになります。
　われわれの使う砥石はセラミックストーンを除いて基本的に油砥石で、直接砥石がスケーラーを削っています。こぼれ落ちる砥粒は金属の削りかすや油とともにスラッジとしてスケーラーのフェイスに回収される形になります（図1-b）。

2 ホーニングとタッチアップ

　一般的に刃物の研磨には2種類あります。1つはホーニング（honing）といって、正しい角度に刃物をもう一度削りだすことを言います。もう1つはタッチアップ（touch-up）といって、応急的にカッティングエッジを作って切れ味を取り戻す方法です（図2）。切れなくなった包丁やナイフを陶器製のお皿やカップの底にこすりつけると一時的に切れ味が回復しますが、これがタッチアップと言われるもの

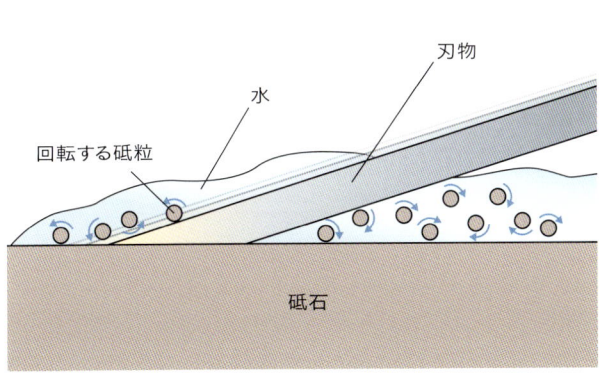

図1　2つの研磨

図1-a　水砥石による研磨。水の中に零れ落ちた砥粒が回転しながら刃物を研磨していく。

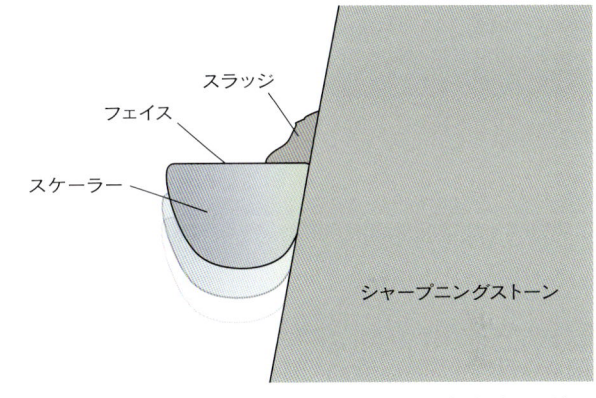

図1-b　スケーラーの研磨。スケーラーは通常油砥石を使って直接研磨する。削りかす（スラッジ）はフェイスに回収される。

図2　ホーニングとタッチアップ

図2-a　ホーニング。刃物の角度を維持して元の形を作る。刃物の研磨の基本である。
図2-b　タッチアップ。とりあえず切れ味を回復するために、角度を大きくしてカッティングエッジを作る。応急処置や、ホーニングできない状況で行う研磨である。

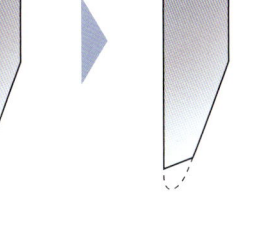

です。キャンプ等で研磨できないような時には重宝します。どうして応急的かというと、まず傷をつけて引っかかるようにしているということ、そして刃物の角度が理想の角度よりも大きくなっているということがあるからです。

刃物の切れ味を保つには角度を変えてはいけません。角度は刃物の切れ味の命なのです。それを維持することがホーニングであり、スケーラーでもこれを目指さないといけません。ホーニングには刃物を研磨するという意味（＝シャープニング）以外に、技術等の腕を磨くという意味もあり、こちらの方が一段上の刃物のメインテナンスのような気がします。スケーラーも"ホーニング"を心がけたいものです。

③ スケーラーにおけるホーニングとタッチアップ

スケーラーの研磨は元来ホーニングを目指しています。角度や形を変えずに切れ味を最高の状態に保つのが目的だからです。しかしながら無意識にタッチアップをしていることがあります。それはスケーラーと砥石の角度がいつの間にか小さくなってしまい、スケーラーのフェイスと側面のなす角度が大きくなることを意味します（図3-a）。スケーラーの角度が大きくなるとどうなるでしょう？ タッチアップ状態ですから、とりあえずカッティングエッジができますので、スケーリングは可能になります。ただしその切れ味は長続きせず、すぐに切れなくなってしまいます。削る時間は短くてすむのが強いていえば長所になるかもしれませんが、これではスケーリングに支障が出てきます。

ちなみにスケーラーと砥石の角度がいつの間にか大きくなってしまう癖も時々見かけます（図3-b）。熱心にスラッジを見てるうちに開いてしまうことが原因かもしれません。この場合できあがる角度は通常より小さくなりますので、確かによく切れます。ただし根面に引っかかりすぎて使い物にならないこともありますし、できあがるまでに長時間かかりますので、他の人よりいつも時間のかかる人は要注意です。

図3　スケーラー研磨の誤り

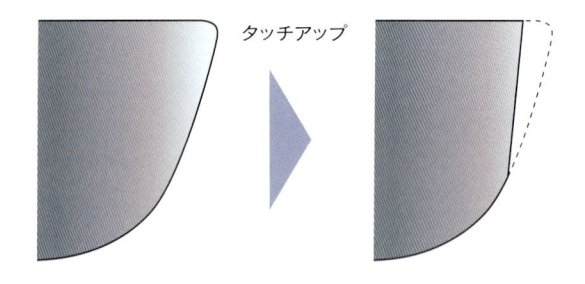

図3-a　スケーラーをタッチアップしてしまうと、カッティングエッジは作れるものの、すぐに切れが悪くなる。

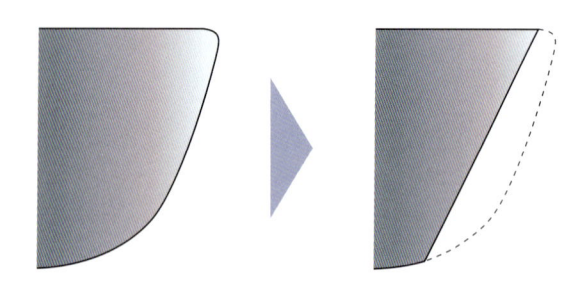

図3-b　図3-aと逆にスケーラーのフェイスと側面の角度を小さくしすぎると、研磨に時間がかかりすぎるだけでなく、根面への引っ掛かりが強くなりかえってストロークしにくくなる。

4 シャープニングの必要性

　今さらと思われるかもしれませんが、どうしてシャープニングしなければならないのでしょうか？この場合、もしシャープニングされていないスケーラーを使うとどうなるのかを考えてもらえば理解しやすいと思います（表1）。

　まずなんといっても歯石が取れません。シャープニングのスキルが上がると必ずスケーリングのスキルも上がりますが、その理由の1つと考えられます。どうして理由の1つという言い方をするかというと、他にも理由があるからです。

　シャープニングされていないスケーラーで根面を探知ストロークしてみるとわかりますが、歯石の探知や根面の状況の把握が難しくなるのです。それに比べて正しくシャープニングされたスケーラーで根面をそっとなぞると、どこに歯石がついているかがわかりやすくなります。もちろんこれはエキスプローリングでもできることなのですが、スケーリング中に頻繁にエキスプローリングするわけにはいきませんので大切なことです。

　またシャープニングされていないスケーラーで歯石を除去しようとすると、かなり側方圧が必要になります。これは術者が疲れやすくなるだけでなく、患者さんも不快に感じられることになります。しかもスケーラーが滑りやすくなっていますので、歯肉を傷つけるような事故の原因にもなります。やはりスケーラーは、正しくシャープニングされたものを使いたいですね。

表1　シャープニングの必要性

① 歯石を効率よく除去するため
② 根面を探知しやすくするため
③ 疲れにくくするため
④ 滑りにくくするため

第2章 シャープニング

2 シャープニングの実際

熊本宏美

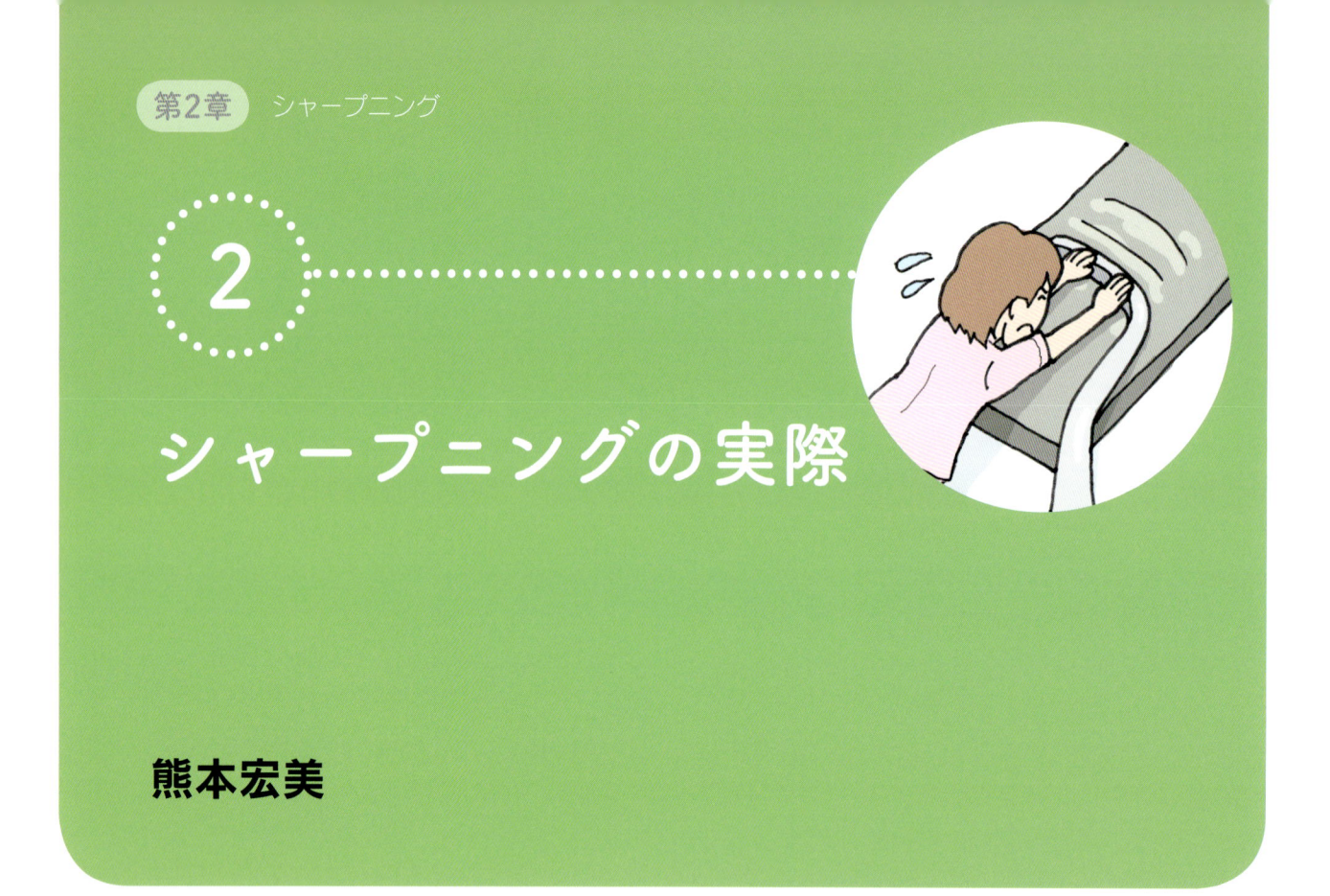

　シャープニングは必要だとわかっているけどできない──このような方は多いのではないでしょうか。その原因は、時間の不足だったり自信がなかったりなどさまざまで、ついシャープニングから遠のいてしまいます。しかしシャープニングによって得られる効果（表1）が大きいことは、皆さんご存じのはずです。では効率的なシャープニングとはどのようなものなのでしょうか。

　カッティングエッジは数10回のストロークで摩耗すると言われています。となると、ほぼ使用後ごとにシャープニングする必要があります。シャープニングを怠ると、いざシャープニングに取りかかる時に、シャープになるまでの時間がかかります。そういった意味でも、こまめにシャープニングすることが大切です。

　最近では、電動式のシャープニング機が各メーカーから販売されています。時間がかからないことや、簡単な行程で済むことから人気があるようです。しかし、手作業のシャープニングの良さは、機械には変えられないものがあります。手作業では、微妙な加減を加えることで小さなカッティングエッジをシャープにしたり、形態を整えたりできます。電動歯ブラシと手用歯ブラシを想像してみてください。電動歯ブラシではある程度ブラッシングをすることはできますが、隣接面にはフロッシングが必要です。これと同じことが言えます。

シャープニング　第2章

1　シャープニングの2つのゴール

シャープニングには2つのゴールがあります（**図1**）。第一にカッティングエッジをシャープにすること、第二にスケーラーの形態を維持することです。

この2つのゴールに至るまでには、単にシャープニングをすればいいわけではありません。テスティングに始まり、途中で切れ味の確認をするなど、いくつかのステップを経てゴールを目指していきます（**図2**）。

表1　シャープニングによって得られる主な効果

○時間の節約
　切れ味のよいスケーラーを使用することで効率の良い歯石除去ができる。それは患者さんへの負担を減らすと同時に、私たち術者自身の疲労を軽くできる。

○探知力を上げる
　歯石の有無、根面の形態など直視できないポケット内の情報をスケーラーを通して指先で感じることができる。シャープニングを的確に行うことで探知力アップが高まる。

図1　シャープニングの2つのゴール

- ゴール　カッティングエッジをシャープにする
- ゴール　スケーラーの形態を維持する

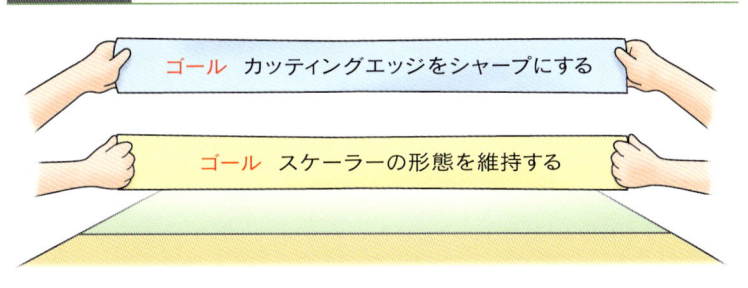

図2　シャープニングでは確認も大事なプロセス

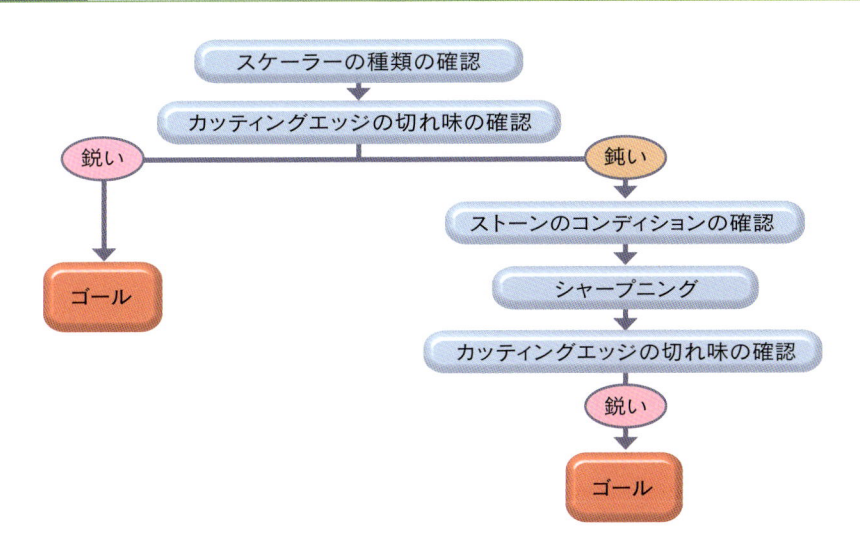

スケーラーの種類の確認
↓
カッティングエッジの切れ味の確認
├─鋭い→ ゴール
└─鈍い→ ストーンのコンディションの確認
　　　　　↓
　　　　シャープニング
　　　　　↓
　　　　カッティングエッジの切れ味の確認
　　　　　↓鋭い
　　　　　ゴール

2 テスティング

シャープニングにおいて切れ味の確認はとても重要です。シャープニングを行う際は、そのスケーラーはシャープニングの必要があるのかどうか、どの程度シャープニングしなければならないのかをまずは確認します。シャープニングの途中に行う確認は、シャープニングのしすぎやシャープニング不足を防ぐものです。

テスティングには、ホワイトラインを確認する方法（図3）と、テストスティックを用いる方法（図4）があります。

図3　テスティング——ホワイトラインで確認

図3-a　ホワイトラインなし

図3-b　ホワイトラインあり

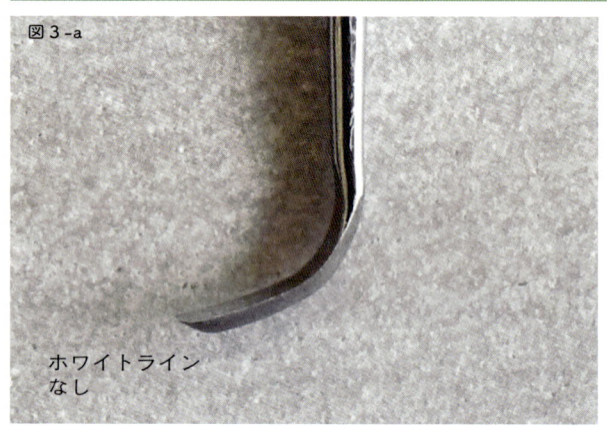

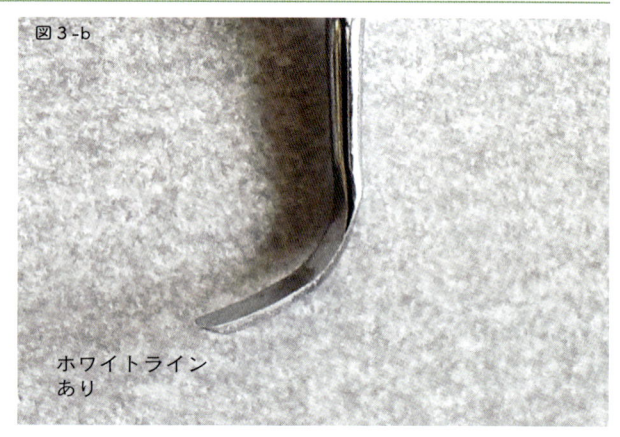

図3-a、b　「ホワイトライン」とはカッティングエッジからの反射光で、これがあるかないかを直視する。もしカッティングエッジが鈍い場合は、先端が丸く面を帯びるために光に反射し、ホワイトラインが現れる。つまりシャープニングの必要性を意味する。逆にカッティングエッジが鋭い場合は、先端が尖っていて光に反射せず、シャープニングの必要がない。

図4　テスティング——テストスティックで確認

図4-a　テストスティック

図4-b　ターミナルシャンクがテストスティックと平行になる

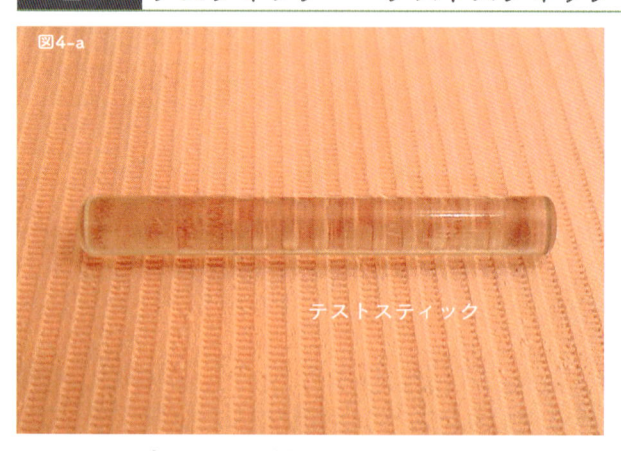

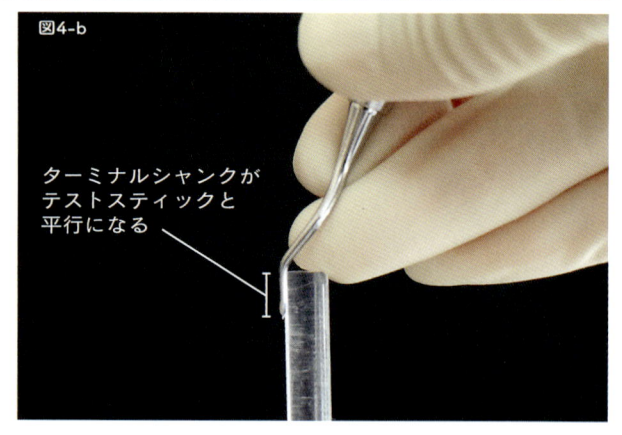

図4-a、b　プラスチック製のテストスティックを用いる方法。テストスティックにカッティングエッジを食い込ませて確認する。よく食い込むようであれば、カッティングエッジが鋭いということになる。この方法で注意することは、テストスティックを削らないようにすること。削る行為で、カッティングエッジが鈍くなってしまう。テスティングは、歯でのスケーラー操作と同じように、テストスティックに対しスケーラーのターミナルシャンクを平行にした状態でカッティングエッジを食い込ませていく。

3 シャープニングの方法

1．正しい姿勢を保とう

どんな作業でも姿勢は大切です。特にシャープニングの基準となるのは、皆さんの背筋です。背筋をまっすぐ伸ばしておきます。そうすることで背筋が床と直角になっていることを意識でき、シャープニングを行う角度の基準となるのです（図5）。

2．シャープニング時の持ち方

利き手が右の方は、スケーラーを左手に持ち、ぶれないようにしっかり把持します。一方右手はストーンを持ち、動かしていきます。肩の力を楽にして、無理のないように作業をします（図6）。

3．スケーラー別シャープニングの手順

次ページより、手順を示していきますが、解説を読みすすめていくにあたり、器具の各名称を理解しておいてください（図7）。

本稿では、①グレーシーキュレット（図8）、②シックルスケーラー（図9）、③ユニバーサルキュレット（図10）の順に、基本形態、ストーンの角度と動かし方についてそれぞれ解説していきます。

図5 シャープニング時の姿勢

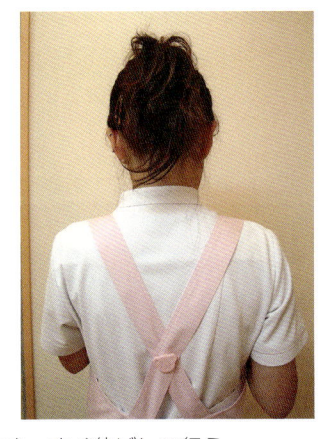

図5　背筋をまっすぐ伸ばして行う。

図6 ストーンとスケーラーの把持

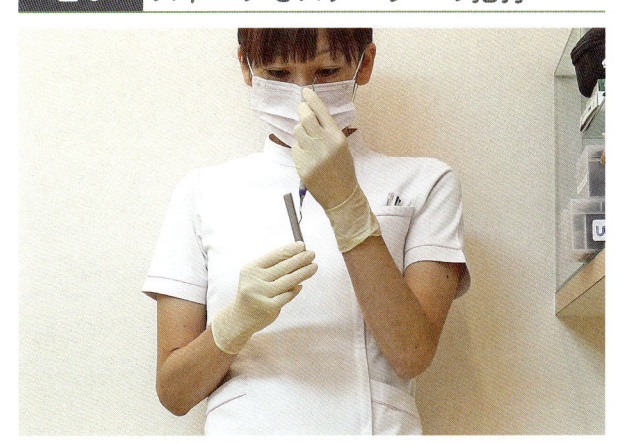

図6　左手でスケーラーを、右手でストーンを持つ。動かすのは右手。左手は固定しておく。

図7 スケーラーの構造と名称

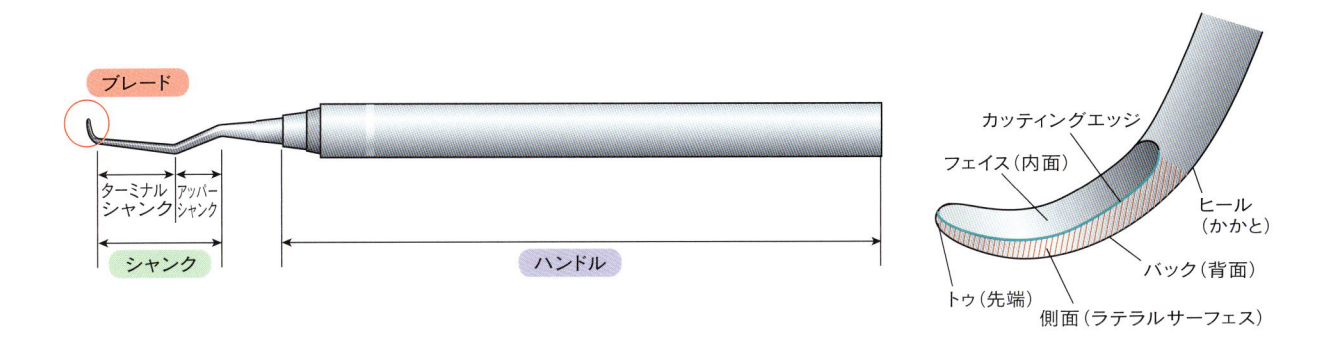

特徴・手順① グレーシーキュレットのシャープニング（図8）

基本形態

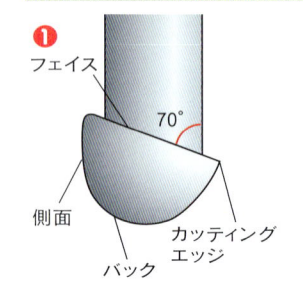

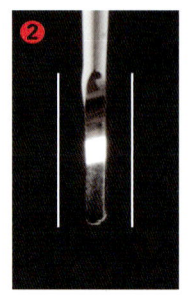

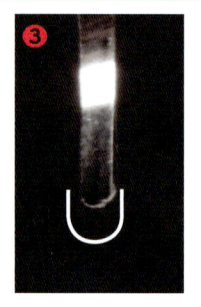

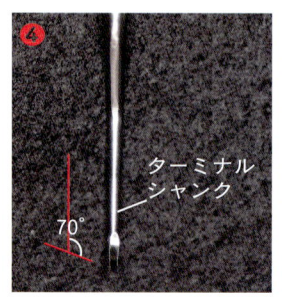

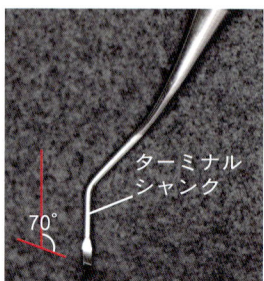

❶ フェイス／側面／バック／カッティングエッジ／70°

❶ フェイスはターミナルシャンクに対し約70°傾き、下方がカッティングエッジ
❷ カッティングエッジは、ヒールからトゥまで直線状
❸ トゥは丸い
❹ シャンクは異なっても、ターミナルシャンクとフェイスの関係は同じ

ストーンの角度と動かし方

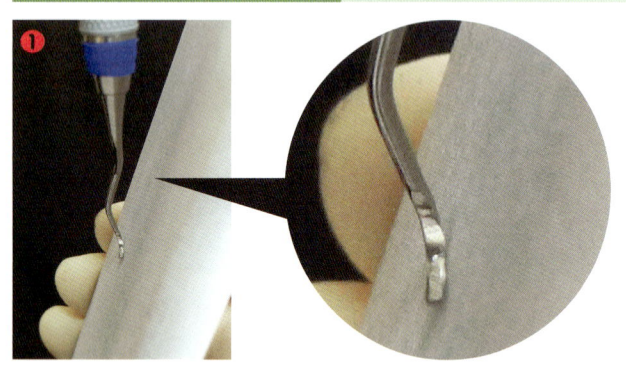

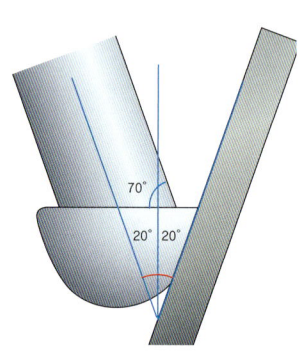

❶ ヒールからトゥまで直線であるため、フラットなストーンに対しなるべく面状に接触させる
❷ ターミナルシャンクとストーンの角度は40°。すなわち床と直角の背筋を基準にすると、それぞれ20°ずつ開くイメージ

ヒールのシャープニング

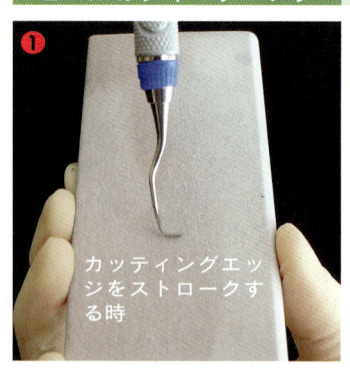

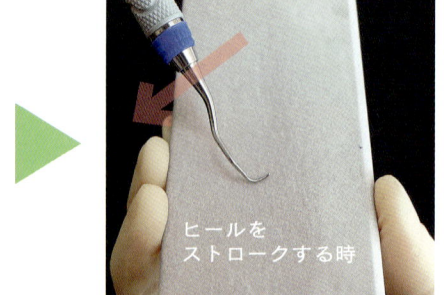

カッティングエッジをストロークする時 → ヒールをストロークする時

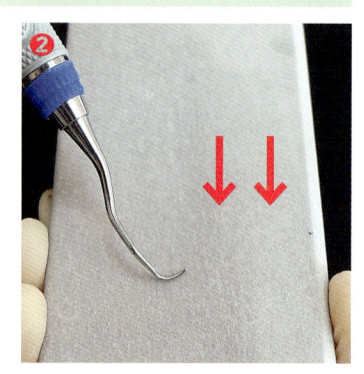

❶ ヒール部のシャープニングでは、ハンドルをターミナルシャンク側に倒してストロークする
❷ ストーンにヒール部を接触させたまま、なるべく一直線で動かす

シャープニング 第2章

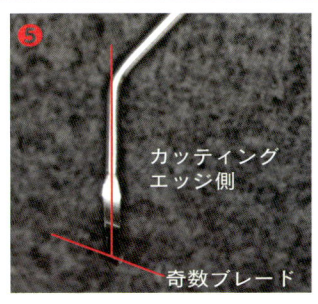

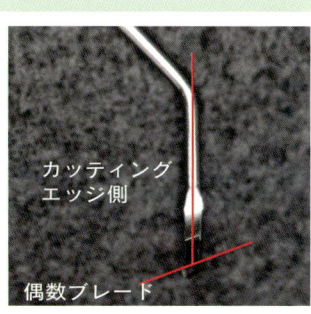

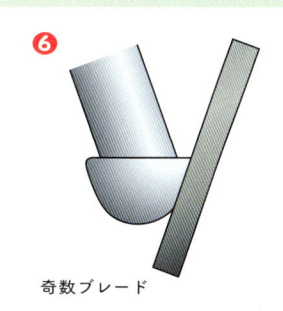

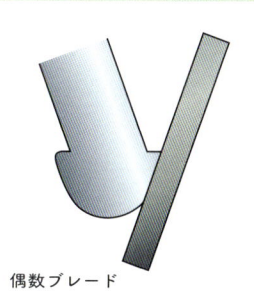

❺トゥを正面から見た時、フェイスが右側に傾くのが奇数ブレード、左側に傾くのが偶数ブレード
❻奇数ブレードの場合はトゥを見ながらシャープニングをし、偶数ブレードならトゥを向こう側へ向け（ヒールを見て）シャープニングをする

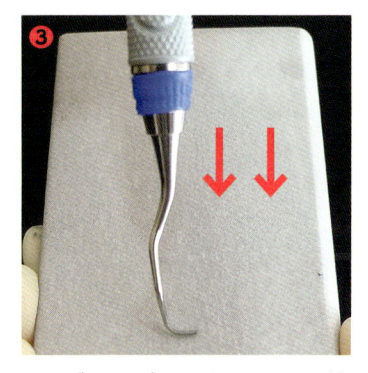

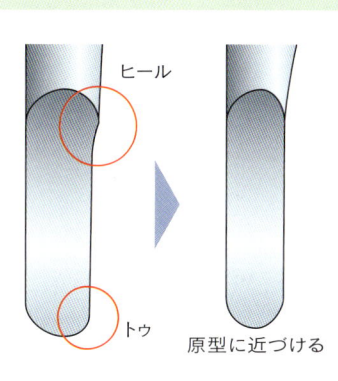

❸カッティングエッジとストーンは面状で接触させたまま、なるべく一直線で動かす
❹ターミナルシャンク移行部とトゥの形を整え基本と相似形にする

トゥのシャープニング

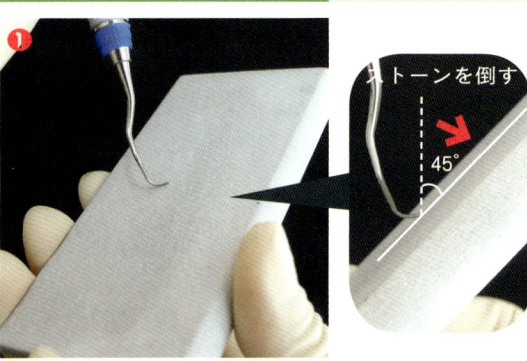

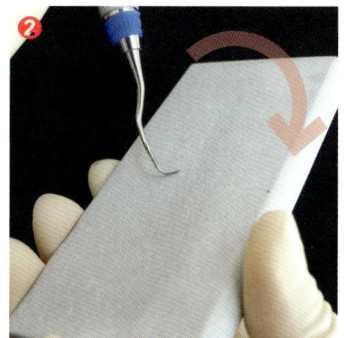

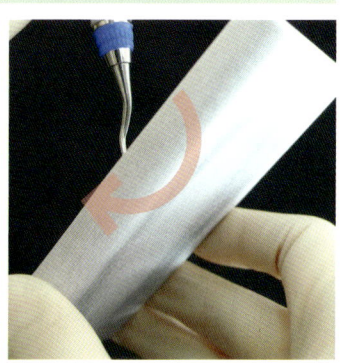

❶トゥを右側に向け、ストーンを丸いトゥの端にあてる。その後、ストーンを45°程度広げる
❷円を描くようにストーンを回転させ、丸いトゥの端から端へストロークさせる

65

特徴・手順② シックルスケーラーのシャープニング（図9）

基本形態

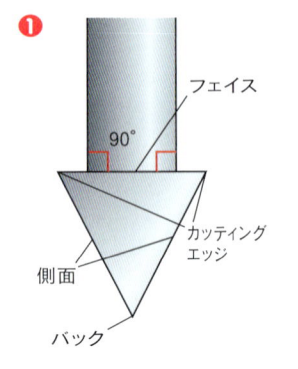

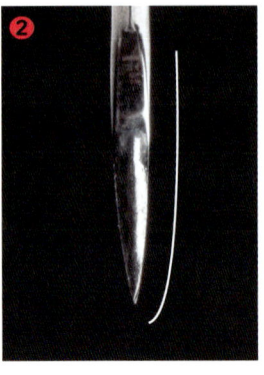

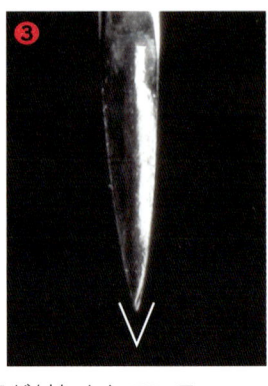

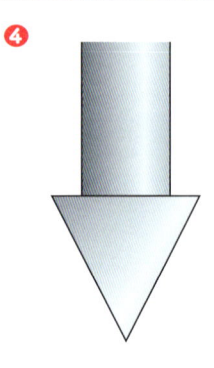

❶ フェイス / 90° / カッティングエッジ / 側面 / バック
❷
❸
❹

❶ターミナルシャンクに対しフェイスは垂直で、両方に刃が付与されている
❷カッティングエッジは、ヒールからトゥまではややカーブしている
❸トゥは尖っている
❹断面は逆三角形

ストーンの角度と動かし方

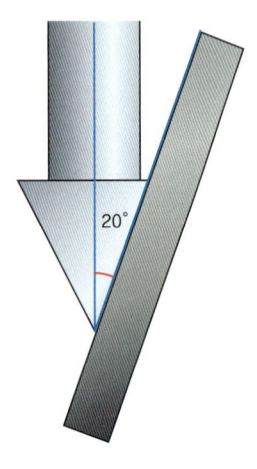

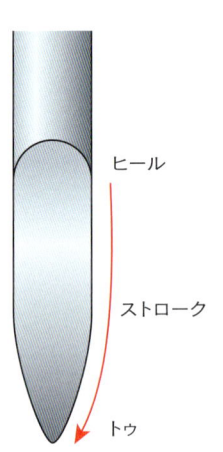

❶ 20°
❷ ヒール / ストローク / トゥ

❶ターミナルシャンクが背筋と並行、つまり床面と垂直になるように意識して持つ。ストーンはグレーシーキュレットと同様に20°右側に開く
❷ヒールからトゥまではややカーブしているので、ストーンをカーブしたカッティングエッジに沿わせながらヒールからトゥへストロークしていく

シャープニング 第2章

特徴・手順③ ユニバーサルキュレットのシャープニング（図10）

基本形態

ユニバーサルキュレットは、たくさんのデザインがあります。シャープニングする際には手元にあるユニバーサルキュレットのデザインをメーカー等に確認しておくと、イメージがつきやすいでしょう。

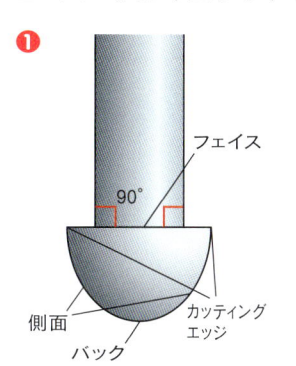

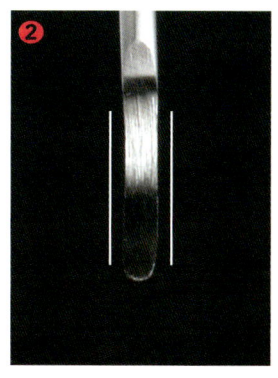

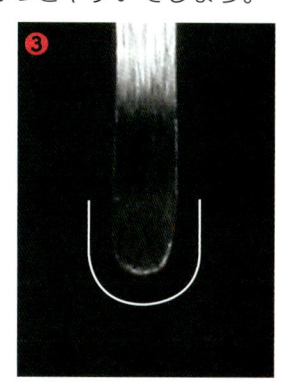

❶ターミナルシャンクに対しフェイスは垂直で、両方に刃が付与されている
❷カッティングエッジは、ヒールからトゥまで直線状
❸トゥは丸い

ストーンの角度と動かし方

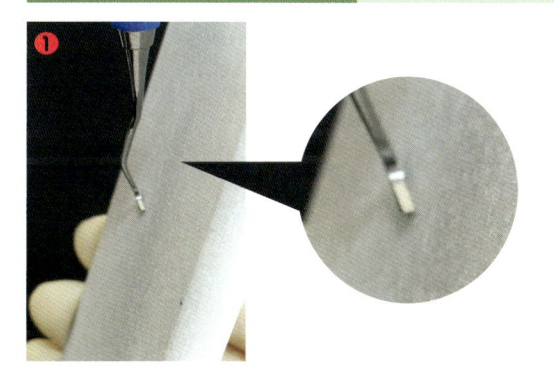

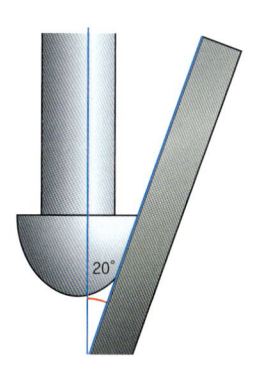

❶ヒールからトゥまで直線であるため、フラットなストーンに対しなるべく面状に接触させる
❷ターミナルシャンクは背筋と並行、つまり床面と垂直になるように意識して持つ。ストーンはグレーシーキュレットと同様に20°右側に開くイメージ

ヒールのシャープニング

【グレーシーキュレットと同じ手順：64ページ参照】
❶ヒール部のシャープニングでは、ハンドルをターミナルシャンク側に倒してストロークする
❷ストーンにヒール部を接触させたまま、なるべく一直線で動かす

トゥのシャープニング

【グレーシーキュレットと同じ手順：65ページ参照】
❶トゥを右側に向け、ストーンを丸いトゥの端にあてる。その後、ストーンを45°程度広げる
❷円を描くようにストーンを回転させ、丸いトゥの端から端へストロークさせる

67

4 失敗しないためのシャープニングのポイント

シャープニングを行うにあたっては、「正しい角度で研ぐ」ことと「原形を保つ」ことの2点が難しいようです。これらをクリアするポイントをここで紹介していきます。

1．正しい角度になっているかを見極めるために

ストーンとスケーラーを適切な角度にしてストロークすれば、カッティングエッジをシャープにすることができます。つまり、正しい角度で研がなければ、シャープさは得られないということです。この正しい角度か否かを見極める判断材料となるのが、「スラッジ」です。

「スラッジ」は、シャープニング時にみられる金属の削りかすのことです。シャープニングが適切になされると、スラッジがフェイスに現れ、それが正しい角度でストロークできたということになります。

シャープニングのはじめは、スラッジはフェイスには現れておらず、透明なオイルだけが見える状態です。しかしカッティングエッジがシャープになってくると、オイルの中にスラッジが混ざり、オイルが黒くなっていきます（図11）。また、ヒールの部分から先に現れます。一般的にSRPでは、カッティングエッジの先端1/3を使用して行われます。そのためシャープニングする時には、先端1/3だけが摩耗した状態になっています。ですからスラッジがヒールからトゥの部分にまで現れれば、シャープになったことを示しているのです（図12）。仮にターミナルシャンクとストーンの角度が開きすぎていると、何度ストロークしてもオイルもスラッジも、フェイスには現れません。

なおカッティングエッジは、削れることでワイヤーエッジ（バリ）が生じます。なるべくダウンストロークでシャープニングを終えるのが理想です。

2．原形を保つために

形を正確に理解していることが基本です。そのうえで、スラッジの現れ方を見ていきます。カッティングエッジの先端1/3だけが消耗しているため、ヒールのシャープニングをしない人がいます。しかし、カッティングエッジのヒールからトゥまでをシャープにする意識で行うと、形が崩れることを防ぐことができます。

図11 スラッジで角度の確認

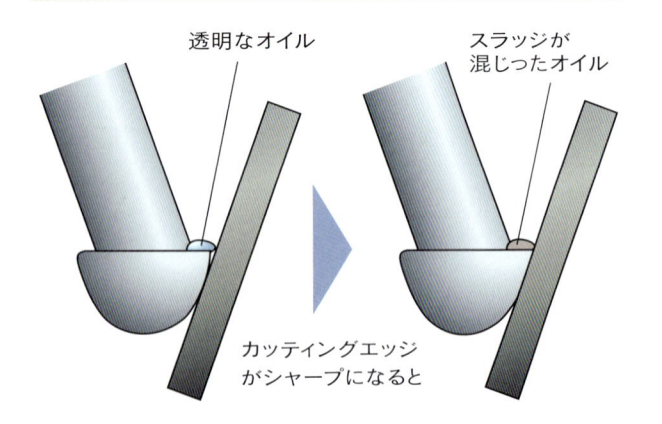

図11 スラッジが現れていれば、カッティングエッジとストーンとの角度が正しい。

図12 スラッジの現れ方

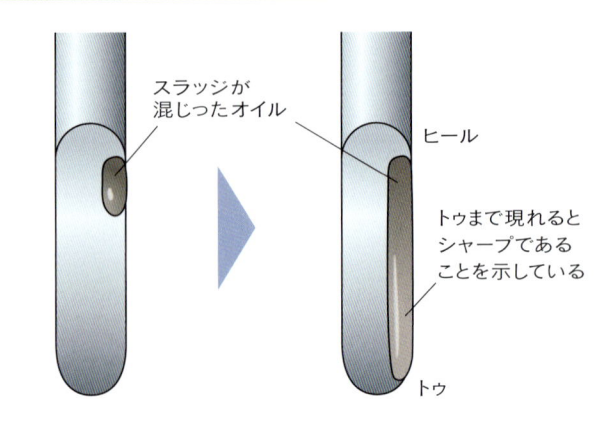

図12 フェイスの面から見ると、スラッジはヒールからトゥに向かって現れる。

5 シャープニングストーンについて

1．シャープニングストーンの種類

　シャープニングストーンは大きく3種類に分けられ、オイルを必要とするインディアストーン、アーカンサスストーン、オイルを必要としないセラミックストーンがあります（表2）。この3種類はそれぞれ表面の粗さに違いがあります。

　スケーラーをシャープニングするには、アーカンサスストーンかセラミックストーンのような表面がきめ細かいものを使用します。外科器具のシャープニングや、極端に変形したスケーラーの形態修正を行う場合にはインディアストーンがよいでしょう。インディアストーンはスケーラーの仕上げに使用できますが、他のストーンより粗いのでスケーラーが変形したり、シャープニングをしすぎたりと、失敗を引き起こしてしまうことがあります。

2．シャープニングストーンのメインテナンス

　シャープニングストーンは、目詰まりがあると効率のよいシャープニングができません。使用前後は、水洗いや超音波洗浄などで目詰まりを取っておきましょう。なお、シャープニングストーンの表面の凹みの部分でシャープニングすると、カッティングエッジの変形につながりますので、フラットな部分を使用します。

3．オイル

　シャープニングストーンの種類によってオイルやワセリンを用いる場合があります。シャープニングの効果を出すためや、器具を保護するために必要です。ストーン表面にうっすらオイルの膜ができる程度に使用します。

表2　シャープニングストーンの種類

名前	組成	潤滑	粗さ	応用
アーカンサスストーン	自然石	オイル	ファイン	スケーラーの仕上げ
セラミックストーン	人工石	水・ドライ	ファイン	スケーラーの仕上げ
インディアストーン	人工石	オイル	ミディアムファイン	外科器具の仕上げ、スケーラーの仕上げや形態修正

6 外科器具のシャープニング

　シャープニングが必要なのは、必ずしもスケーラーだけではありません。スケーラー同様、ホワイトラインが見える外科器具もカッティングエッジが鈍くなっており、その一部は、手作業でシャープニングすることができます。

　シャープニングストーンでシャープニング可能な外科器具は、形がシンプルなものになります（図13）。外科器具のシャープニングも、基本の形を知ることから始まり、刃物であれば、カッティングエッジをシャープにし、形を整えます。刃こぼれや摩耗した器具は、元の形の相似形に復元してきます。

1．溝付きのストーンを使用したシャープニング

　溝付きのシャープニングストーンは、エキスプローラーやヘーベル、エキスカベーターなどのシャープニングには便利です（図14）。

2．フラットなストーンを使用したシャープニング

　チゼル各種やペリオナイフ各種のシャープニングには、スケーラー同様フラットなストーンを用います（図15〜17）。

　特にキドニー型のペリオナイフは、角度がわかりづらく、形が複雑なためストロークが難しいように思われがちです。スピア型もキドニー型もストロークしている時のスラッジを見ながらシャープニングしてみてください。シャープニングしている面と反対側にスラッジが現れていること、それが均等な量であることが理想です（図18）。

＊　＊　＊

　スケーラーも外科器具も、私たちの技術を最大限発揮するためには手入れをすることが重要です。気持ちを込めてメインテナンスをすると、必ず道具に愛着が生まれます。そして何より心まで研ぎ澄まされる思いがします。そんな思いを1人でも多くの方に感じていただければ幸いです。

図13　シャープニングの対象となる外科器具

○シャープニングが**可能な**外科器具
チゼル、ペリオナイフなどの刃物、ペリオスチール、ヘーベルなど

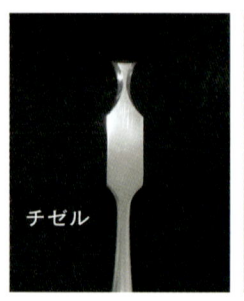

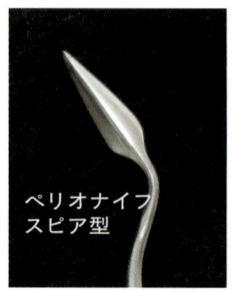

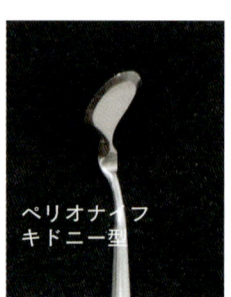

チゼル／ペリオナイフ スピア型／ペリオナイフ キドニー型

○シャープニングが**困難な**外科器具
はさみなどの刃と刃が重なる器具

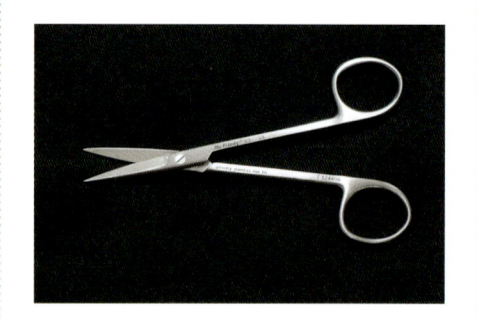

シャープニング　第2章

特徴・手順① ヘーベル、エキスカベーターなどのシャープニング（図14）

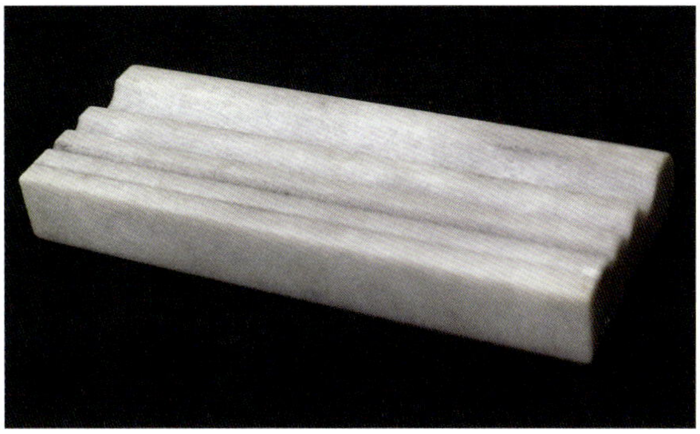

- 溝付きのストーンを用意する。ストーンの種類を確認し、必要であればオイルを適量塗布しておく
- 幅の違う溝が複数刻まれているストーンの場合は、シャープニングする器具がおさまる溝を選択しておく

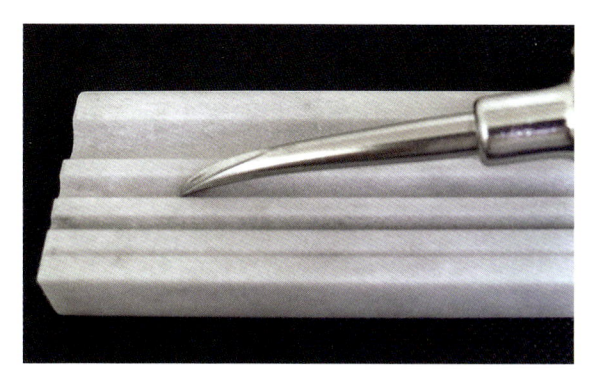

- ヘーベルやエキスカベーターのようなカーブを成すものは、その裏側をストーンに当て、プルストローク（引く動作）でシャープニングする

特徴・手順② チゼルのシャープニング（図15）

基本形態

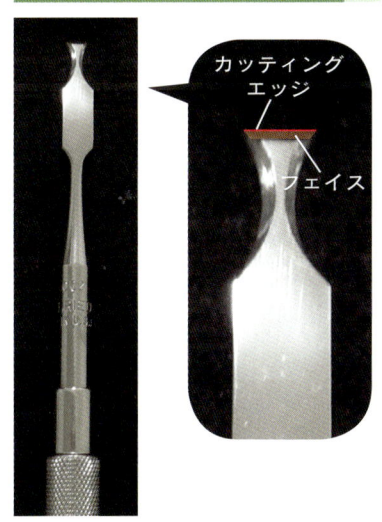

カッティングエッジ
フェイス

- チゼルは、歯槽骨を整形するときに使用するもので、シャンクがストレートのものや屈曲しているもの、カッティングエッジの幅の太いもの細いものなど、さまざまある。ただし基本的にカッティングエッジはストレートで、フェイスがあり斜めに付与されている

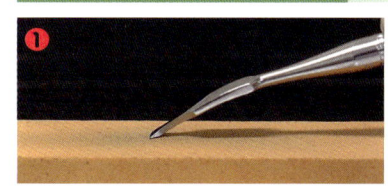

ストーンの角度と動かし方

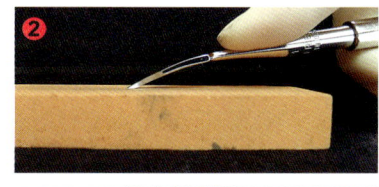

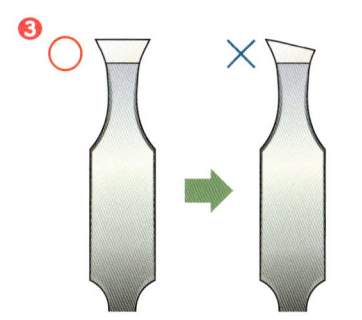

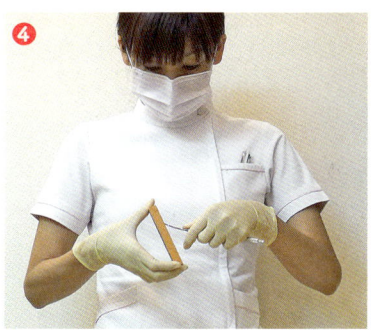

❶ フラットなストーンを用意し、フェイスをぴったりとストーンに当て、シャープニングする
❷ フェイス全体に平均的にストーン表面が当たっていることが重要
❸ 平均的に当たっていなければチゼルのカッティングエッジが歪んでしまう可能性がある
❹ ストーンにあたるフェイスの面積がスケーラーより大きくなる分、ストローク時の抵抗が増える。それらを踏まえ、脇をしめてチゼルを左手で、ストーンを右手でしっかりと把持してストロークする

71

特徴・手順③　ペリオナイフのシャープニング

　ペリオナイフは、粘膜や骨膜の切開や剥離などに用いる器具です。ディスポーザブルのメスとの違いは、形が複雑で細かい施術が容易に行えますが、何度も使用するため切れ味が鈍くなることです。そのためシャープニングが必要です。種類は、主にスピア（槍）型とキドニー（腎臓）型があります。それぞれのシャープニングの特徴は、カッティングエッジを挟むフェイス（2面の）うちの1面をシャープニングすることです。

基本形態
スピア型（図16）

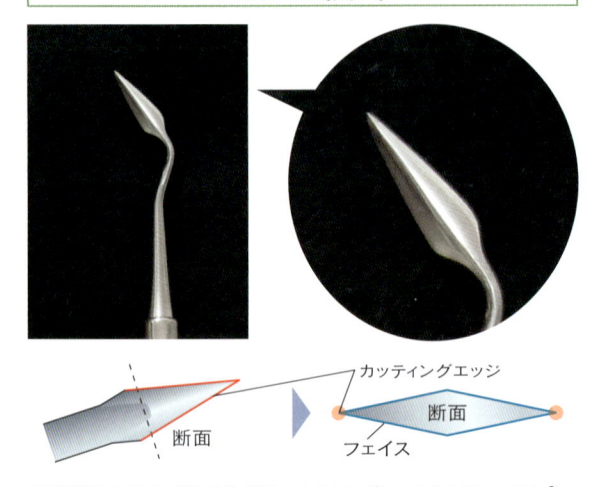

- 断面はひし形で先端にかけて尖っている。スピア型のほとんどが、シャンクが屈曲している

基本形態
キドニー型（図17）

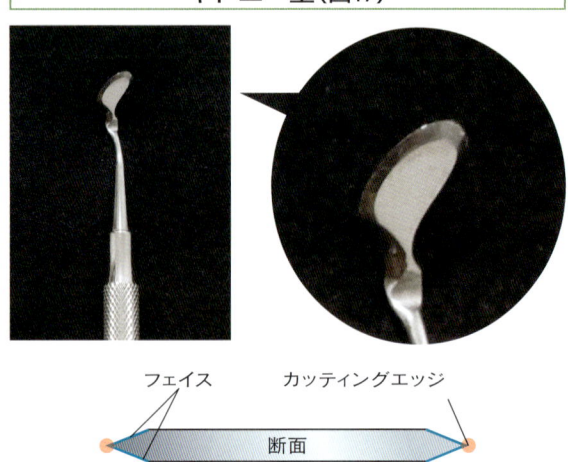

- キドニー型と言われるとおり腎臓のような丸い形状をしている。断面はほぼ平面で、辺縁にそってより薄くなりカッティングエッジが付与されている。キドニー型もほとんどが、シャンクが屈曲している

ストーンの角度と動かし方（スピア型）

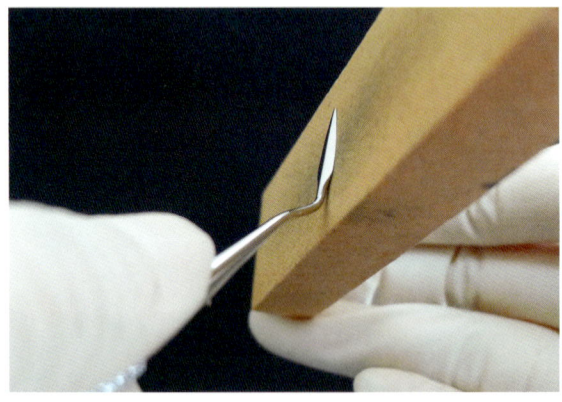

- フラットなストーンを用意する
- ひし形の4面のうち、並列する2面にストーンを当てシャープニングする。ハンドルに面していない2面にストーンを当てた方がストロークしやすい。4面のうち2面をシャープニングしていき、相似形に小さくしていくことが望ましい

ストーンの角度と動かし方（キドニー型）

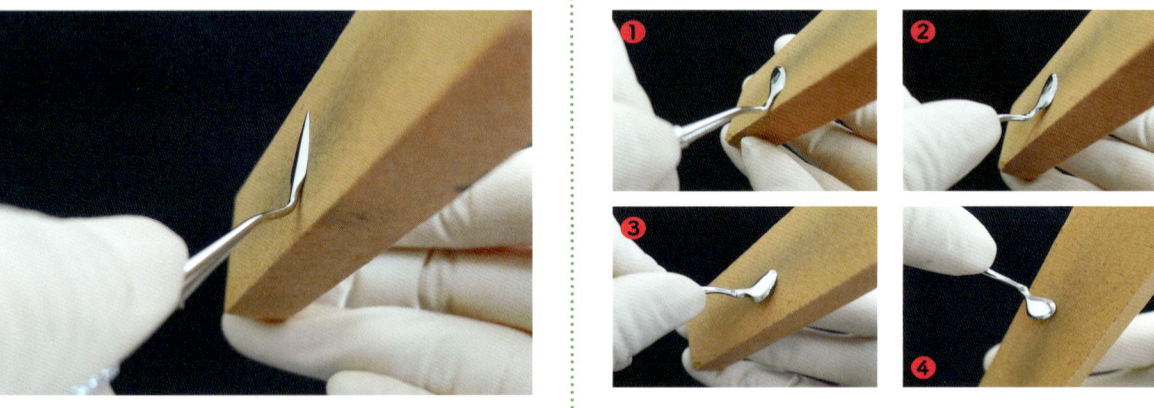

- フラットなストーンを用意する
- 辺縁の薄い部分にストーンを当てストロークする。ハンドルに面していない2面にストーンを当てた方がストロークしやすい。辺縁がカッティングエッジなため、ハンドルを握る左手とストーンを持つ右手の両方をカーブさせてストロークする。視覚を利用しながら行うため簡単にできる

シャープニング 第2章

図18 スラッジをうまく活用してシャープニング

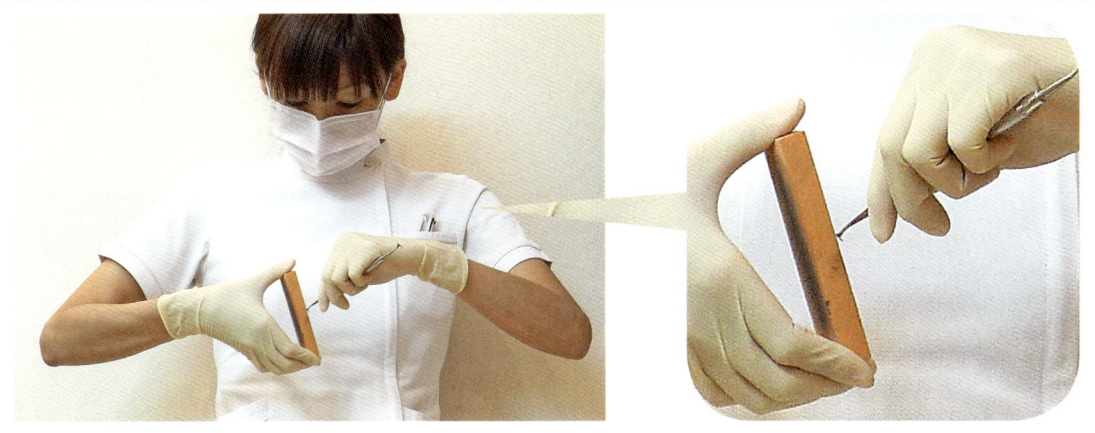

図18-a キドニーナイフのシャープニング。右手に持つストーンは上下に動かし、左手に持つキドニーナイフはストーンがカッティングエッジの外縁をゆっくり移動させるためにしなやかに動かす。

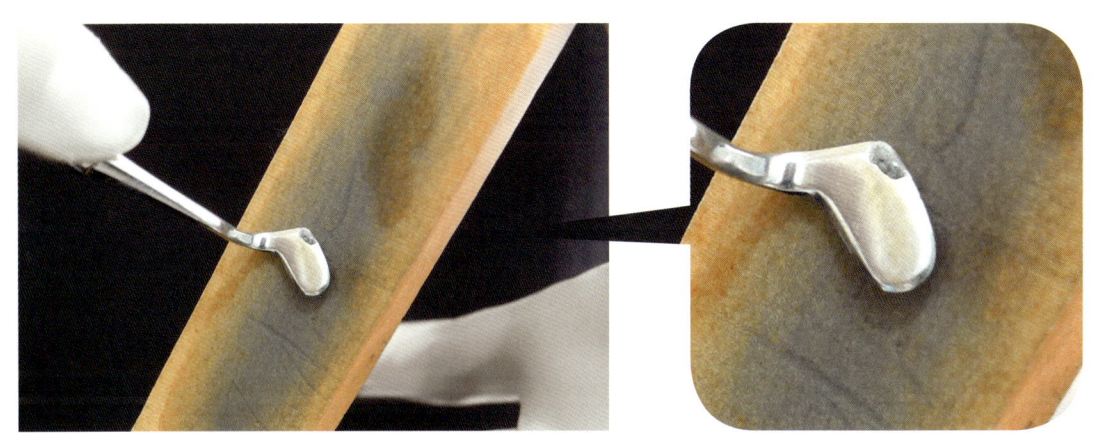

図18-b ストーンが当たっている反対側のフェイスにスラッジが現れる。スラッジの現れ方をしっかり目で確認していると、均等にシャープニングできる。

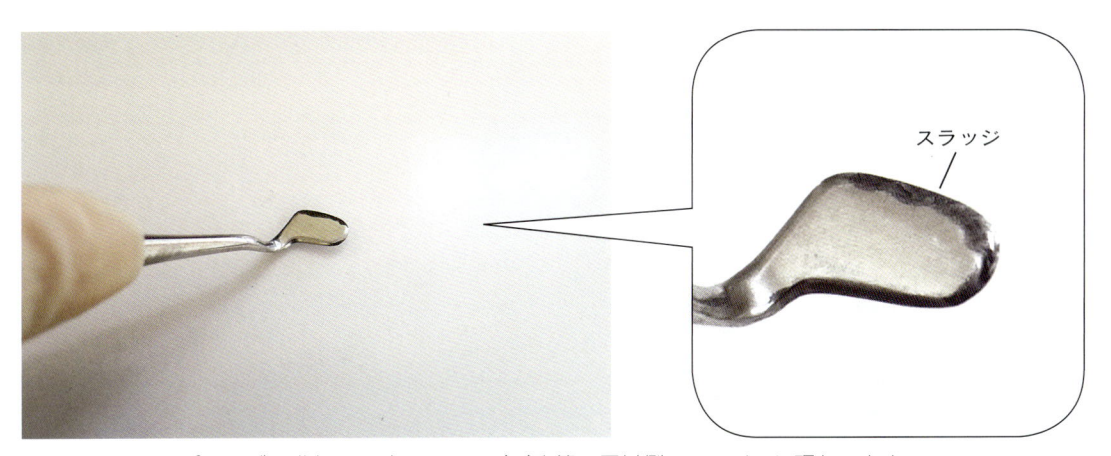

スラッジ

図18-c シャープニングの進行と同時にスラッジが均等に反対側のフェイスに現れるとよい。

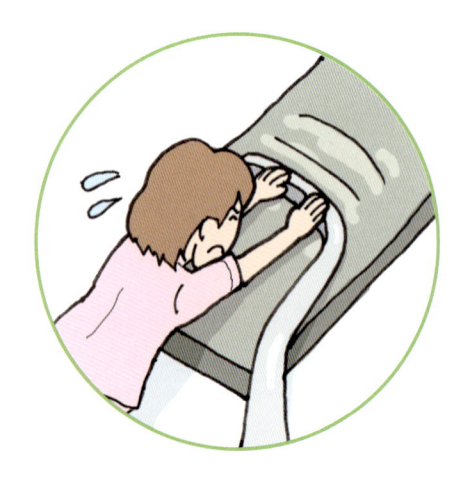

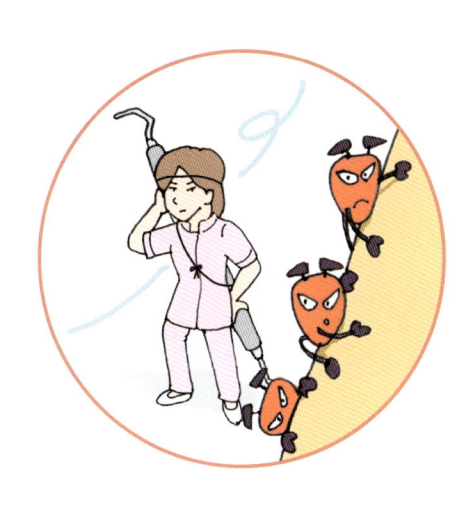

第3章
SRP
（スケーリング・ルートプレーニング）

❶ 総論

❷ SRP の実際

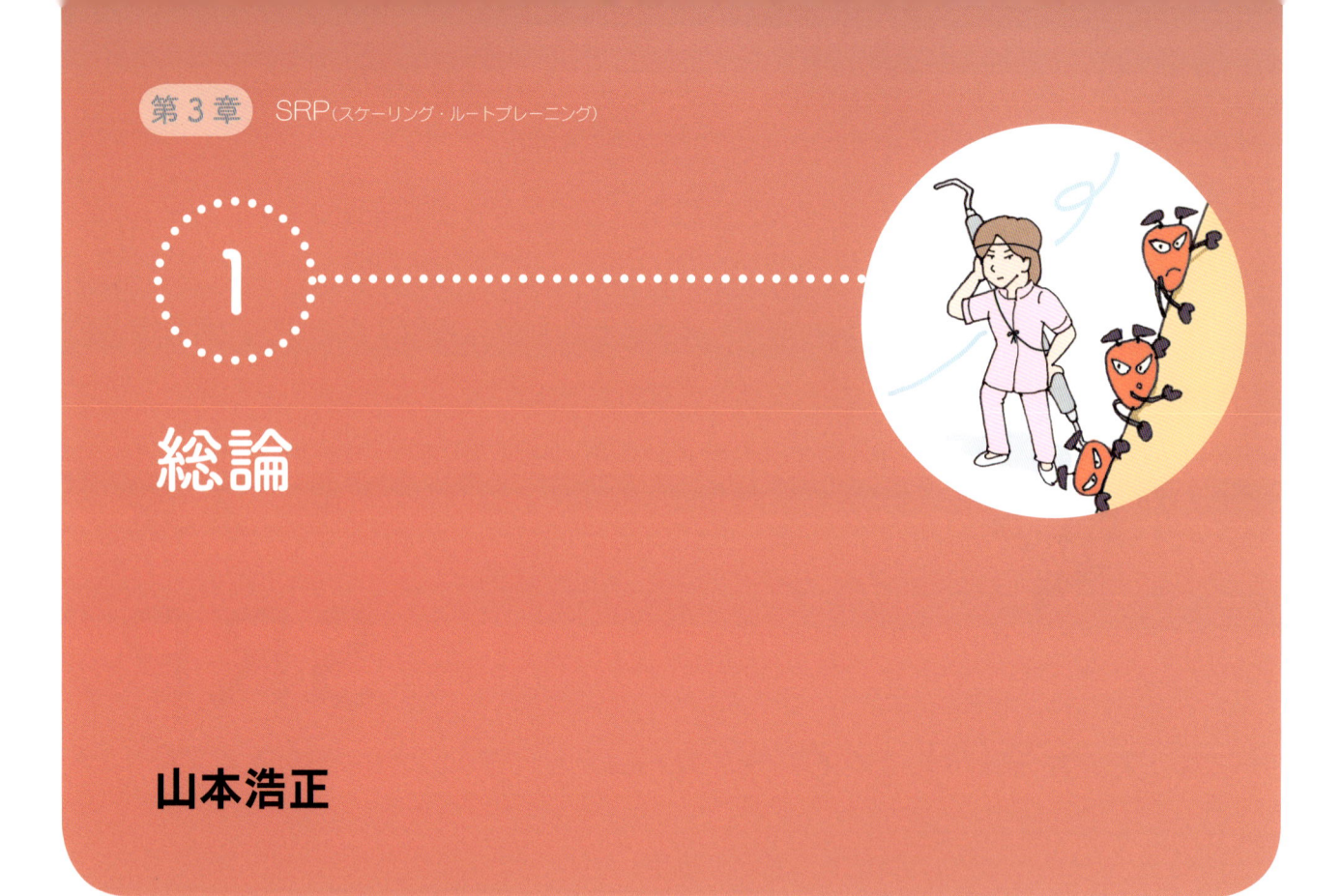

第3章 SRP（スケーリング・ルートプレーニング）

1 総論

山本浩正

　スケーリング・ルートプレーニング（scaling/root planing、SRP）は歯科衛生士業務の真骨頂。ブラッシング指導というソフト業務に対して、SRPはハード業務の中核をなします。前者はコミュニケーションスキルに依存しますが、後者はテクニカルスキルに依存するという見方もできるでしょう。本章ではテクニカルスキルをご紹介することにより、皆さん自身に"こだわり"が発生し、皆さん独自の"哲学"が生まれることを祈っています。

1 根面デブライドメントとは？

　ポケット内外のクリーニングに関する言葉が錯綜しています。言葉は使う本人がきちんと定義、認識していれば、何が正しいとか、何が間違っているかということはないと思います。本書では根面デブライドメント（root debridement）を広義に解釈して使います。

> **根面デブライドメント**
> 根面から炎症反応や免疫反応を惹起、あるいは促進する細菌や物質を機械的に破壊、除去する処置。

　この定義には本章のテーマであるSRPも含まれますし、超音波スケーリングを中心に行う細菌バイオフィルム破壊や、エキスプローラー等でそっと行うデプラーキングも含まれます。根面デブライドメントの直接的目標は生物学的に許容できる根面を作り出すことではありますが、それは生物学的に許容できる歯肉縁下環境を作り出すことにつながります。なぜなら根面に付着した歯石、細菌バイオフィルム、細菌由来物質（内毒素等）を除去している時に、ポケット内に浮遊しているような細菌や異物も一緒に除去しているからです。アプローチはあくまで根

第3章 SRP(スケーリング・ルートプレーニング)

面であっても、結果としてポケット内全体の細菌や細菌由来物質が激減することになります。もちろん術後の細菌叢には善玉菌が増えてくることもわかっています。

2 歯周治療における SRP の位置づけ(図1)

SRP は根面デブライドメントの中でもっとも積極的に根面にアプローチする処置です。根面に頑固にこびりついた歯石は、場合によっては根面に入り込んでいますので SRP によりしっかり除去しなければなくすことはできません。歯石が除去できたかどうかの主な指標は根面の滑沢さですから、その滑沢な根面を目指してルートプレーニングをしていきます。つまりシャープニングされたキュレットや鋭敏なエキスプローラーで引っかかりを感じない平滑な根面になっていれば合格です。ゴールとなる根面の硬さがわかりにくい場合は、萌出時期が同じ歯の健康な根面の硬さを参考にすればいいでしょう。

ところで、このような積極的な根面へのアプローチはいつすればいいのでしょう？ 基本は"歯周動的治療"ということになります。初診に近い歯周動的治療では、"改善"という目標に向かって患者さんと二人三脚で治療を進めます。歯肉縁下の細菌や歯石を取ることが重要であることを患者さんが理解してもらってから SRP をするのが理想です。そして SRP に加え、患者さん自身のセルフケアが合わさると歯周治療の両輪がそろうということを理解してもらっていることも大切です。そういう意味ではブラッシング指導やモチベーションから治療を開始し、ブラッシングにより歯肉の炎症が改善することを体感してもらった後に、SRP によりさらに劇的に改善することを体験してもらうことは、その後のメインテナンスにつながるポジティブなアプローチといえるでしょう。ただ、時間的な制約や経済的な制約があったり、進行の早い病態であればブラッシング指導と同時進行ということも許容されるでしょう。この時う蝕リスクが高く、歯肉が浮腫性に腫れているような場合は、いきなり SRP をすると歯肉退縮と同時に根面う蝕が発生することがあるので要注意です。

いずれにしても SRP は歯周治療の初期において"改善"を期待して行う処置です。メインテナンス

図1 歯周治療における SRP の位置づけ

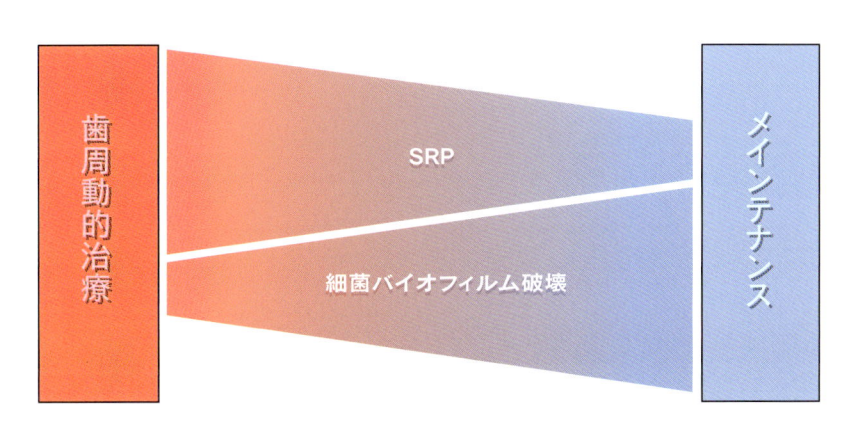

図1 SRP という根面デブライドメントは歯周動的治療で重視され、細菌バイオフィルム破壊という根面デブライドメントはメインテナンスで重視される。

における細菌バイオフィルム破壊は"維持"を期待する処置になりますので、根面デブライドメントにおいてはSRPと対極的な関係になります。過度なSRPは、オーバーデブライドメント（over-debridement）になり、根面の脆弱化や知覚過敏を誘発するということで注意が必要です。しかしながら歯周治療をしっかり進めるためにはアンダーデブライドメント（under-debridement）にならないようにすることもオーバーと同じくらい、あるいはそれ以上に大切なことです。スキルを身につけるには何事もステップアップが必要で、いきなりアンダーにもオーバーにもならないSRPを身につけるのは難しいと思われます。まずはしっかりSRPできるようになる、つまりアンダーにならないスキルをマスターするべきではないでしょうか？

❸ SRP前に勝負は決まっている？

歯科医師からSRPをするよう指示を受けました。すぐに手用スケーラーや超音波スケーラーの用意を始める前に、いくつか注意しておくべきことがあります（表1）。

１．歯根の解剖学的形態は頭に入ってる？

今さらコメントするまでもありません。これができていない歯科衛生士は、地図が頭に入っていないタクシー運転手と同じです。

２．検査データやエックス線写真をチェックした？

ポケットの深さや出血傾向、根分岐部の進行度等、基本的なデータは頭に入れてSRPに臨みましょう。これらのデータは今から挑む相手を知るということだけでなく、こちらの武器の選択においても重要です。つまり器具の選択です。データや口腔内を見ないで器具を用意できますか？

３．戦略を立てた？

ある程度進行した歯周病患者さんでは、一気に全顎のSRPをすることは少ないのではないでしょうか？　もちろんfull mouth disinfectionという方法もありますが、多くの場合ブロックに分けてSRPを進めると思います。その場合、どういう順序でSRPを進めるかという戦略を立てなければなりません。患者さんが改善を実感しやすく、次につながる順番が理想です。発赤や腫脹等の症状があっ

表1　SRP前にすべきこと

① 歯根の形態が頭に入っている
② 前回の検査データやエックス線写真をチェックする
③ どこからどのようにするか、戦略を立てる
④ 適正にシャープニングされた器具を適材適所で選ぶ

たり、患者さんが気にされているところがあれば、SRPで改善の勝算が高い場合、そこから着手してもいいでしょう。炎症が強すぎる場合は慎重になった方がいいかもしれません。

4．シャープニングはOK？

器具を正しく選択しても、その器具が正しくメインテナンスされていなければ使えません。その時になって大慌てで準備するのではなく、日ごろから空いた時間を利用してスケーラーのシャープニングをしておきましょう。

このようにSRPを始める前にしておくべきことはたくさんあります。自ら負け戦に挑むことにならないよう、しっかり準備をしておきたいものです。

4 浸潤麻酔の功罪（表2）

深いポケットにSRPをする時には浸潤麻酔をするのが当然と思っていませんか？ これには案外落とし穴があります。特にSRP初心者には要注意です。

スキルの高い歯科衛生士であれば浸潤麻酔下のSRPで自分のテクニックを思う存分に発揮できますし、患者さんもSRP中に痛みを覚えることもなく、ハッピーエンディングに終われることでしょう。しかし、スキルが未熟であれば痛みというオーバーデブライドメントの危険信号のないままSRPをすることになりますので、かえってスキルが上達しません。特にスケーラーの先がポケットからはみ出して周囲組織を傷つけていてもわかりませんので、先が常に根面のどこをどのようにストロークしているのかというイメージが身につきません。また浸潤麻酔下では、根面を削りすぎて知覚過敏を起こしやすくなるように思います。

SRPはあくまで浸潤麻酔をしないで、スケーラーの先で周りの組織を傷つけることなく、また根面を削りすぎることなく行うことが基本ではないかと考えています。ただし、患者さん自身が浸潤麻酔を望まれる場合は、当然患者さんの希望にあわせます。患者さんの希望ではなく、担当歯科衛生士の希望で浸潤麻酔をする場合は、これが積極的な根面デブライドメントの最終処置になるかもしれないという"危機感"を持って臨んでもらいたいと思います。浸潤麻酔下でのSRP後再評価で改善せず、歯周外科処置が適応となった時に、また浸潤麻酔をして歯周外科処置を受けようと思う患者さんは案外少ないからです。

表2 SRP時の浸潤麻酔

① 無麻酔、無疼痛で最大限の効果が理想
② 無麻酔で痛みがある場合、痛みの出ない範囲でするか、浸潤麻酔をする
③ 麻酔する場合は、崖っぷちの気持ちで臨む

第3章 SRP(スケーリング・ルートプレーニング)

2 SRPの実際

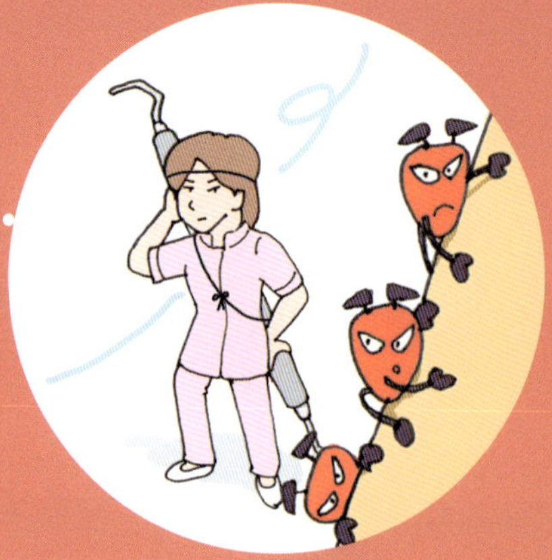

足利奈々

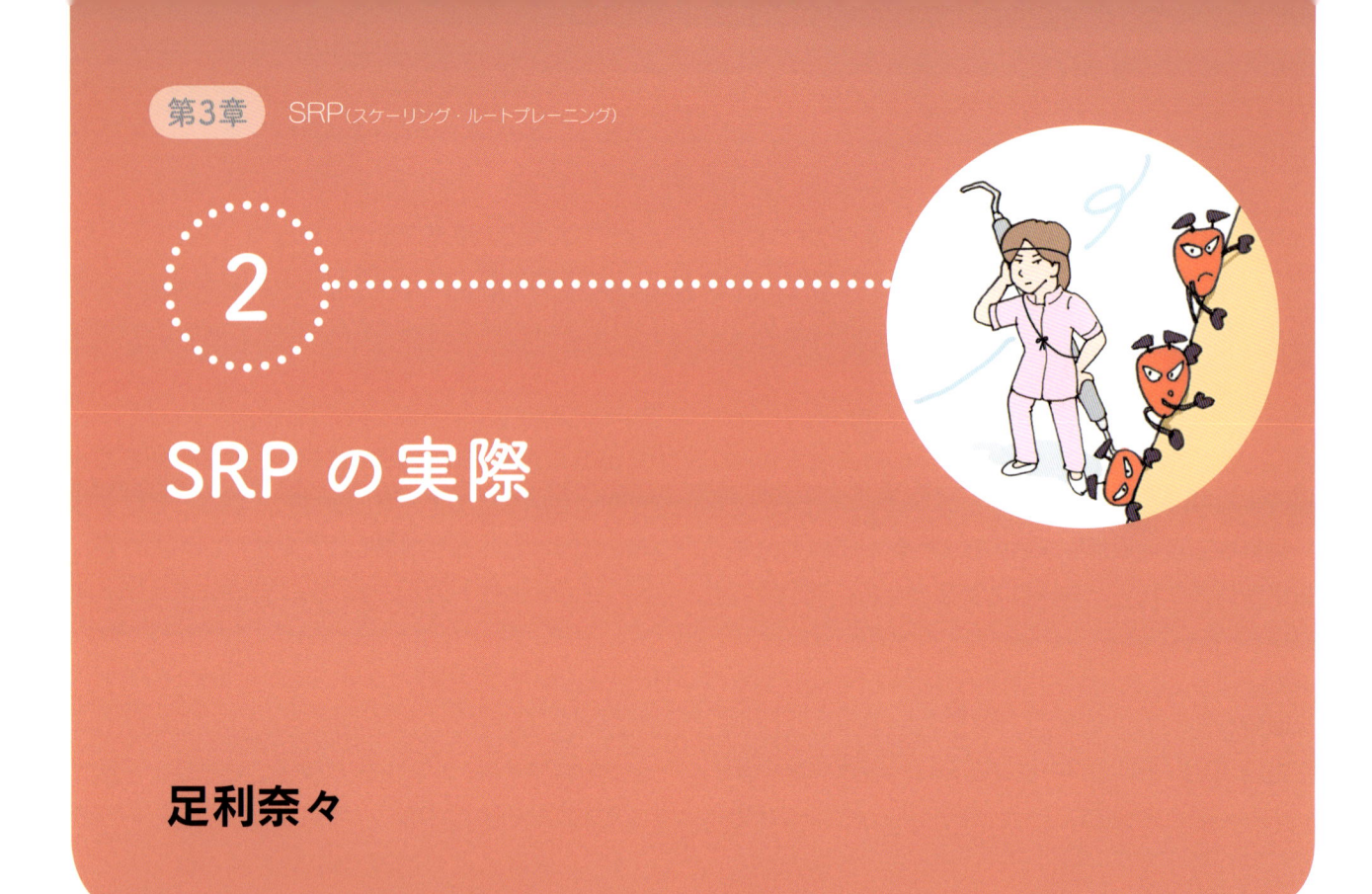

　SRPテクニックは、私たち歯科衛生士にとって、もっとも習得したい重要なスキルであると言っても過言ではありません。誰でも習得したいと思っているこのSRPテクニックは、なぜ難しいのでしょうか？　まず、SRPのどこに自分が悩んでいるのかを考えてみることが大切です。ただSRPがうまくなりたいと思っていても上達しません。どううまくなりたいのか、どうして行きづまっているのか、今の自分の悩みを考えてみましょう。

　SRPが苦手な理由は、大きく分けて2つ考えられます。1つ目は「歯石か根面なのかわからない」、2つ目は「歯石があることはわかっているけど取れない」です。前者の場合、当然、歯石を探知できるテクニックを習得することで解決できます。後者では、しっかり歯石を除去できるテクニックを習得すれば解決できます(図1)。歯石探知については第1章で、シャープニングについては第2章でとりあげていますので、本章では、スケーラーの把持方法、SRP時のレスト、ポジショニング、ストロークを取り上げ、主に後者の解決法についてまとめます。

図1　悩み別解決法

悩み	必要な能力
歯石か根面なのかがわからない	歯石を探知できる能力

習得すべきもの
・歯-歯根の解剖学的知識　・器具の把持方法
・器具選択　・ストローク
・手指の触感

悩み	必要な能力
歯石があることはわかっているが、除去できない	歯石除去できる能力

習得すべきもの
・シャープニング　・レストとポジショニング
・器具の選択　・ストローク
・器具の把持方法

第3章 SRP（スケーリング・ルートプレーニング）

1 器具の持ち方——執筆状変法

スケーラーは、「執筆状変法」で持つことが基本です（**表1**）。SRPでは、狭い歯肉縁下ポケット内に、スケーラーという刃物を挿入します。より安全で正確に、そして繊細な動きが求められるため、正しい持ち方で操作します。

また、施術後に私たちの指、手のひら、手首に疲労を感じてしまえば、この仕事を長く続けることは難しくなります。術者にとっても、執筆状変法をマスターすることが大切です。

執筆状変法は、**図2**のように第1指（親指）、第2指（人差し指）、第3指（中指）の3本で把持し、第4指（薬指）を添える持ち方ですが、術者の手の大きさ、指の長さにも違いがありますので、多少のずれはあります。大切なポイントは、親指と中指でバランスをとることと、中指の位置です。

SRPは側方圧をかけながら行います。親指と中指が対角に位置することで、側方圧をかけたり受けたりすることができ、スケーラーを回転させて、丸みのある歯根面にアクセスすることもできます。また、SRP時は中指で感じながら施術を行います。感じとりやすいように中指はできるだけ曲げずに、シャンクとハンドルの境界部に中指の爪の脇（人差し指側）が当たるように把持します。

表1　執筆状変法の利点

- インスツルメントをコントロールしやすいため
  歯周組織の損傷が最小限
- 触感がよく、側方圧をかけやすいため
  術者の疲労が最小限

図2　執筆状変法

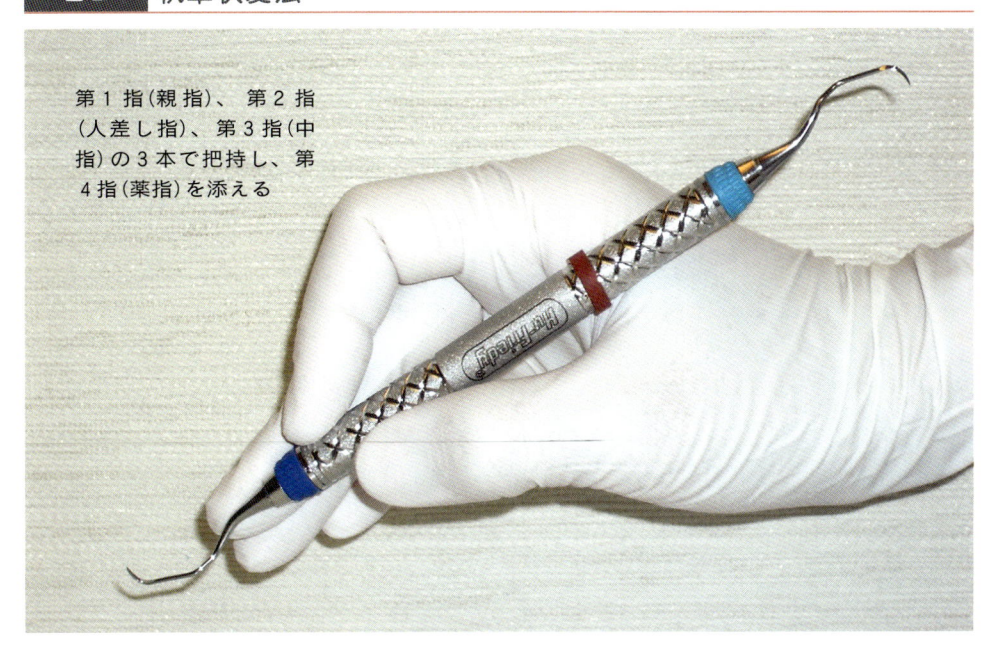

第1指（親指）、第2指（人差し指）、第3指（中指）の3本で把持し、第4指（薬指）を添える

2　レスト

　レスト（固定）は、術歯または隣在歯に第4指（薬指）でとることが基本です。

　ターミナルシャンクが必ず施術する歯根面（歯面）と平行になり、側方圧を加えられる位置にレストを置きます（図3）。しかし患者さんの開口度、歯列、術者の手指の大きさ、長さなどにより、理想部位にレストがとれないこともあります。そこで、レストのバリエーションをもち、自分の引き出しを増やしましょう。

図3　基本のレストの位置

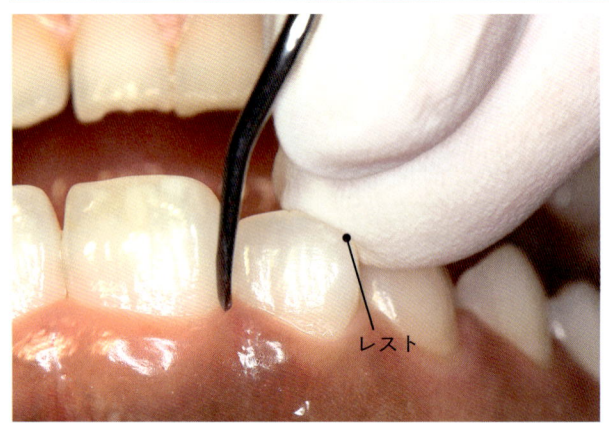

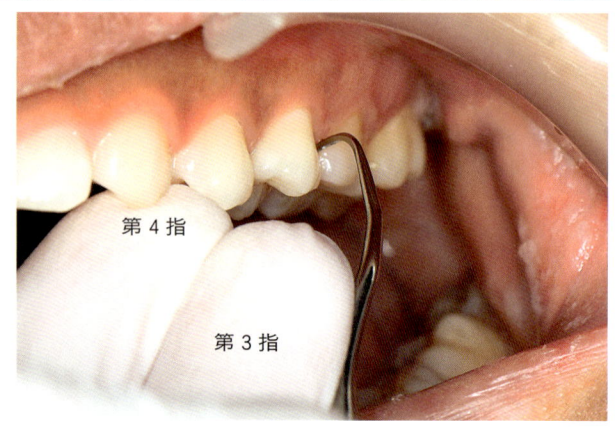

図3-a、b　術歯または隣在歯に固定をとる。その際、ターミナルシャンクが施術する歯面と平行になり、また側方圧が加えられる状態になっていること。図3-bは、第4指の上に第3指でレストをとるビルドアップ。

第3章 SRP(スケーリング・ルートプレーニング)

1. フィンガーオンフィンガー

　左の第2指(人さし指)の上にレストをとるフィンガーオンフィンガーは、深いポケットにアクセスしやすくなるレストです。下顎右側臼歯部にアクセスする際も、頬側に左指を入れてレストをとることで、回転ストロークをスムーズに行えることがあります(図4)。頬粘膜を排除していることで視野を明るく確保でき、一石二鳥です。
　また、レストをとりたい歯が動揺していたり、欠損している場合にも、左指を代役にレストをとることができます(図5)。
　第4指の上に第3指を置くビルドアップも、術歯の近くにレストをとることができ、深いポケットにアクセスしやすいレスト法の1つです(図3-b)。

図4、5　レスト──フィンガーオンフィンガー

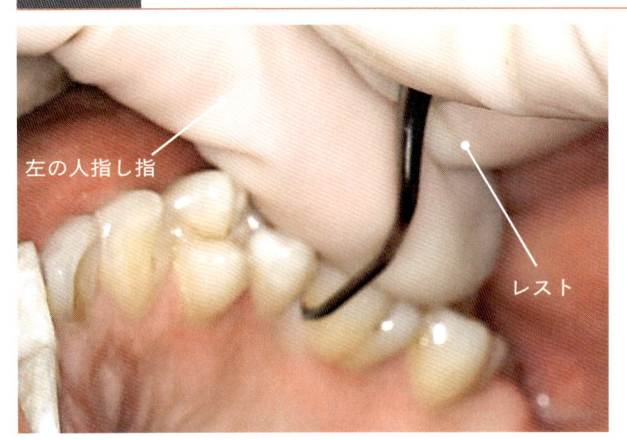

図4-a　上顎臼歯部口蓋側の処置時のレスト。

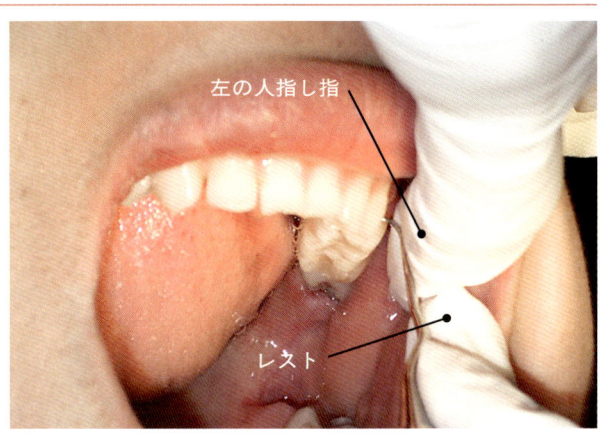

図4-b　下顎右側頬側の処置時のレスト。頬側に左指を入れレストをとっている。

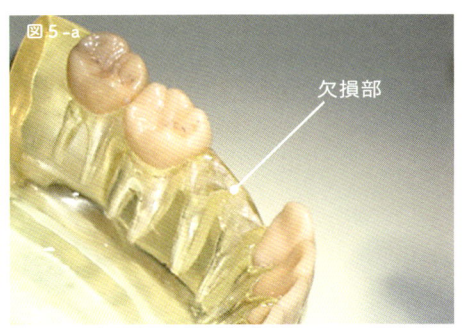

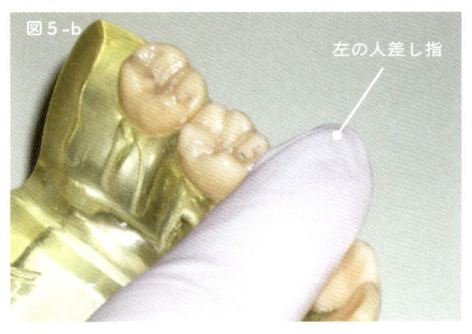

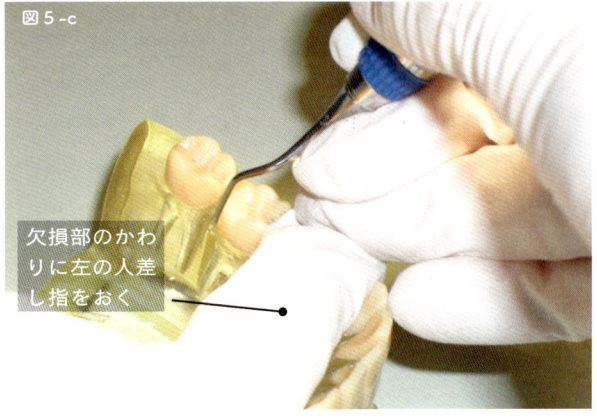

図5-a～c　動揺歯・欠損部位などの処置時のレスト。

2. 対合歯レスト

　上顎の SRP 時に下顎にレストをとる、下顎の SRP 時に上顎にレストをとることを、「対合歯レスト」と言います（図6）。対合歯レストは開口度の小さい症例に多く活用できます。隣在歯にレストをとりにくい、大臼歯部にも有効です。

　術歯からレストが離れているため、側方圧が不安定になるというリスクはありますが、左指でサポートしながら行えば、安定した SRP が行えます。

図6　レスト――対合歯レスト

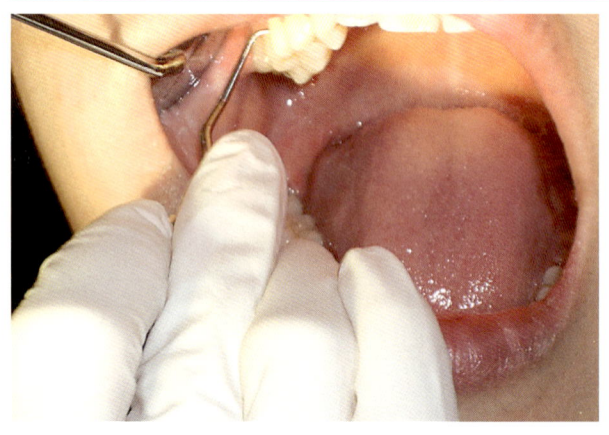

図6-a　上顎右側臼歯部頬側の処置時。レストは対合歯の下顎右側臼歯部。

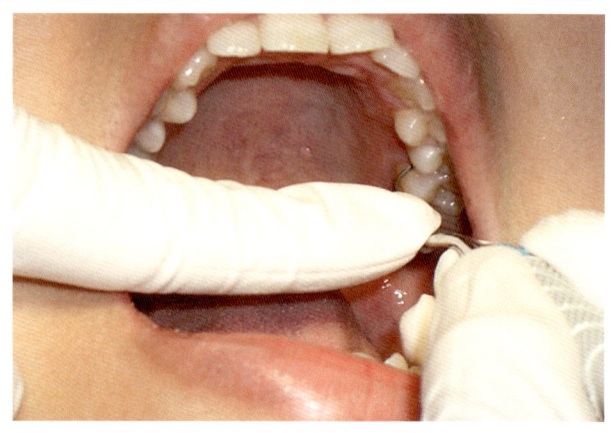

図6-b　上顎左側臼歯部舌側の処置時。レストは対合歯の下顎左側臼歯部。左指で側方圧をサポートしている。

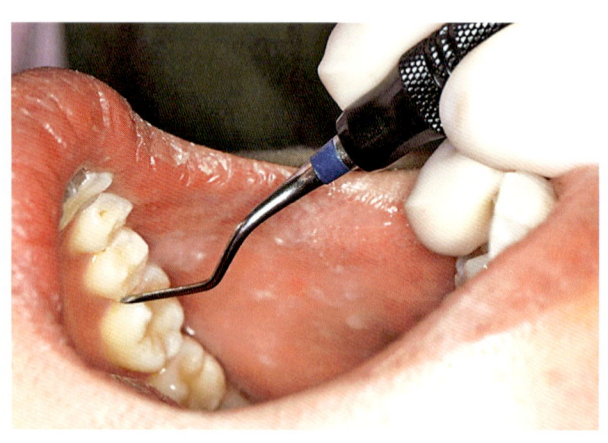

図6-c　下顎右側臼歯部舌側の処置時。レストは対合歯の上顎右側臼歯部。

3. 対角歯・対角対合歯レスト

　左側の最後臼歯遠心部を施術する際には、「対角歯レスト」を活用します（図7）。下顎左側臼歯部舌側には、上顎右側の小臼歯部あたりにレストをとる「対角対合歯レスト」で行うとよいでしょう（図8）。

図7、8　レスト——対角歯・対角対合歯レスト

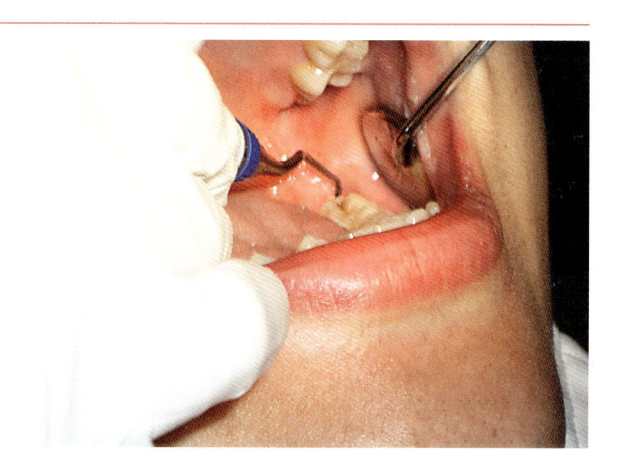

図7　下顎左側最後臼歯遠心部の処置時。レストは対角歯の下顎右側小臼歯部。

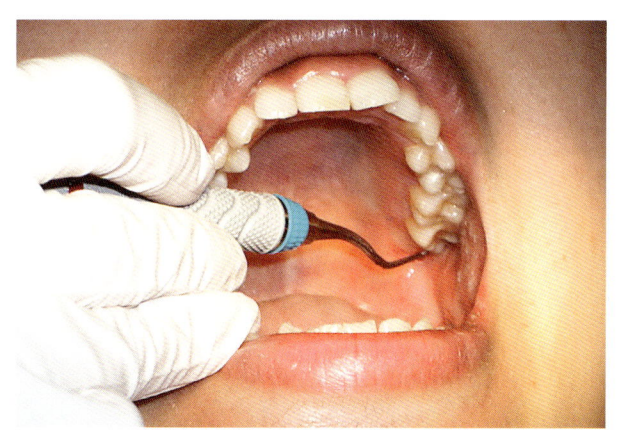

図8-a　上顎左側最後臼歯遠心部の処置時。レストは対角対合歯の下顎右側小臼歯部。

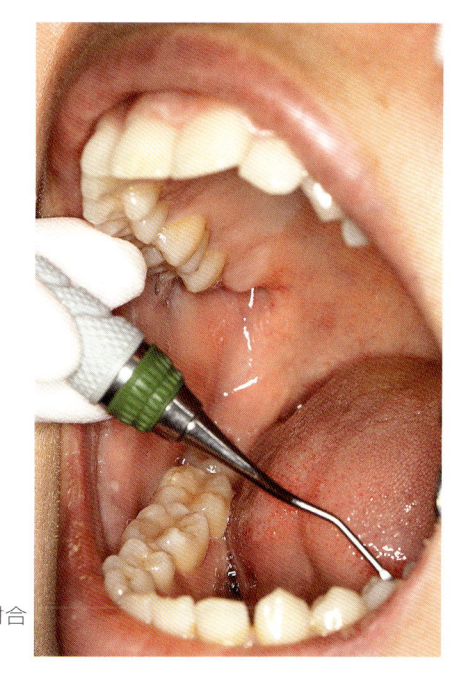

図8-b　下顎左側臼歯部舌側の処置時。レストは対角対合歯の上顎右側小臼歯部。

4．口腔外レスト

　患者さんの下顎骨や頬に手のひら・指の背を置くことで安定させる「口腔外レスト」（図9）は、幅広く活用できるレストです。しかし、術歯からレストが離れていくので、不安定な時はここでも左指でサポートをしながら行います。

　口腔外レストは、手・手首・腕全体を一体化させ、より慎重に施術を行う必要があります。引く動きでSRPを行う際には、よく活用するレストです。

> **図9**　レスト──口腔外レスト 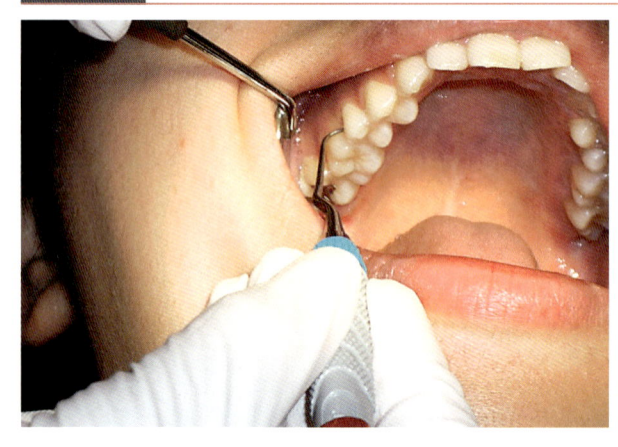
>
> 図9-a　上顎右側臼歯部頬側の処置時。レストは右側頬から下顎にかけて。 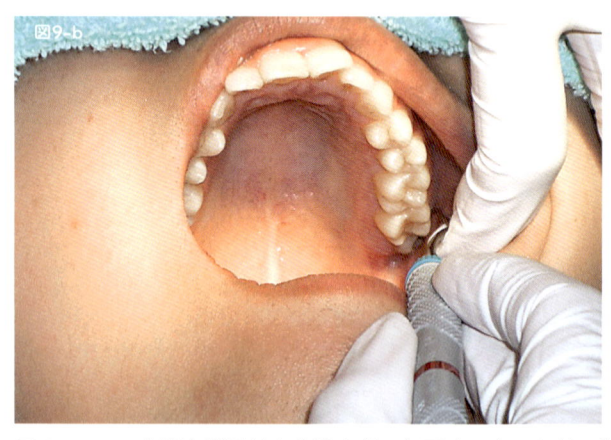 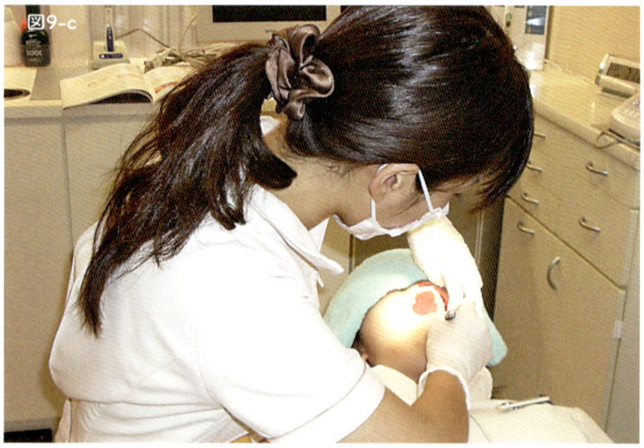
>
> 図9-b、c　上顎左側最後臼歯遠心部の処置時。左の人差し指でサポートしながら行っている。レストは下顎。

SRP（スケーリング・ルートプレーニング） 第3章

3　SRP 時の姿勢

　SRPを行う際、どのポジションになったとしても、正しい姿勢（図10、11）であることが大切です。正しい姿勢で行うSRPは、器具操作性がより有効であり、術者の疲労負担を少なくさせます。余分な力が入らないよう、正しい姿勢を意識してSRPを行いましょう。

図10　SRP 時の正しい姿勢

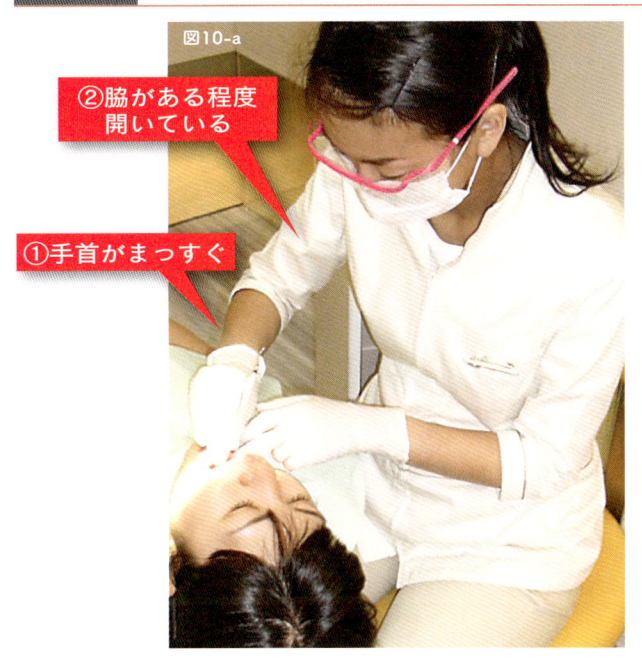

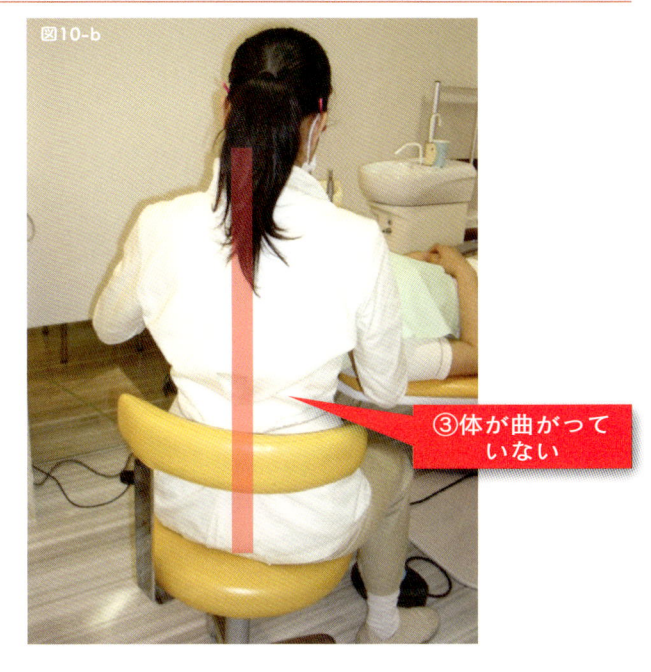

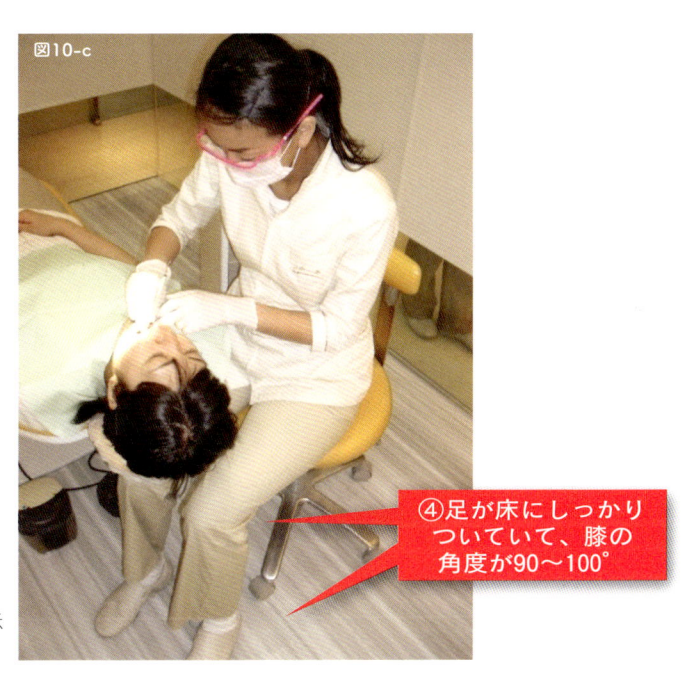

図10-a
① 手首がまっすぐ
② 脇がある程度開いている

図10-b
③ 体が曲がっていない

図10-c
④ 足が床にしっかりついていて、膝の角度が90〜100°

図10-a〜c　SRP時の姿勢。図中に示す①〜④のポイントが基本。

87

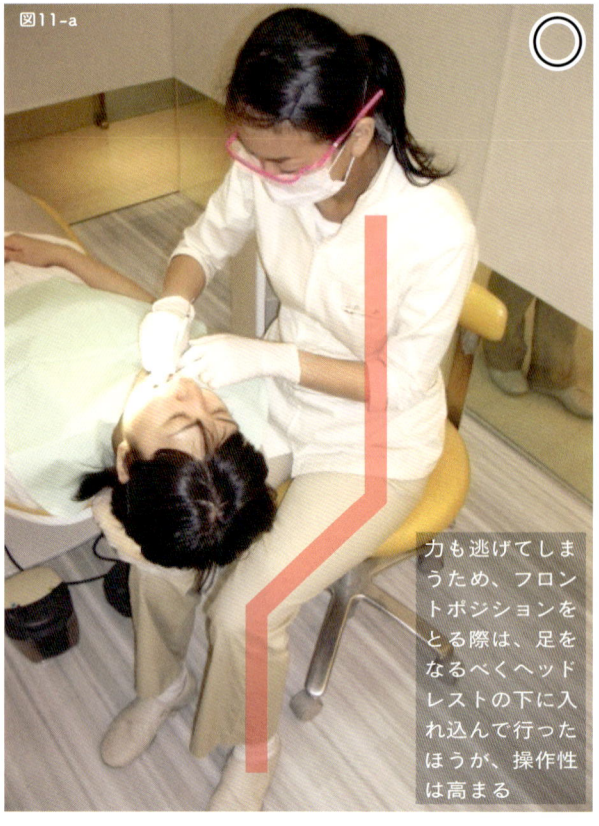

図11　SRP時に姿勢がくずれやすいポジション

図11-a

力も逃げてしまうため、フロントポジションをとる際は、足をなるべくヘッドレストの下に入れ込んで行ったほうが、操作性は高まる

図11-a〜c　正しい姿勢と間違った姿勢。ポジションが変わっても、姿勢は図10に示すとおり。

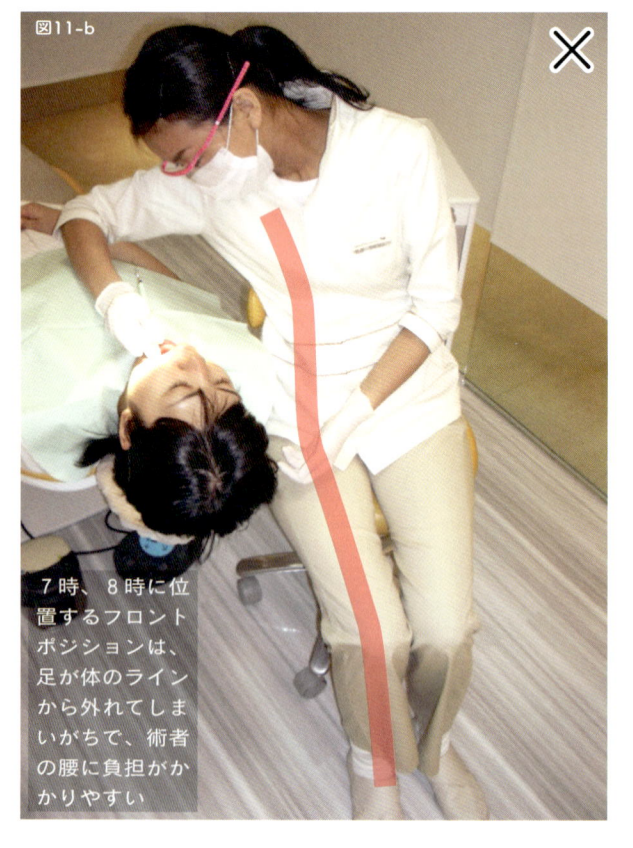

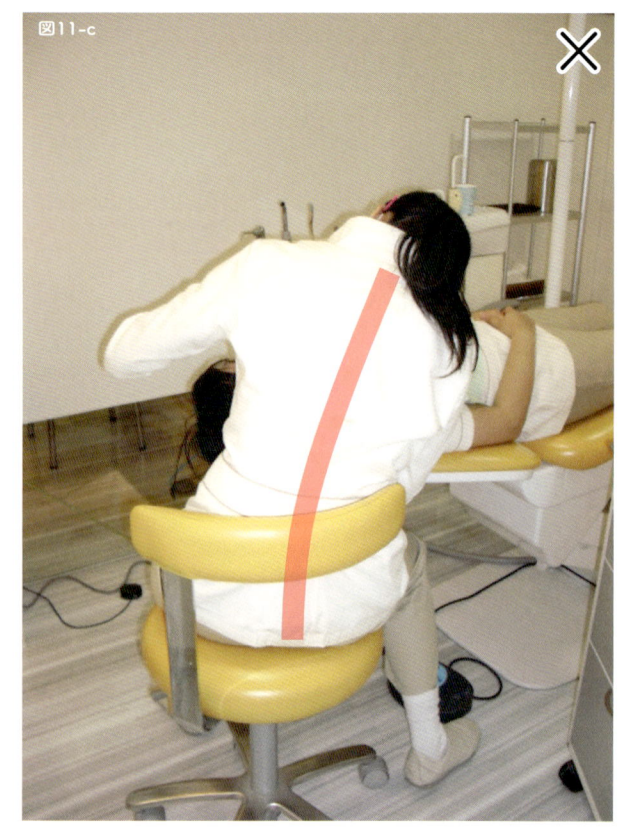

図11-b

7時、8時に位置するフロントポジションは、足が体のラインから外れてしまいがちで、術者の腰に負担がかかりやすい

図11-c

第3章 SRP（スケーリング・ルートプレーニング）

4 ポジショニング

各ポジションは、患者さんの顔を時計にみたてて表されます（図12）。各部位に対しポジションが決められていますが、必ずしもその位置をとる必要はありません。正しい姿勢はあっても（図11）、正しいポジショニングはないのです。

1. ポジショニングの考え方

患者さんの歯列、顔、体はそれぞれであり、また術者の体も異なります。座高の高さも違えば、腕の長さも違います。患者さんの状況などにあわせて施術しやすいポジションをとるとよいと思います。

したがってポジションを決める際は、図13のステップで行うことをお勧めします。ポジショニングは頭で覚えるより体で覚えていきましょう。

図12　ポジショニング

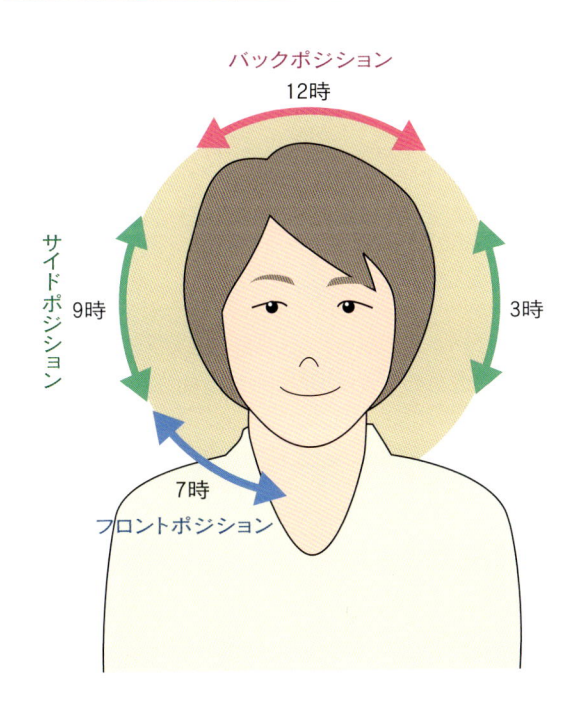

バックポジション　12時
サイドポジション　9時
3時
7時
フロントポジション

図12　各ポジション。時計にみたてて時間で表される。

図13　ポジションをとる手順

① 施術する部位が見えるところに術者が位置する

↓

② 歯にカッティングエッジを適合させる

↓

③ 一番安定する場所にレストをおく

↓

④ 安定するポジションに体を移動させる

図13　ポジショニングの型にはめるのではなく、患者さんに応じてポジションをとっていく。

2．ポジショニングとスケーラーの選択、レストの関係

ポジショニングは、スケーラー選択とレストにも関係してきます。型にはめることなく適合しやすいスケーラーを選び、スケーラーによってレストとポジションを変えていくなど柔軟に対応していきましょう。そうすることで、SRPの引き出しは増えますし、容易に行える場合もあります。

たとえば2近心の処置では、屈曲のないグレーシーキュレットを選択することは多いと思います。グレーシーキュレット#7で唇側からアクセスし、安定する隣在歯にレストをとると、12～2時のポジションが安定します（図14）。しかし、患者さんの鼻が邪魔をして#7のキュレットの操作がしにくい場合があります。

そのようなときは、屈曲のあるグレーシーキュレット（この場合は#13）でアクセスすると、ハンドルが右に傾くため鼻が邪魔になりません。右に傾いたハンドルのレストは、隣の犬歯より小臼歯にとった方がより安定するので、レストの位置も変わります。レストが変わると、ポジションもやや右にずれ、11時～1時の位置に変わります（図15）。同じ12～2時にポジションをとると、脇が広がりすぎて力が逃げやすく、ストロークしにくくなるからです。

図14、15　効果的なSRPのためのポジションのとり方

図14-a　近心の処置　グレーシーキュレット#7（屈曲なし）

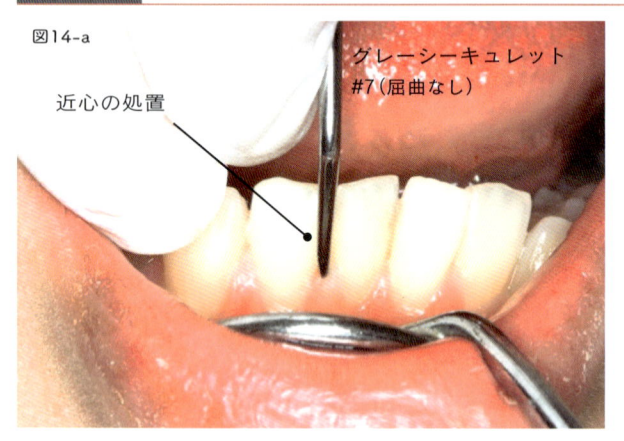

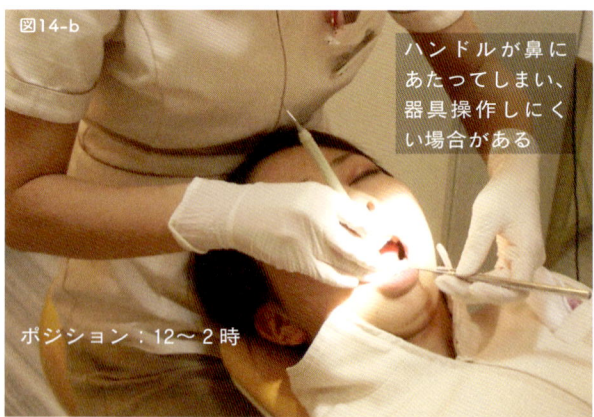

図14-b　ハンドルが鼻にあたってしまい、器具操作しにくい場合がある　ポジション：12～2時

図14-a、b　2近心の処置にグレーシーキュレット#7（屈曲なし）を使用した場合、レストは3、ポジションは12～2時になる。

図15-a　近心の処置　グレーシーキュレット#13（屈曲あり）

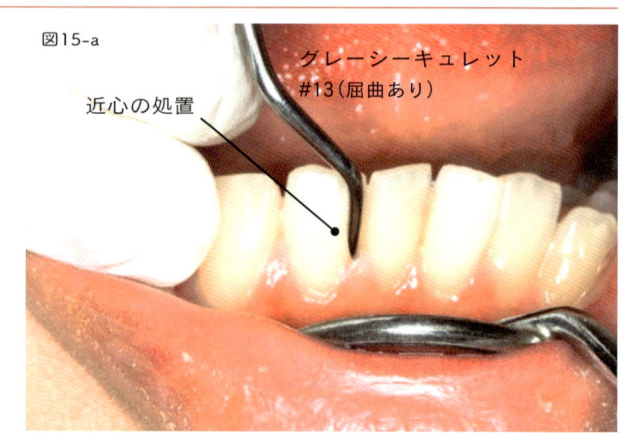

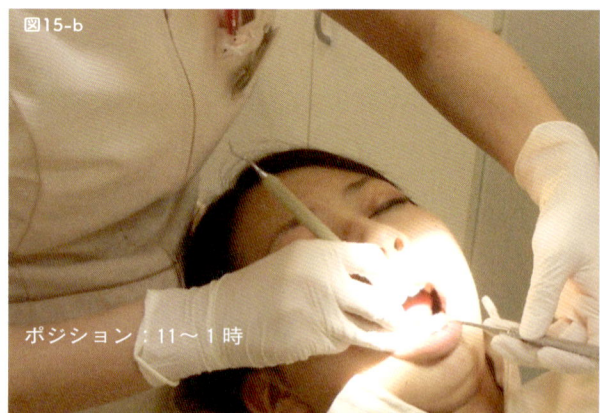

図15-b　ポジション：11～1時

図15-a、b　2近心の処置にグレーシーキュレット#13（屈曲あり）を使用した場合、レストは4、ポジションは11～1時になる。この場合、屈曲があるスケーラーの方が、器具操作がしやすい。

第3章 SRP（スケーリング・ルートプレーニング）

5 スケーラー操作

1．スケーラーの当て方

スケーラーを歯面に当てる際に重要なことは、ターミナルシャンクと歯根面（歯面）が平行になっていることです（図16）。

グレーシーキュレットの場合、フェイスがターミナルシャンクに対し約70°で設計されています。そのため、処置をする歯根面に対しターミナルシャンクを平行にあてれば、歯根面に対するフェイスの角度も約70°となります。

歯面に対するブレードの角度が85°を越えると、作業効率は悪くなり、また逆に角度が小さすぎると歯根面を傷つけやすくなります。ターミナルシャンクと歯根面が平行であることを意識して操作していきましょう。なお、歯軸と平行にあてると勘違いしがちです。複雑な形態である歯根面は、常に歯軸と平行ではないことを理解してください（図17）。

図16　スケーラーの当て方

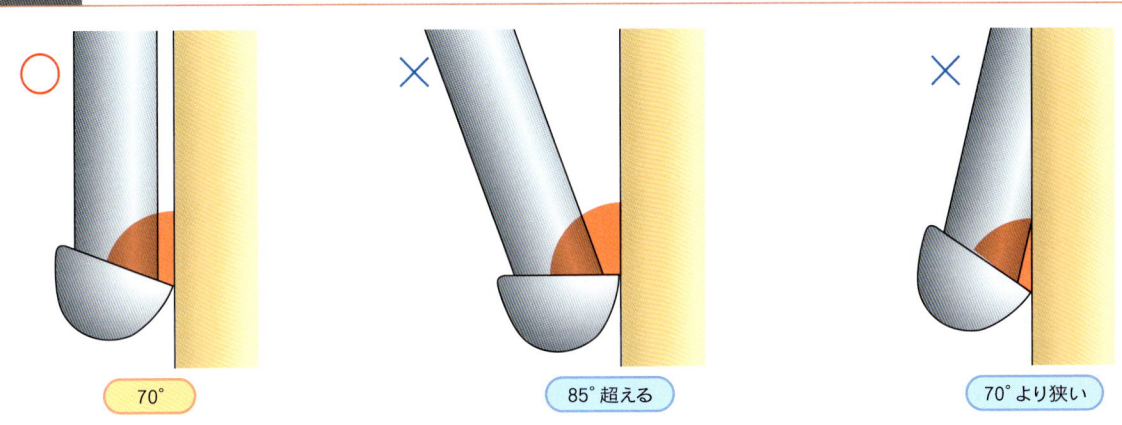

| 70° | 85°超える | 70°より狭い |

図16　ターミナルシャンクに対しフェイスが70°になっているグレーシーキュレットは、、ターミナルシャンクを歯根面に対し平行に当てた場合も70°になる。この状態であることが大切。85°を超えると作業効率は悪くなる。

図17　ターミナルシャンクは施術歯面に対し平行

ターミナルシャンク

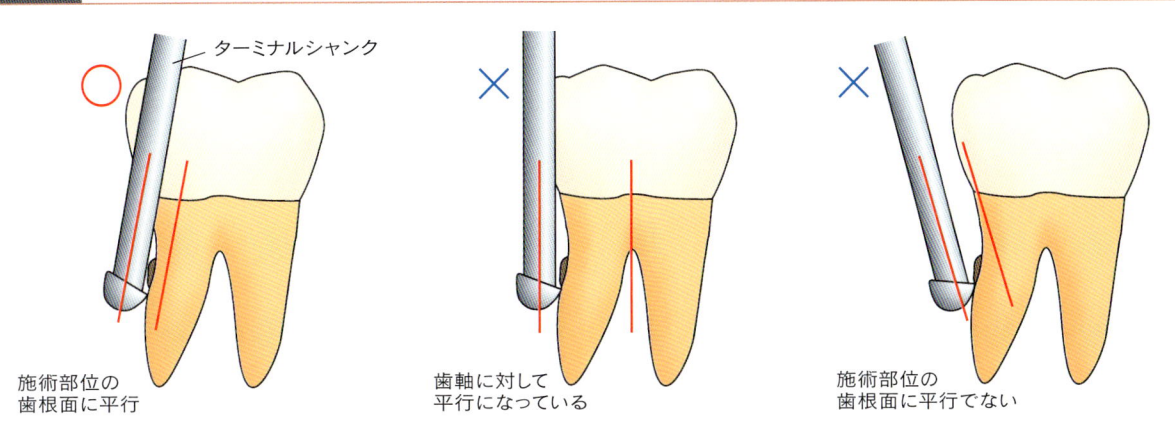

施術部位の歯根面に平行 ｜ 歯軸に対して平行になっている ｜ 施術部位の歯根面に平行でない

図17　ターミナルシャンクは歯軸に平行にするのではなく、処置をする歯根面に対し平行にする。

2. ブレードの使用部位

　ブレードのどこの部位を歯根面に当てるのかということも、大切なポイントになります。グレーシーキュレットは、主にブレードの刃先1/3を根面に当ててSRPしますが（図18-a）、大切なことは、ブレード全体を常に意識しておくことです。先端ばかり気をとられていると、ヒール部分で歯肉を傷つけてしまう可能性があります（図18-b）。

3. スケーラーの挿入方法

　刃物を歯肉縁下に挿入するわけですから、挿入時は慎重に行います（図19）。
①挿入時に歯肉を傷つけないよう、フェイスを歯根面に添わせるようにスケーラーを寝かせます。このとき、ブレードのトゥから挿入すると、歯肉を傷つけずに挿入できます。
②力を入れず、常に歯根面にブレードが当たっていることを感じながら挿入します。歯石を感じ取ったら、歯石の下まで回し込みます。付着を傷つけないようにポケット底に押し込まないことと、根面からトゥを離さないことを意識します。
③歯石の下にブレードを回し込んだところでフェイスが歯根面に対して70°になるようにします。つまり、ターミナルシャンクが歯根面と平行になるようにスケーラーを起します。
④側方圧をかけ大きい歯石を弾きます。
⑤その後、ポケット内でゆっくり引き上げていきます。ターミナルシャンクは常に歯面と平行のまま引き上げていきます。

　なお、SRPをする場所は歯石を探知した場所です（図20-a）。やみくもにスケーラーを挿入してストロークすることはないようにします。また、グレーシーキュレットのオリジナルまたはミニファイブによっても刃の位置が変わるため、挿入位置も異なってきますので、これらを考慮して挿入します（図20-b）。

4. 引き上げ時の動き

　引き上げ時の動きには4種類あげられます（図21～26）。いずれの動きにおいても、ターミナルシャンクと歯根面は平行になっていることが大切です。

図18　ブレードの使用部位

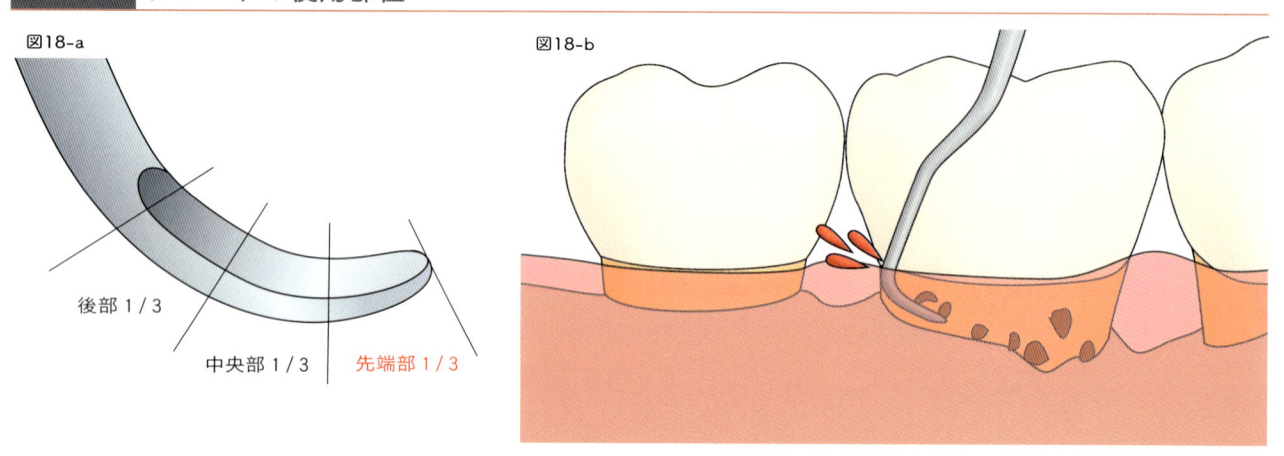

図18-a
後部1/3　中央部1/3　先端部1/3

図18-b

図18-a、b　ブレードは主に先端1/3を歯根面に当てて使用するが、ブレード全体を意識して操作しないと、ヒール部分で歯肉を傷つけてしまう可能性がある。

SRP（スケーリング・ルートプレーニング） 第3章

図19　スケーラーの挿入〜引き上げ

| スケーラーを挿入 | スケーラーを起こす | スケーラーを引き上げる |

フェイスを歯根面に沿わせるように挿入

歯石の下までブレードを挿入したところで、ターミナルシャンクと歯根面を平行にする

ターミナルシャンクと歯根面を平行の状態で引き上げる

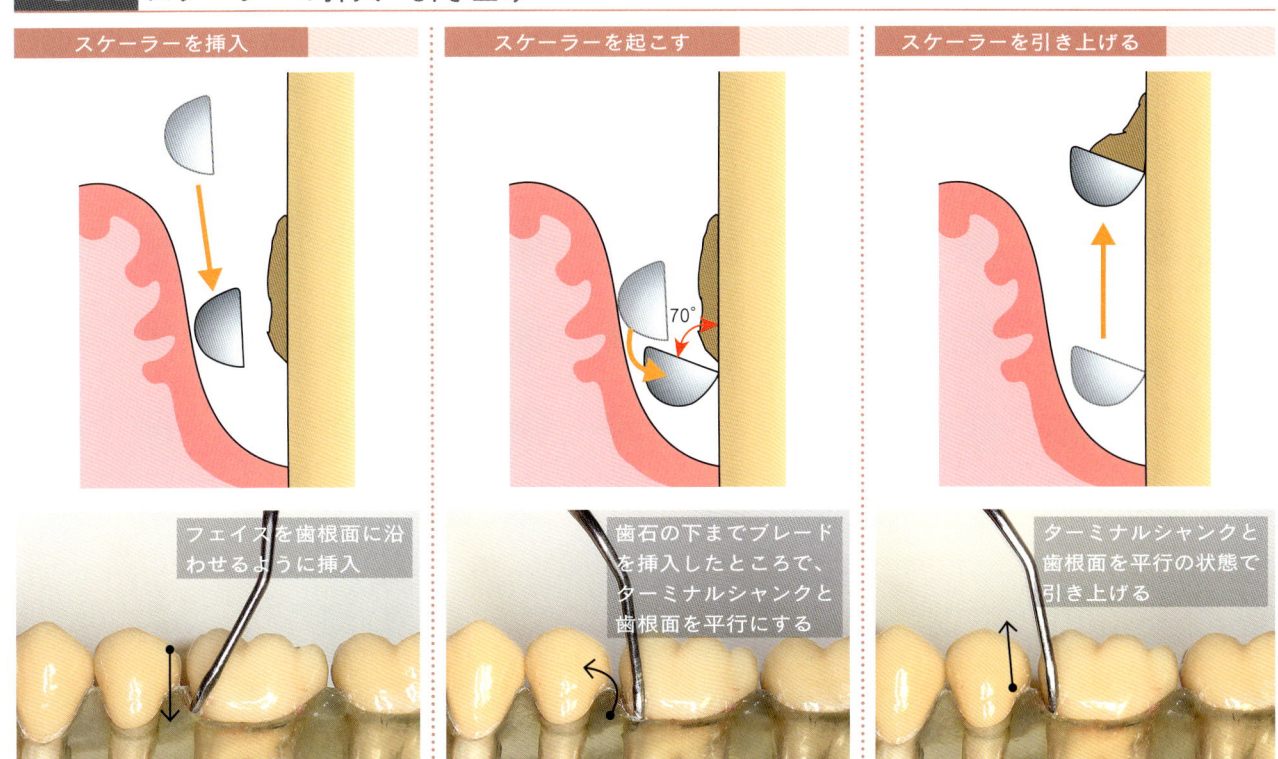

図19　スケーラーの挿入は歯肉を傷つけないように挿入していく。歯石を取る時には歯根面に対しターミナルシャンクが平行になっていること。

図20　スケーラーを挿入する位置

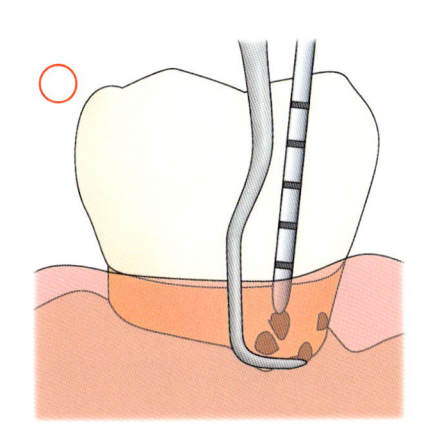

歯石の探知できた場所に挿入

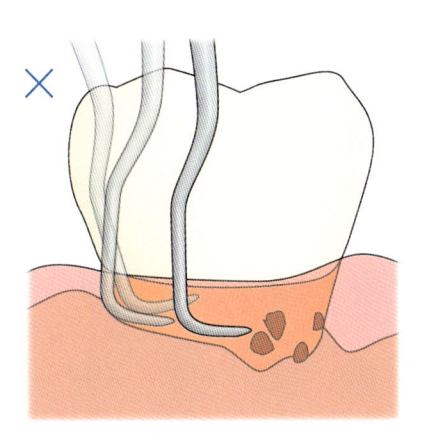

歯石のない場所をやみくもにストロークしない

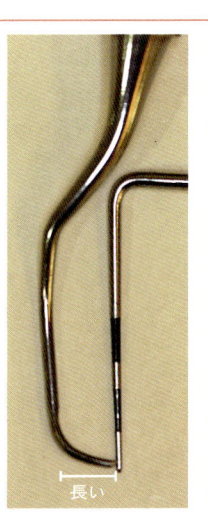

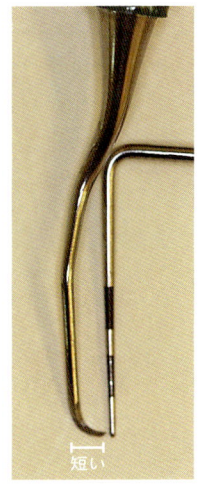

長い　　短い

図20-a　歯石のある場所、つまり探知によって歯石があった場所にスケーラーを挿入する。

図20-b　左はグレーシーキュレット#11のオリジナル、右はミニファイブ。ブレードの長さが異なり、オリジナルの方はターミナルシャンクの位置がキュレットの軸から離れている。そのため挿入位置がオリジナルとミニファイブでは異なる。

93

| 動き | 前腕回転運動（wrist forearm motion）（図21〜23） |

- レストを支点として前腕を、左右または上下に動かして歯石を引き上げる
- しっかりとした側方圧をかけられる
- 大きく動かすと歯肉を傷つけるため、小さい動き、短いストロークで行う

上下の動き（図21-a）

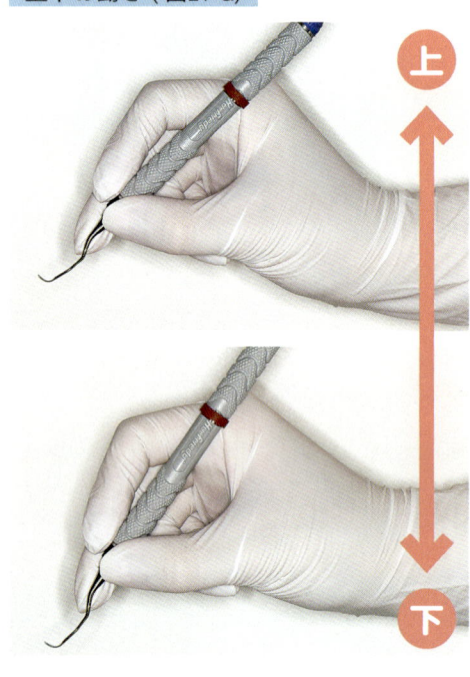

左右の動き（図21-b）

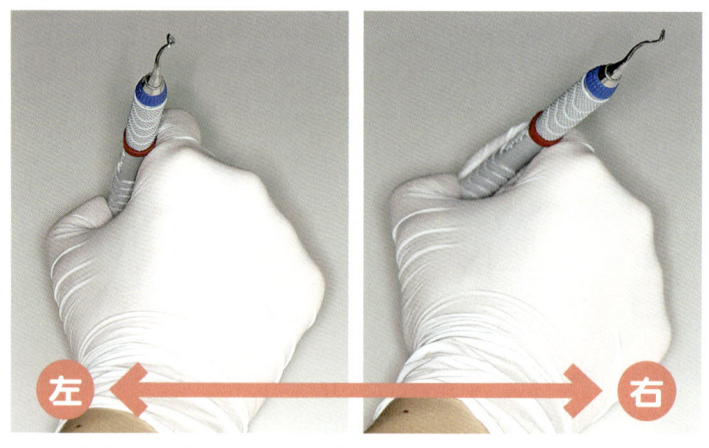

▲下顎前歯唇頬側を、12時のポジショニングで＃1のスケーラーを用いて対応する場合など。

◀下顎右側前歯近遠心を、12時のポジショニングで＃2のスケーラーを用いて対応する場合など。

上下・左右の動きの選択基準

　上下・左右の動きは、グレーシーキュレットのカッティングエッジが歯面に対して70℃に保てるか否かで決まります。例えば、歯面にエッジを接触させた状態で**図22-a**のように動かせば、エッジと歯面を70℃に保つことはできません。一方、**図22-b**のように動かすと、70℃を保ちながらも前腕回転運動の動きが可能です。つまり、70℃を保ちながら上下・左右のどちらで**図22-b**の動きができるか否かで判断します。

　もっとわかりやすく捉える方法もあります。術者に対するブレードの向きです。ブレードが縦に位置する場合は「上下の動き」、横に位置する場合は「左右の動き」になります（図23）。そうすることで、ターミナルシャンクと処置する歯面を平行に保つことができます。ただし、歯面は直線的ではなく、平らでもないため、歯の形態にあわせて、作業効率のよい角度で動かすことが大切です。

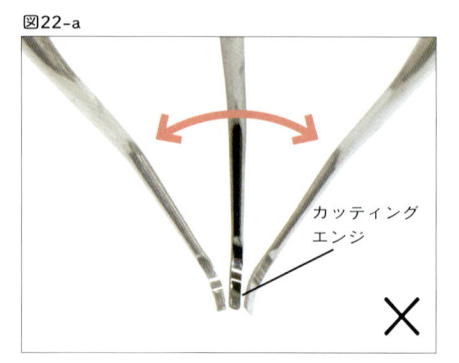

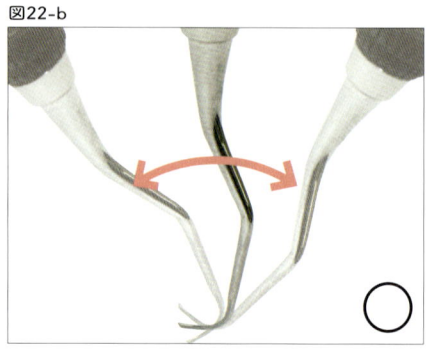

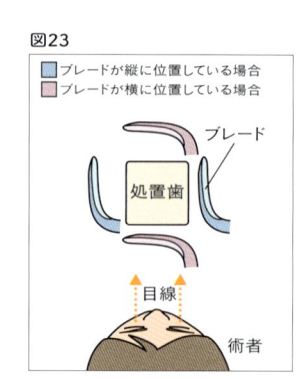

図22-a　　カッティングエッジ　✕

図22-b　　〇

図23
- ブレードが縦に位置している場合
- ブレードが横に位置している場合

ブレード／処置歯／目線／術者

94

SRP（スケーリング・ルートプレーニング） 第3章

動き　手指屈伸運動（finger flexing motion）（図24）

▶手首を動かさず指の曲げ伸ばしによってスケーラーを動かす
▶疲労しやすいので、歯石を取る目的ではなく、探索時や、弱い側方圧をかける時に行う

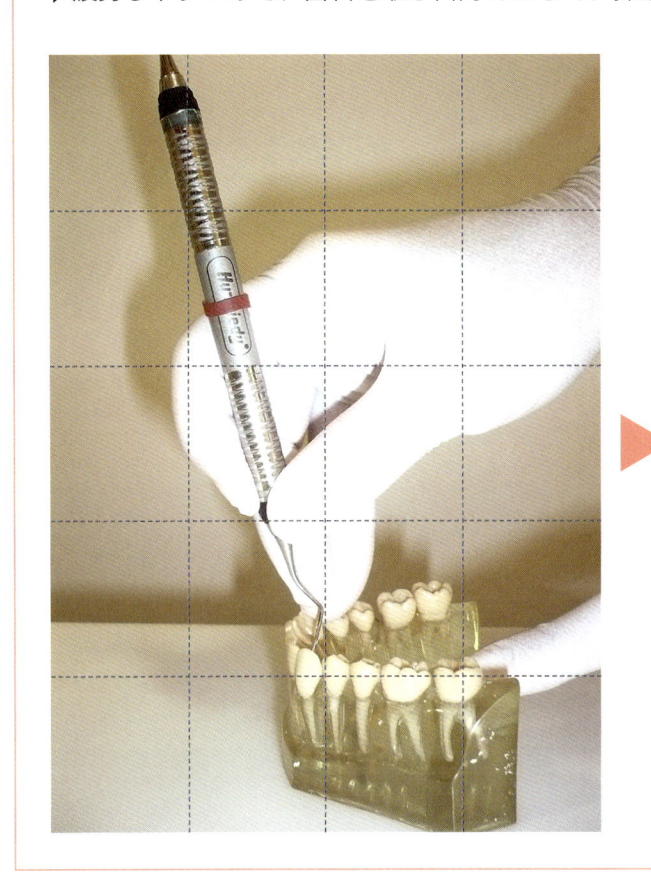

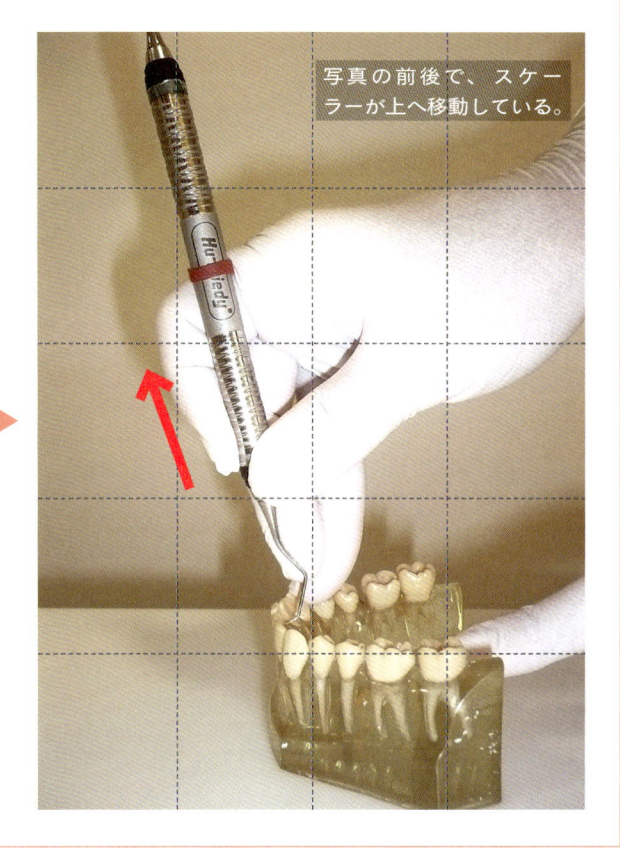

写真の前後で、スケーラーが上へ移動している。

動き	引く動き（図25）

- 歯石にブレードをかませたら、腕ごと自分の脇方向に引く
- レストにあまり圧をかけず、歯面均一にカンナをかけるように行う
- 長くストロークができる

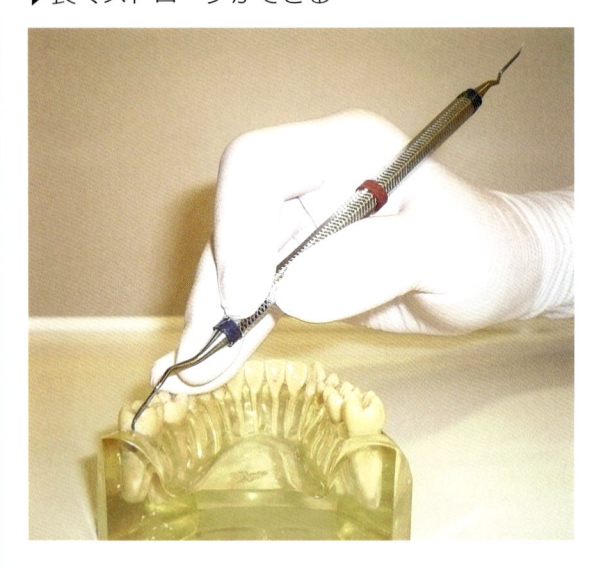

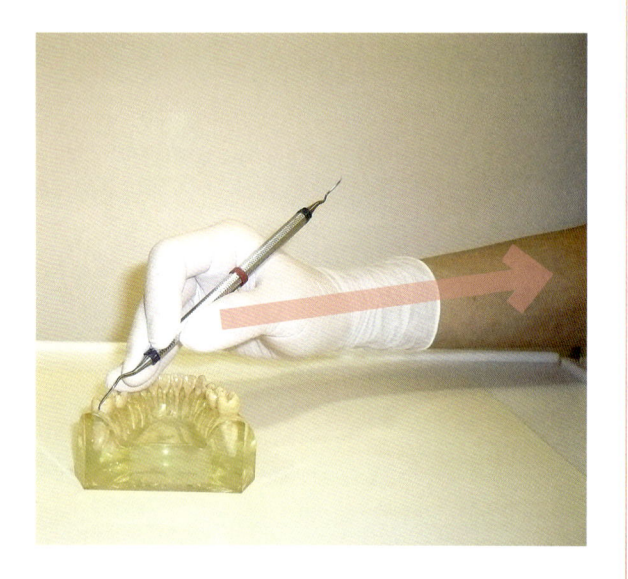

動き	水平ストローク（図26）

- 水平ストロークは、手指屈伸運動の応用
- ブレードの先端を根尖方向に向け、指の曲げ伸ばしによってスケーラーで歯石をかき出すイメージ
- 歯肉を傷つけないよう、始点・終点を決め、細かく動かすことがポイント
- 最後臼歯遠心で、よく用いられる

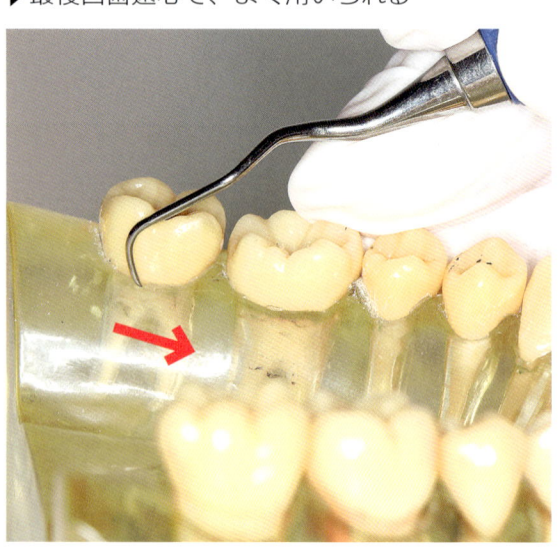

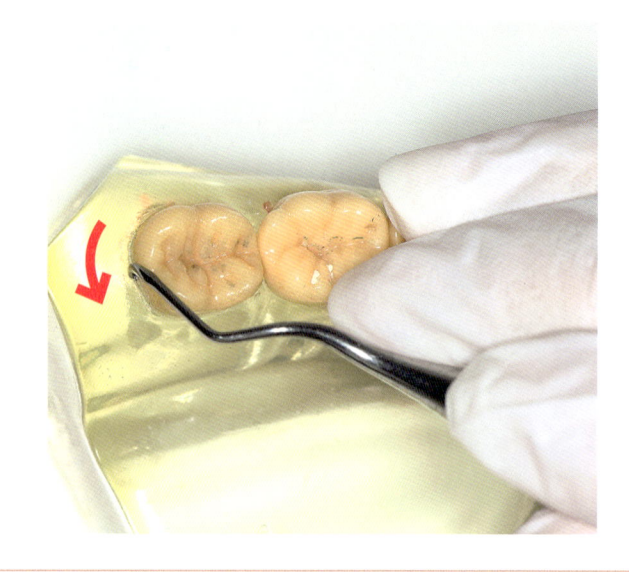

6 部位別SRP

　ここからは、部位別にSRPをみていきます。いずれの部位においてもよくシャープニングされたスケーラーを用い、その部位に適したスケーラーを選択します。同じ歯石、同じ根面、同じ口腔内はありません。常に何が適切であるのかを考えて施術をしていきます(表2)。そしてさまざまな口腔内でのSRPを多く経験することが、スキルアップへとつながります。

　患者・術者によって、効率のよいレスト、ポジションは異なりますので、ここで示したものは参考としてみてください。写真は、術者の上半身像、術者の手の位置、施術部位拡大像の3つで示していきます。手の位置と施術部位拡大像は、なるべく術者目線に近い状態で撮影しております。また、次ページ以降の写真で使用したスケーラーは、グレーシーキュレット〈スタンダード〉を使用しています。

表2　SRP時に常に意識すること

- よくシャープニングされたスケーラーを使用する
- 執筆状変法で把持する
- 安定したレストをとる
- 基本ポジションをマスターして、応用する
- プローブやエキスプローラーで探る
- ブレードをしっかり当てる
- 適度な側方圧をかける
- ターミナルシャンクが振れないようにストロークする
- ブレードを常に意識する

上　顎

臨床テクニックのヒント

上顎前歯部は、直視で行いやすいよう患者さんの頭を後ろに倒します。そうすることでフロントやサイドにポジショニングをとった時にも、術者の腕が患者さんの胸を避けるように動かすことができ、操作が行いやすくなります。

上顎前歯部 3─1 唇側 遠心 ｜ 1─3 唇側 近心

- 患者の頭の向き ▶ 正面
- ヘッドレスト ▶ やや後ろへ倒す
- スケーラー ▶ #1、3、5、7、11
- レスト ▶ 隣在歯
- ポジション ▶ 11〜12時
- 動き ▶ 中指に側方圧をかけた引く動き

図27

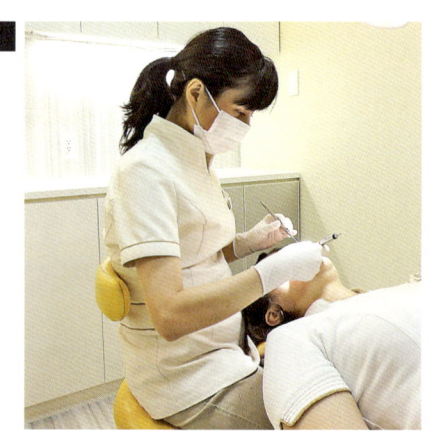

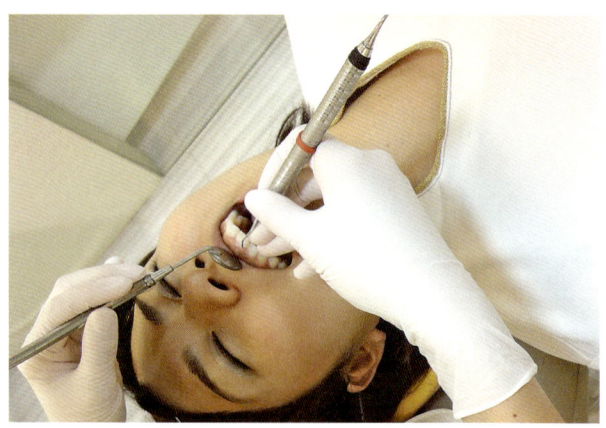

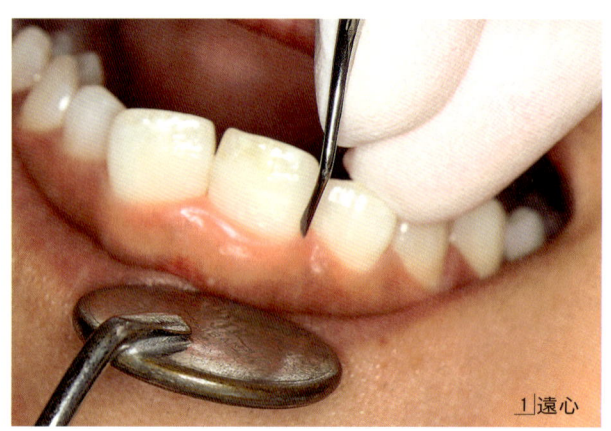

1｜遠心

SRP（スケーリング・ルートプレーニング） 第3章

上顎前歯部 3-1 唇側 遠心 | 1-3 唇側 近心

- **患者の頭の向き**▶正面
- **ヘッドレスト**▶やや後ろへ倒す
- **スケーラー**▶#1、3、5、7、11
- **レスト**▶隣在歯
- **ポジション**▶7～8時
- **動き**▶親指に側方圧をかけた前腕回転運動（上下）or 引く動き

図28
図27と同部位だが、より力をかけやすいポジション

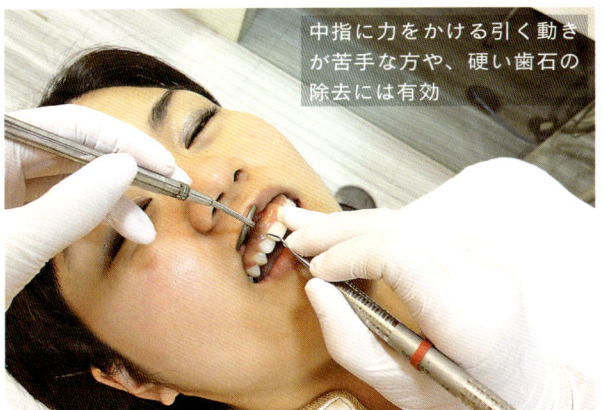

中指に力をかける引く動きが苦手な方や、硬い歯石の除去には有効

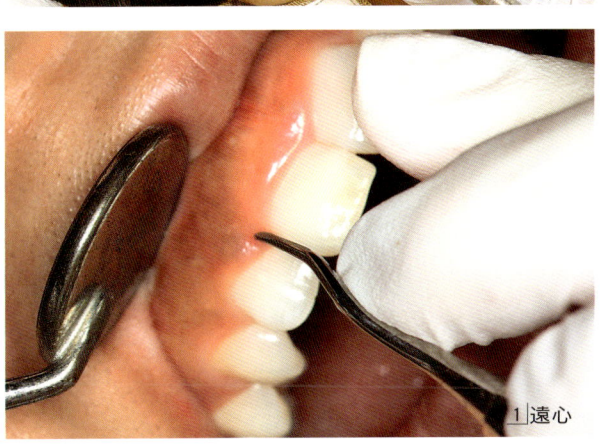

1│遠心

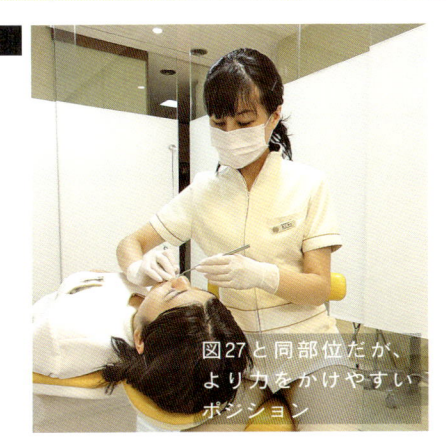

上顎前歯部 3-1 唇側 近心 | 1-3 唇側 遠心

- **患者の頭の向き**▶正面
- **ヘッドレスト**▶やや後ろへ倒す
- **スケーラー**▶#2、4、6、8、14
- **レスト**▶隣在歯
- **ポジション**▶11～1時
- **動き**▶親指に側方圧をかけた前腕回転運動（上下）or 引く動き

図29

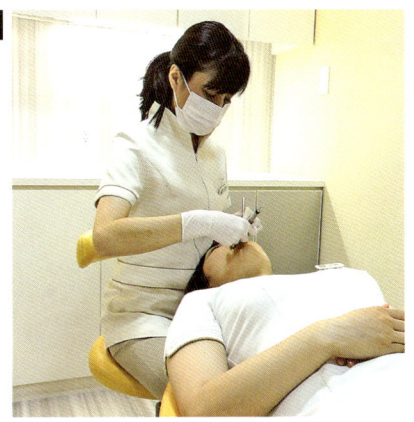

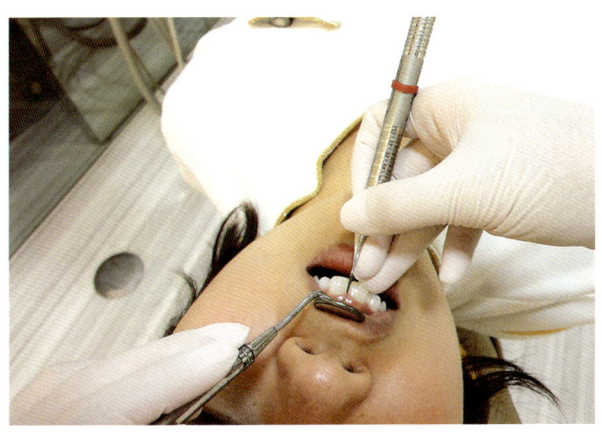

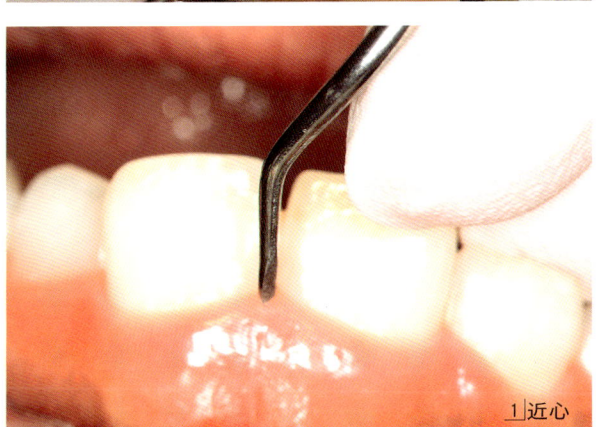

1│近心

上顎前歯部 3－1 口蓋側 遠心 ｜ 1－3 口蓋側 近心	上顎前歯部 3－1 口蓋側 遠心 ｜ 1－3 口蓋側 近心
患者の頭の向き▶正面 or やや右を向く ヘッドレスト▶やや後ろへ倒す スケーラー▶#2、4、6、8、12 レスト▶隣在歯 ポジション▶ミラー視で11〜1時 動き▶中指に側方圧をかけた引く動き	患者の頭の向き▶正面 or やや左を向く ヘッドレスト▶後ろへ倒す スケーラー▶#2、4、6、8、12 レスト▶隣在歯 ポジション▶7〜8時 動き▶親指に側方圧をかけた前腕回転運動（上下）

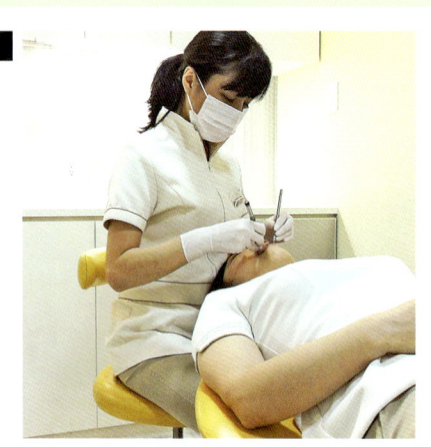

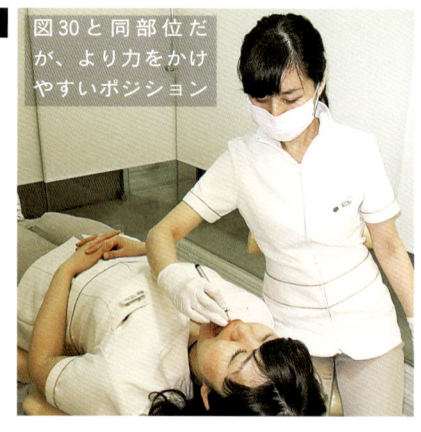

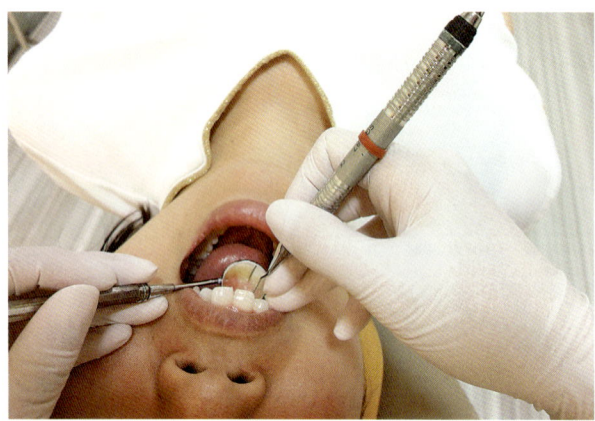

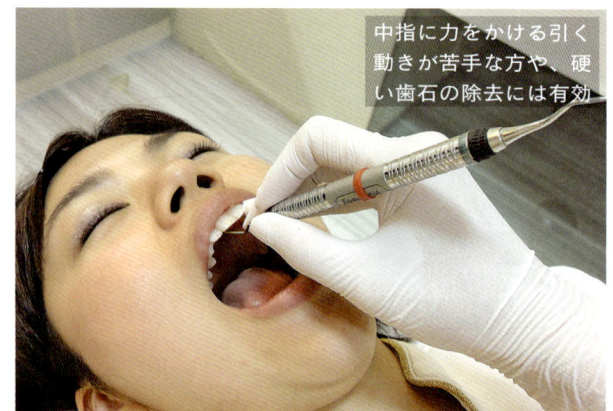

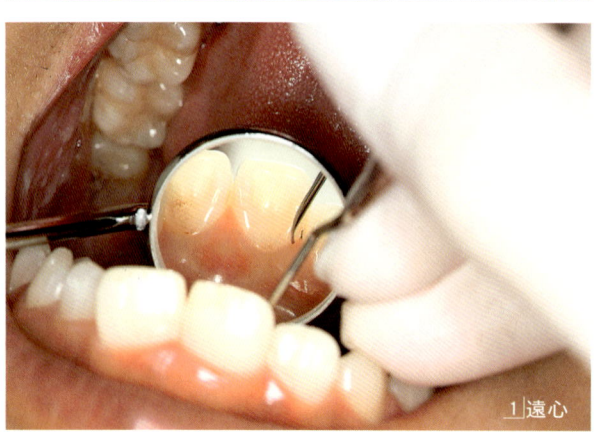

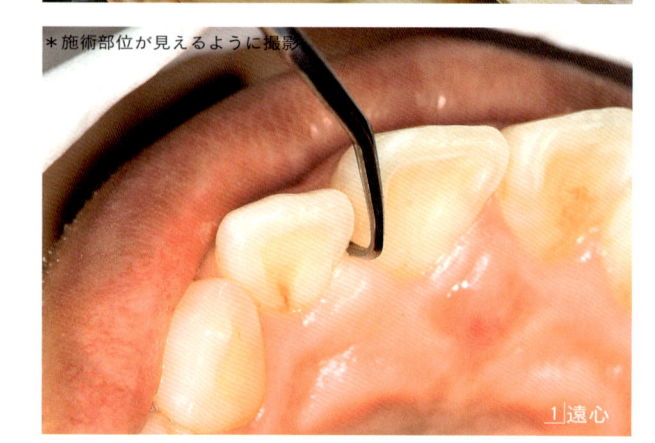

図30

図31　図30と同部位だが、より力をかけやすいポジション

中指に力をかける引く動きが苦手な方や、硬い歯石の除去には有効

＊施術部位が見えるように撮影

SRP（スケーリング・ルートプレーニング） 第3章

上顎前歯部 ｜3－1｜ 口蓋側 近心 ｜1－3｜ 口蓋側 遠心

患者の頭の向き▶正面
ヘッドレスト▶後ろへ倒す
スケーラー▶#1、3、5、7、13（犬歯の口蓋側遠心は、右側は#14、左側は#13で行うことが多い）
レスト▶隣在歯
ポジション▶ミラー視で11～1時
動き▶親指に側方圧をかけた前腕回転運動（左右）or 引く動き

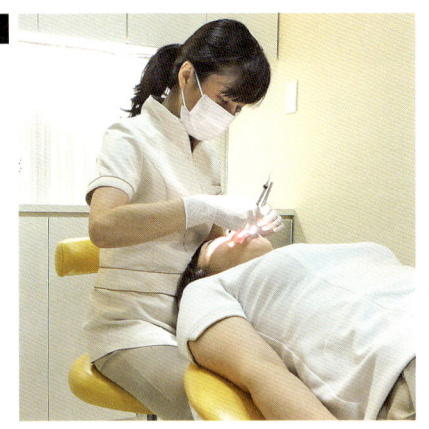

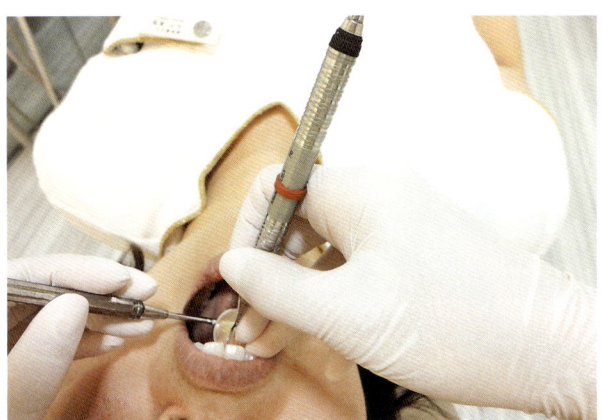

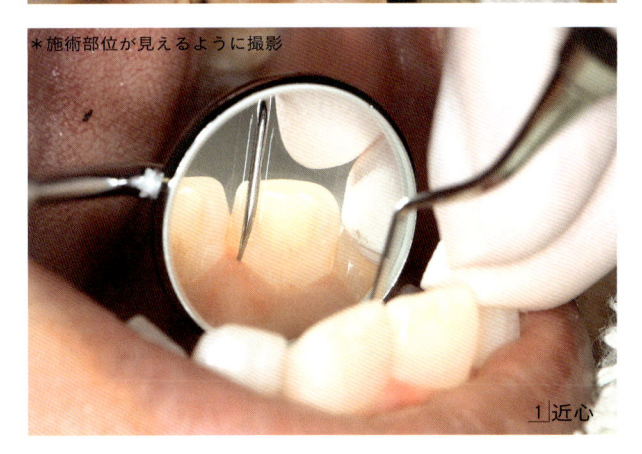

図32

*施術部位が見えるように撮影

1｜近心

上顎前歯部 ｜3－1｜｜1－3｜ 唇側 口蓋側 近遠心中央

患者の頭の向き▶正面。右側の時はやや左を向く。左側の時はやや右を向く
ヘッドレスト▶口蓋側の時は後ろへ倒す
スケーラー▶唇側は屈曲なしの奇数番号、口蓋側は屈曲ありの偶数番号
レスト▶隣在歯　ポジション▶9時
動き▶唇側は親指に側方圧をかけ水平ストロークで、手前に向かって引く動き。口蓋側は中指に側方圧をかけ水平ストロークで引く動き

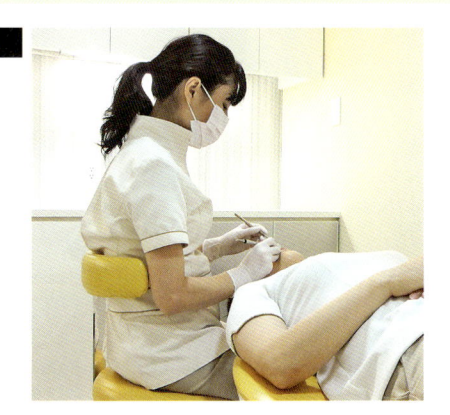

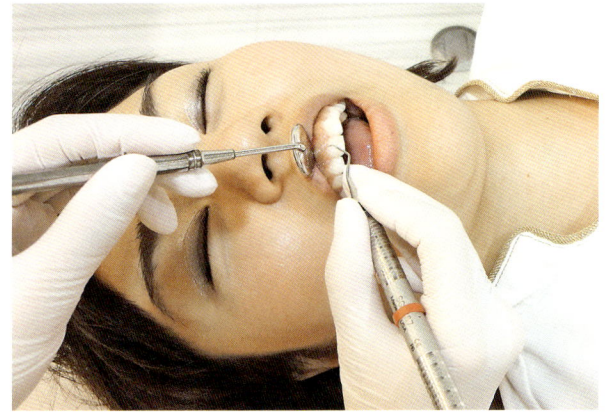

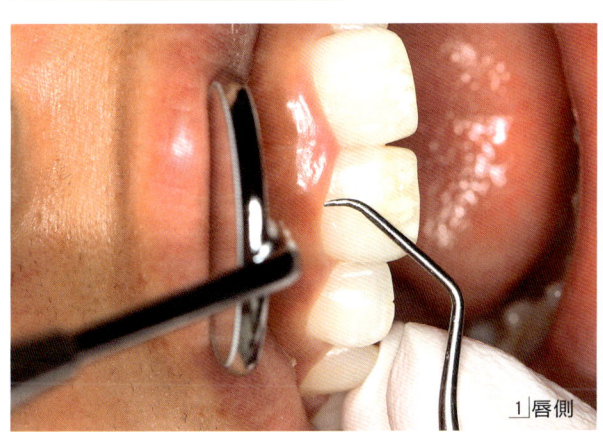

図33

1｜唇側

101

上顎右側 7 ― 4 頬側 遠心	上顎右側 7 ― 4 頬側 近心
患者の頭の向き▶正面 or やや左を向く ヘッドレスト▶後ろへ倒す スケーラー▶#13 レスト▶口腔外 ポジション▶11〜9時 動き▶中指に側方圧をかけた引く動き	患者の頭の向き▶正面 or やや左を向く ヘッドレスト▶後ろへ倒す スケーラー▶#12 レスト▶遠心隣在歯 or 口腔外 ポジション▶10〜11時 動き▶親指に側方圧をかけた前腕回転運動（上下）

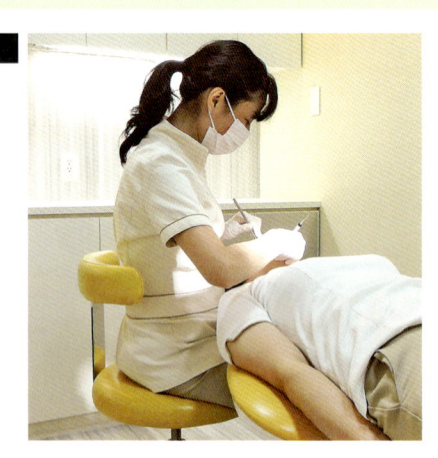

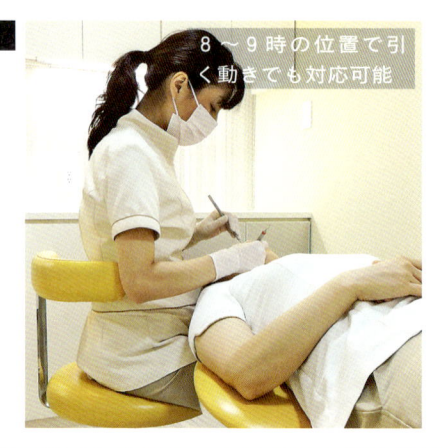

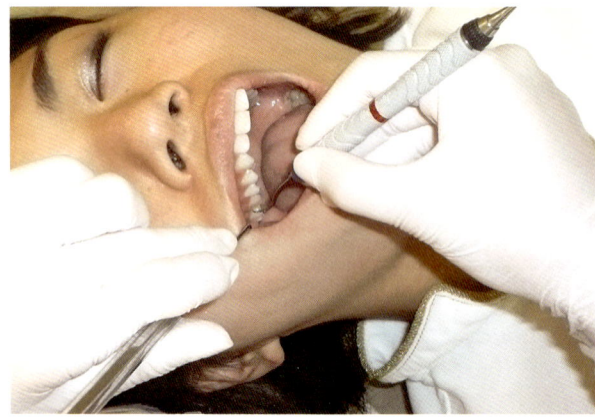

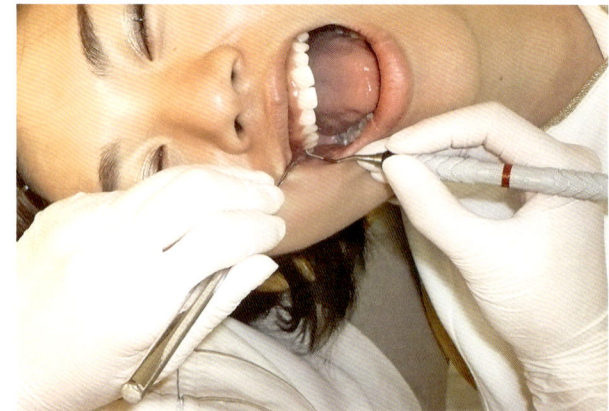

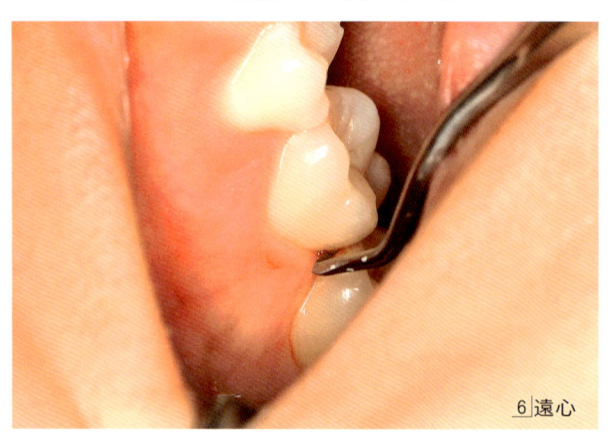

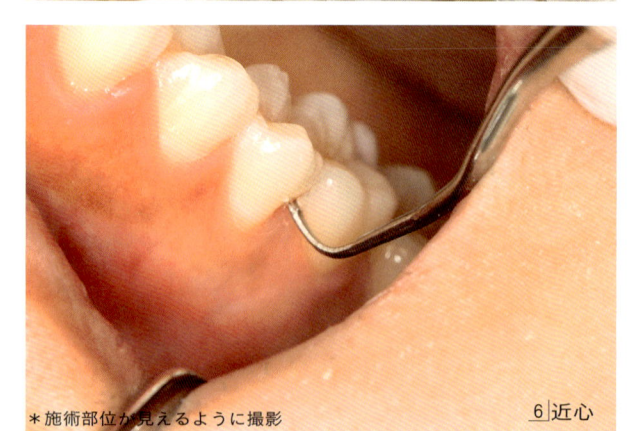

図34

図35　8〜9時の位置で引く動きでも対応可能

6|遠心

＊施術部位が見えるように撮影　　6|近心

102

SRP（スケーリング・ルートプレーニング） 第3章

上顎右側 ７－４ 頬側 近遠心中央

- **患者の頭の向き**▶正面 or やや左を向く
- **ヘッドレスト**▶後ろへ倒す
- **スケーラー**▶#14
- **レスト**▶口腔外、下顎前歯部
- **ポジション**▶8時
- **動き**▶親指に側方圧をかけた水平ストローク

図36

＊施術部位が見えるように撮影

5｜頬側

上顎右側 最後臼歯 頬側 遠心 隅角

- **患者の頭の向き**▶右を向く
- **ヘッドレスト**▶後ろへ倒す
- **スケーラー**▶#14
- **レスト**▶口腔外
- **ポジション**▶ミラー視で8〜9時
- **動き**▶中指に側方圧をかけた水平ストローク

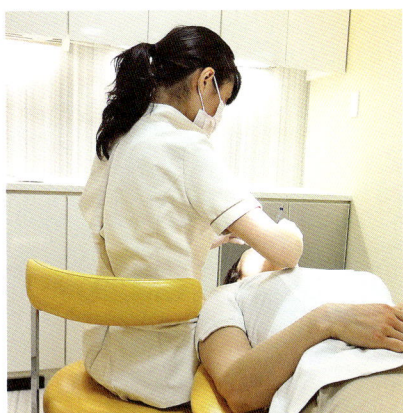

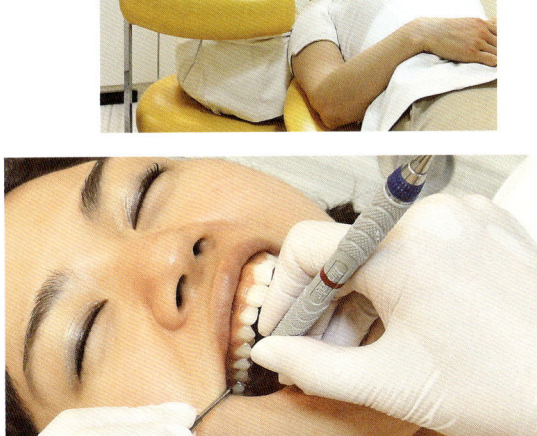

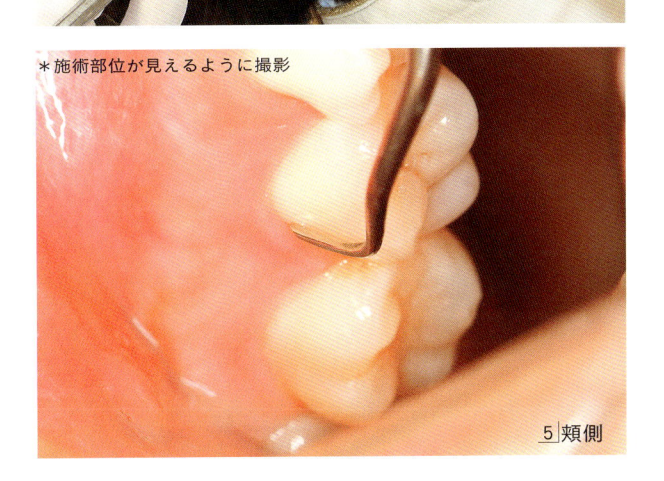

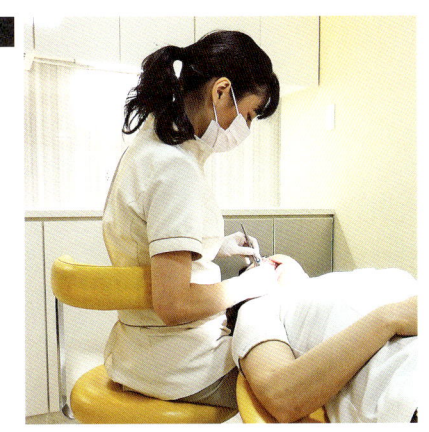

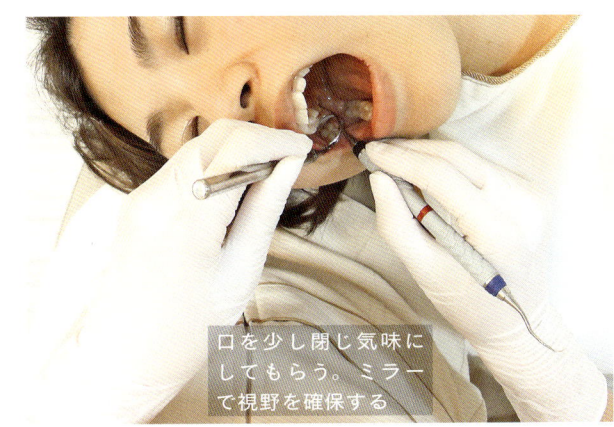

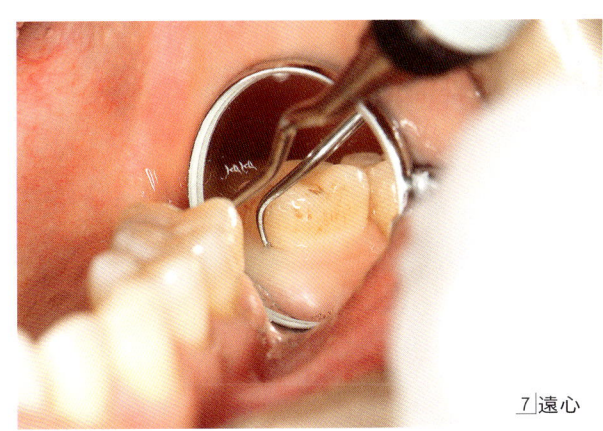

図37

口を少し閉じ気味にしてもらう。ミラーで視野を確保する

7｜遠心

103

上顎右側	7－4 口蓋側 遠心

- **患者の頭の向き ▶** 右を向く
- **ヘッドレスト ▶** 後ろへ倒す
- **スケーラー ▶** #14
- **レスト ▶** 近心隣在歯
- **ポジション ▶** 1～2時
- **動き ▶** 親指に側方圧をかけた前腕回転運動（左右）

図38

レストがとりにくい場合は、口腔外レストを利用し、左指でサポートして行う。少し患者さんのチェアを低くしておくと行いやすくなる

＊施術部位が見えるように撮影

6 遠心

上顎右側	7－4 口蓋側 遠心

- **患者の頭の向き ▶** 右を向く
- **ヘッドレスト ▶** 後ろへ倒す
- **スケーラー ▶** #14
- **レスト ▶** 口腔外（指の背を下顎右側に置く）
- **ポジション ▶** ミラー視で10～11時
- **動き ▶** 中指に側方圧をかけた引く動き

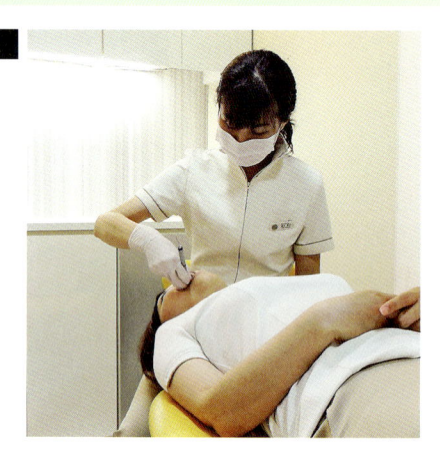

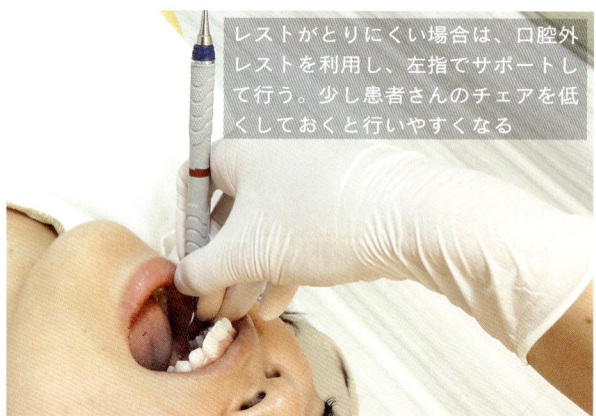

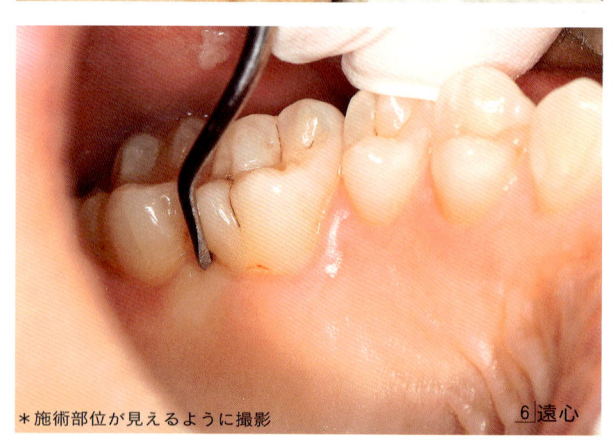

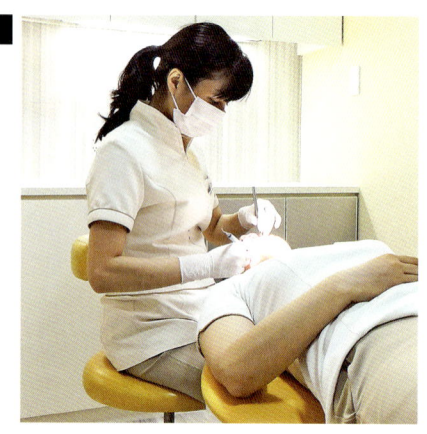

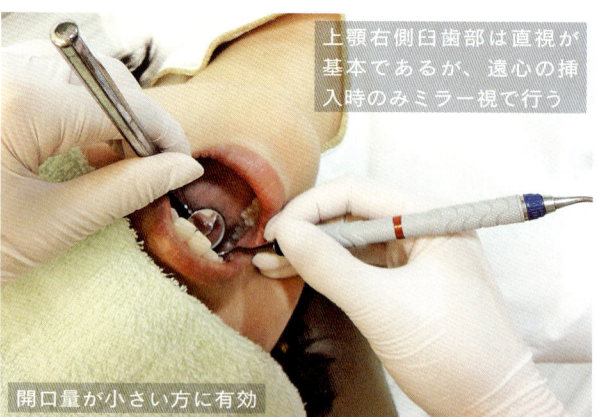

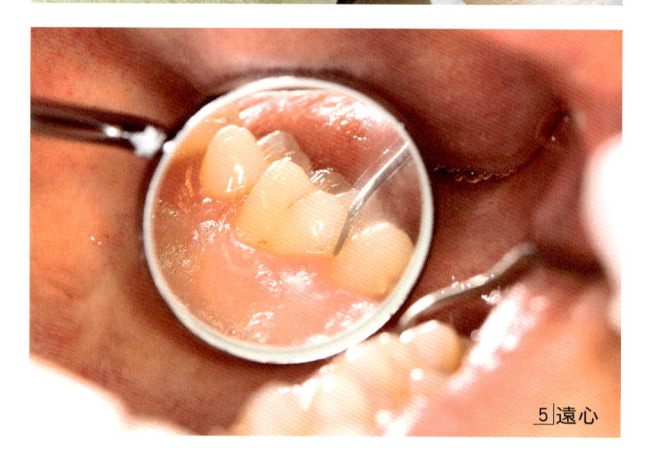

図39

上顎右側臼歯部は直視が基本であるが、遠心の挿入時のみミラー視で行う

開口量が小さい方に有効

5 遠心

104

SRP（スケーリング・ルートプレーニング） 第3章

上顎右側 7－4 口蓋側 近心

患者の頭の向き ▶ 右を向く
ヘッドレスト ▶ 後ろへ倒す
スケーラー ▶ #11
レスト ▶ 遠心隣在歯 or 口腔外
ポジション ▶ 10〜11時
動き ▶ 親指に側方圧をかけた前腕回転運動（左右） or 引く動き

図40

＊施術部位が見えるように撮影

6|近心

上顎右側 7－4 口蓋側 近遠心中央

患者の頭の向き ▶ やや右を向く
ヘッドレスト ▶ 後ろへ倒す
スケーラー ▶ #7、13
レスト ▶ 近心歯
ポジション ▶ 1時
動き ▶ 水平ストローク or 引く動き

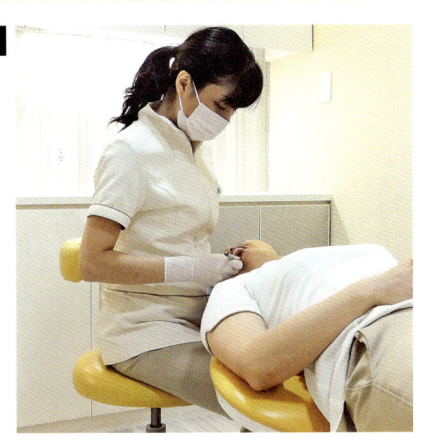

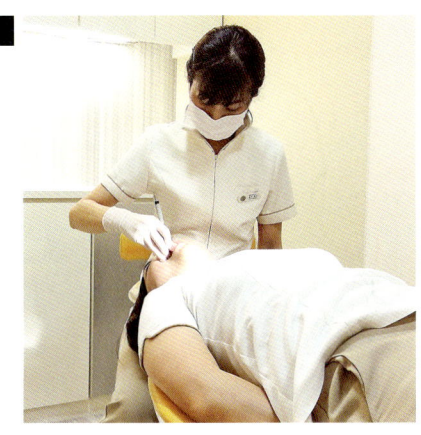

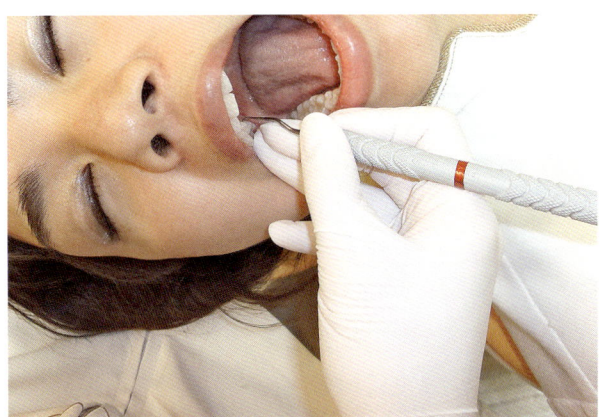

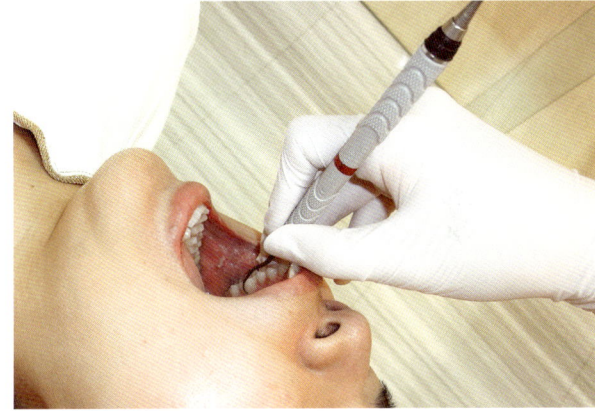

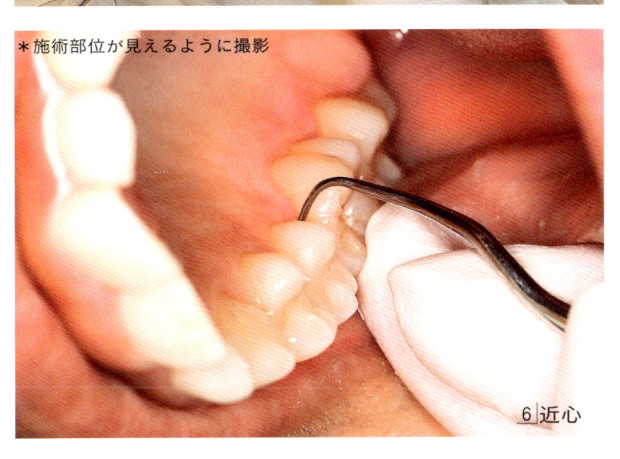

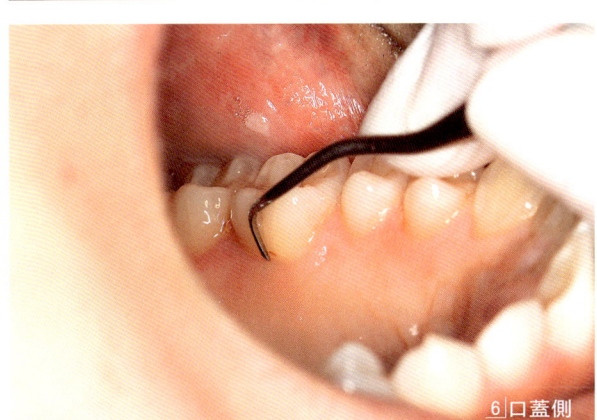

図41

6|口蓋側

上顎左側 ｜4－7 頬側 遠心

患者の頭の向き▶右を向く
ヘッドレスト▶後ろへ倒す
スケーラー▶#14
レスト▶近心歯
ポジション▶12〜2時
動き▶親指に側方圧をかけた前腕回転運動（左右）

図42

＊施術部位が見えるように撮影　　6 遠心

上顎左側 ｜4－7 頬側 遠心

患者の頭の向き▶右を向く
ヘッドレスト▶やや後ろへ倒す
スケーラー▶#14
レスト▶遠心歯 or 対合歯 or 口腔外
ポジション▶7〜8時
動き▶中指に側方圧をかけた引く動き

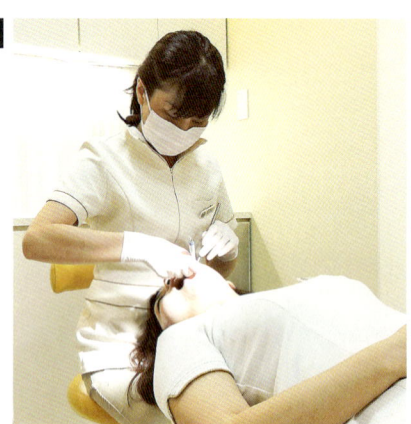

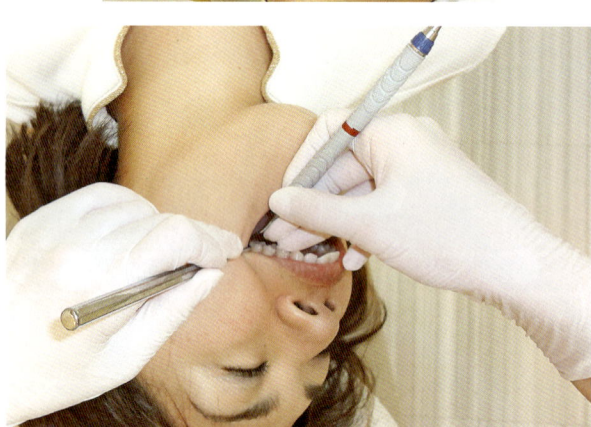

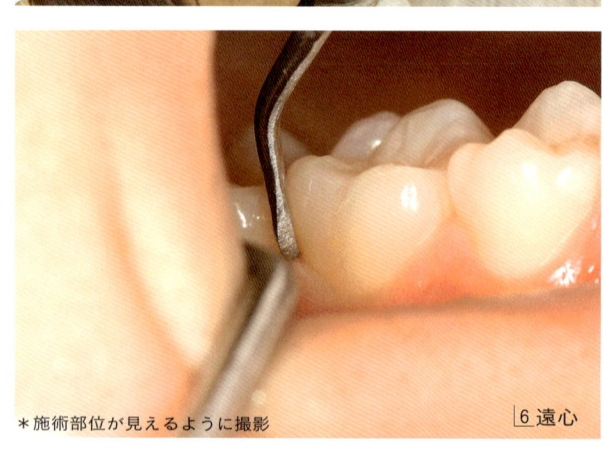

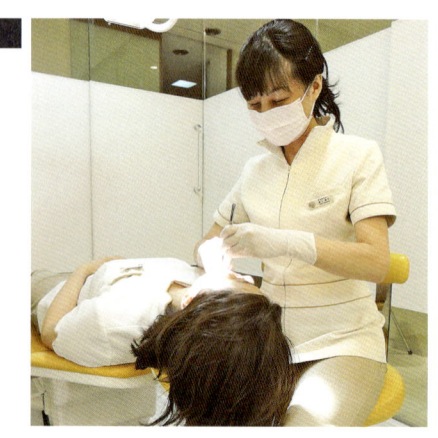

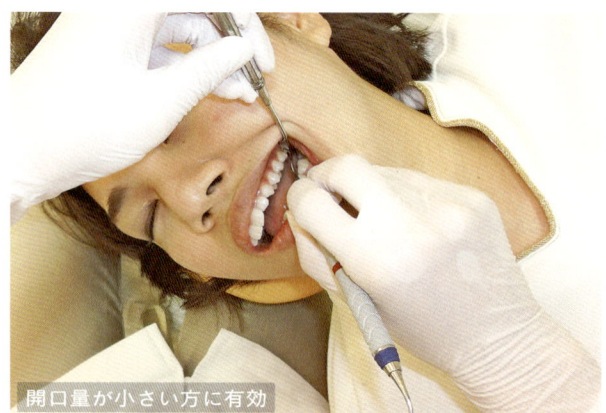

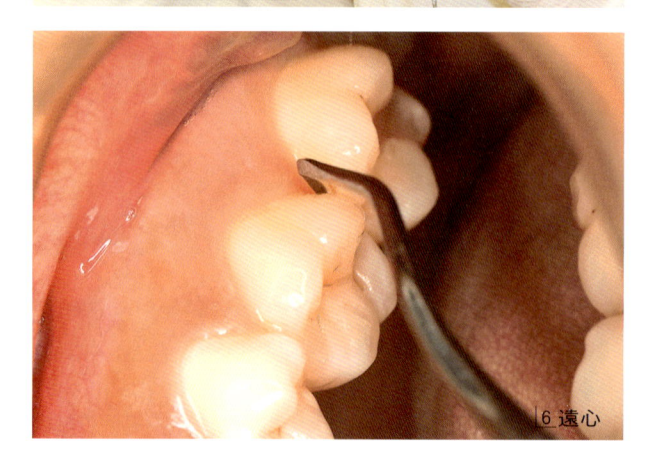

図43

開口量が小さい方に有効

6 遠心

SRP(スケーリング・ルートプレーニング) 第3章

上顎左側 4－7 頬側 近心

患者の頭の向き▶やや右を向く
ヘッドレスト▶やや後ろへ倒す
スケーラー▶#11
レスト▶隣在歯 or 対合歯 or 口腔外
ポジション▶12時
動き▶親指に側方圧をかけた前腕回転運動(左右)

図44

＊施術部位が見えるように撮影　　6 近心

上顎左側 4－7 頬側 近遠心中央

患者の頭の向き▶右を向く
ヘッドレスト▶後ろへ倒す
スケーラー▶#7、11
レスト▶近心歯
ポジション▶11～12時
動き▶親指に側方圧をかけた水平ストローク

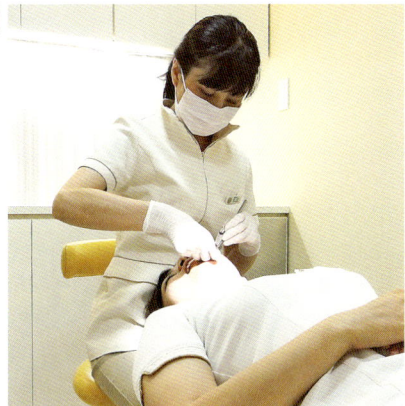

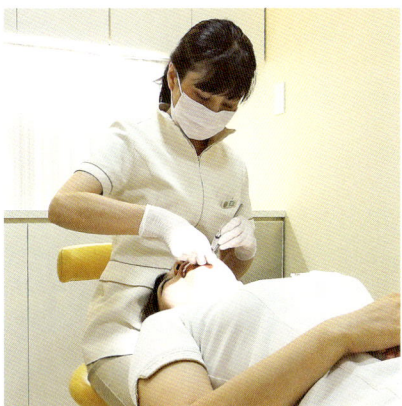

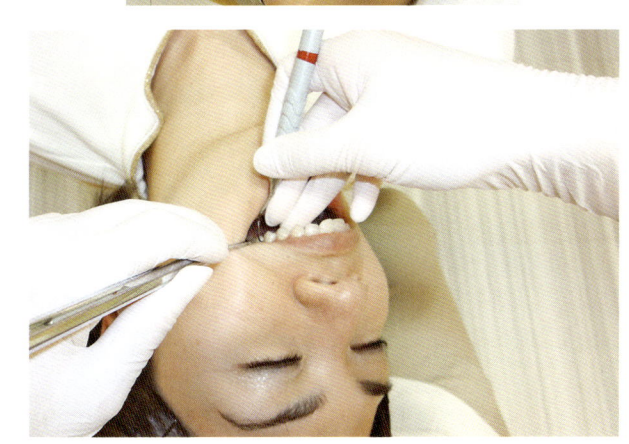

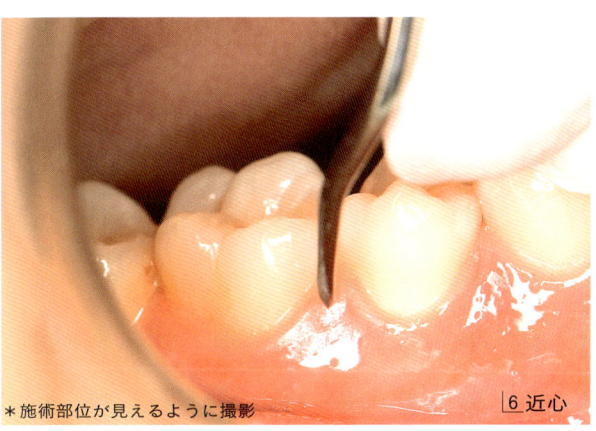

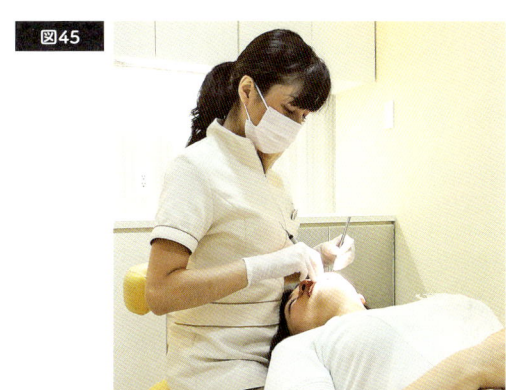

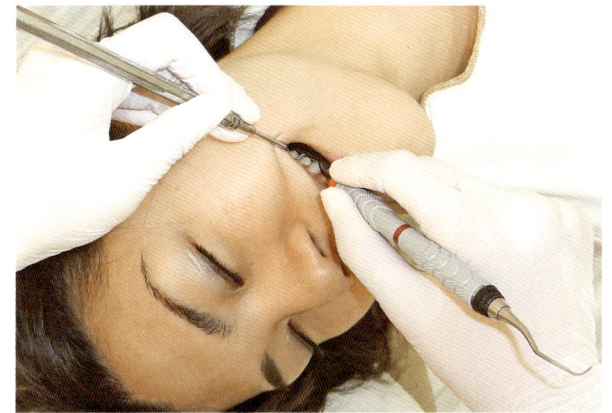

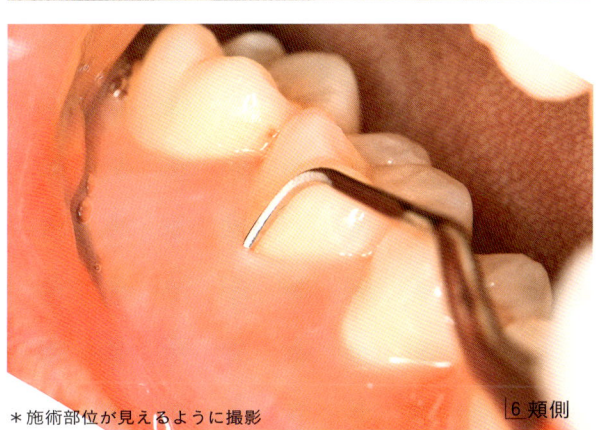

図45

＊施術部位が見えるように撮影　　6 頬側

107

上顎左側 ⌊4−7 口蓋側 遠心

患者の頭の向き▶左を向く
ヘッドレスト▶後ろへ倒す
スケーラー▶#13
レスト▶対合歯 or 口腔外
ポジション▶9時
動き▶中指に側方圧をかけた引く動き

図46

上顎左側臼歯部の場合は、患者さんのやや近くにポジションをとる

＊施術部位が見えるように撮影

⌊6 遠心

上顎左側 ⌊4−7 口蓋側 近心

患者の頭の向き▶左を向く
ヘッドレスト▶やや後ろへ倒す
スケーラー▶#12
レスト▶術歯 or フィンガーオンフィンガー or 対合歯
ポジション▶9時
動き▶親指に側方圧をかけた前腕回転運動(左右)or 引く動き

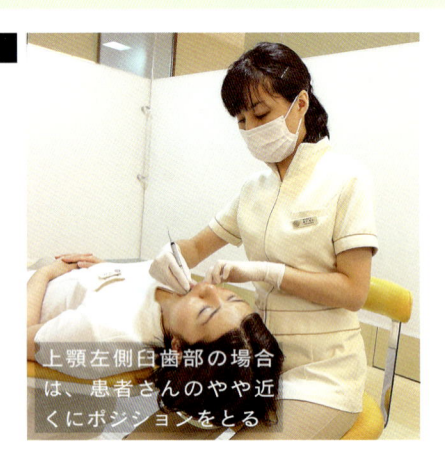

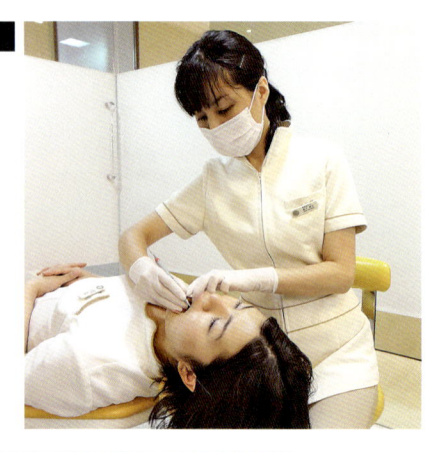

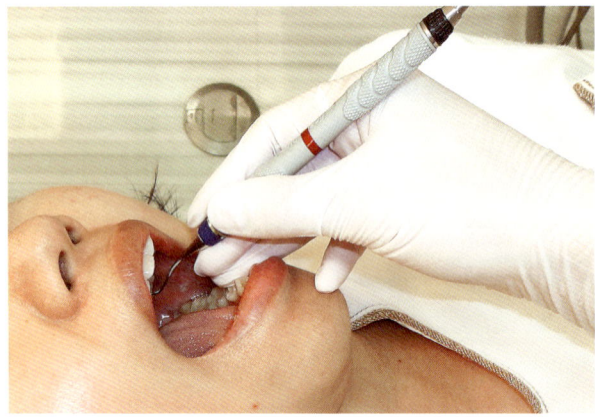

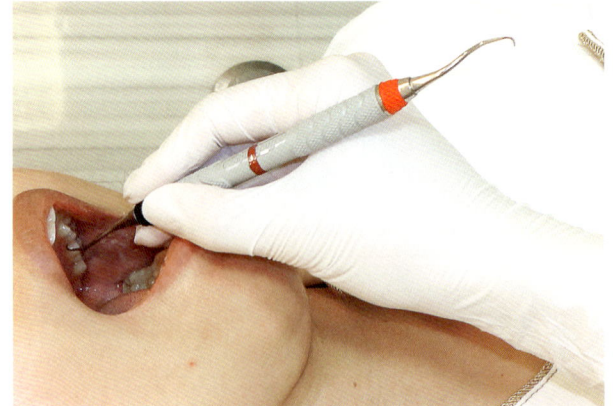

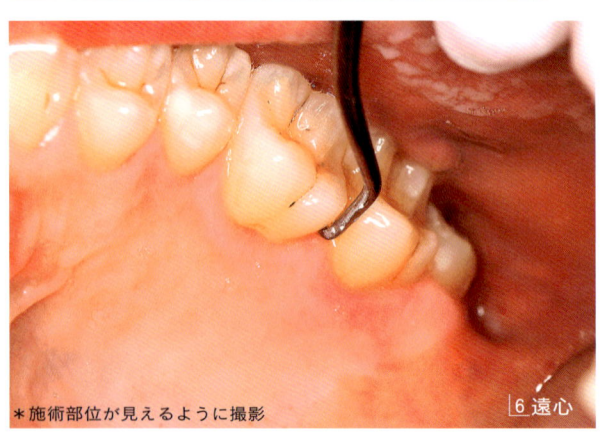

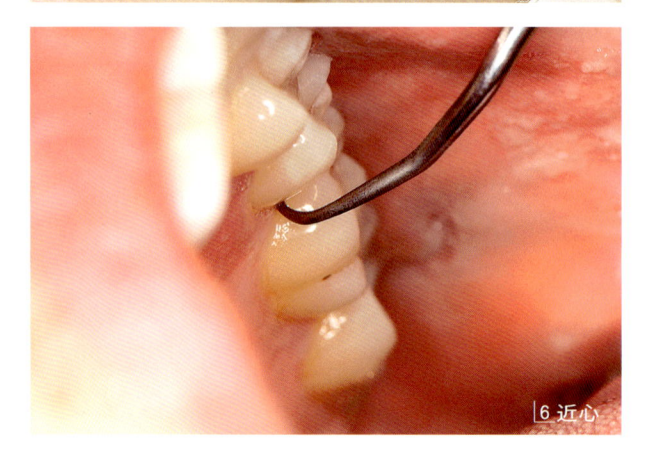

図47

⌊6 近心

108

SRP（スケーリング・ルートプレーニング） 第3章

上顎左側 ｜4－7 口蓋側 近遠心中央

患者の頭の向き▶左を向く
ヘッドレスト▶後ろへ倒す
スケーラー▶#14
レスト▶術歯
ポジション▶9時
動き▶親指に側方圧をかけた前腕回転運動（左右）

図48

＊施術部位が見えるように撮影　　｜6 口蓋側

上顎左側 ｜4－7 口蓋側 近遠心中央

患者の頭の向き▶左を向く
ヘッドレスト▶後ろへ倒す
スケーラー▶#12
レスト▶対角歯
ポジション▶12時
動き▶中指に側方圧をかけた水平ストローク

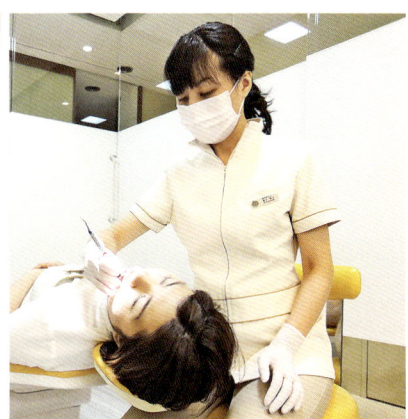

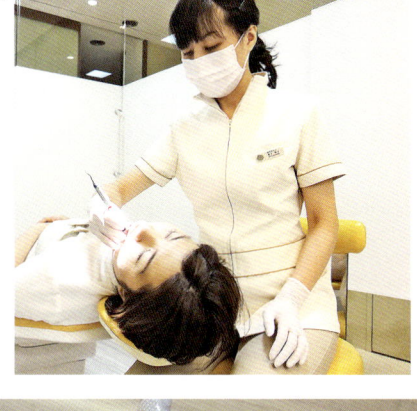

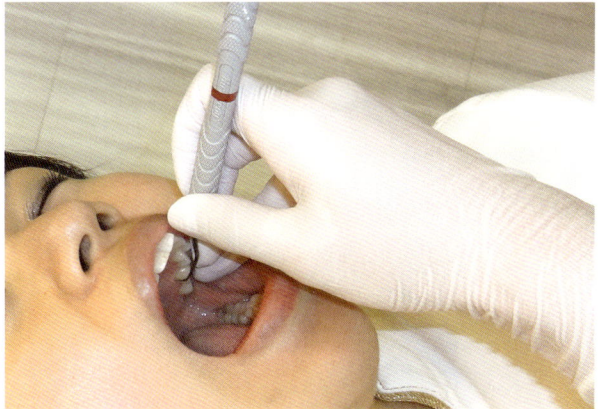

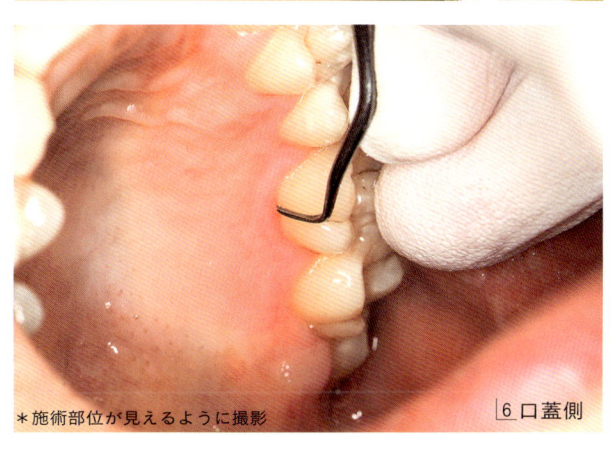

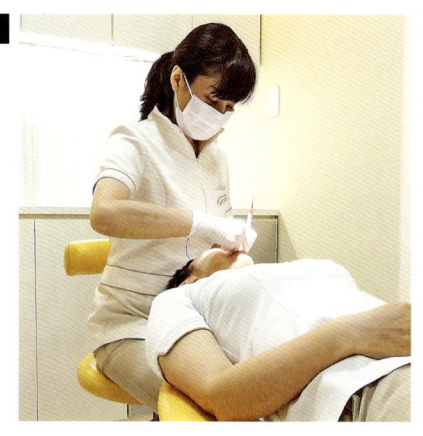

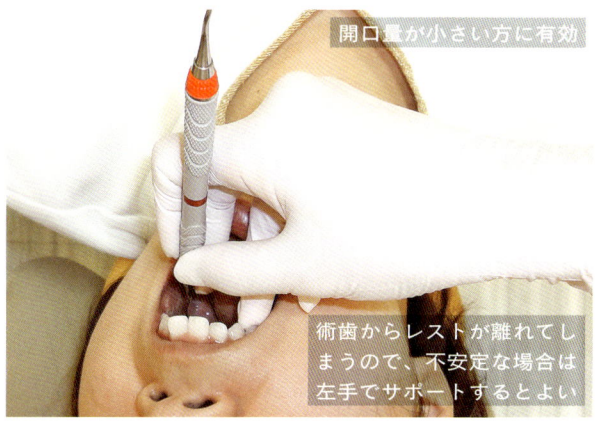

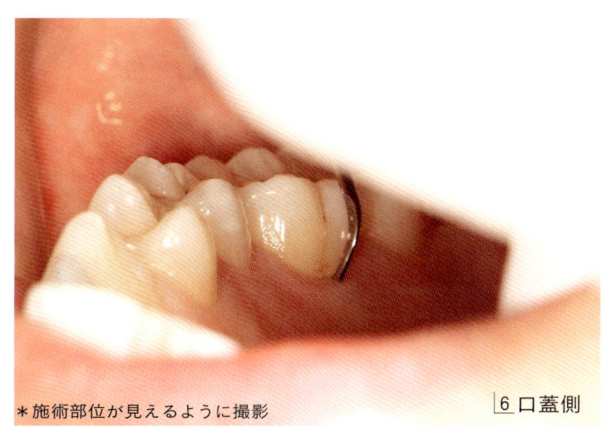

図49

開口量が小さい方に有効

術歯からレストが離れてしまうので、不安定な場合は左手でサポートするとよい

＊施術部位が見えるように撮影　　｜6 口蓋側

109

上顎左側 最後臼歯 遠心 隅角

- **患者の頭の向き** ▶ 正面
- **ヘッドレスト** ▶ 後ろへ倒す
- **スケーラー** ▶ #14
- **レスト** ▶ 口腔外 or 対合歯
- **ポジション** ▶ ミラー視で9時
- **動き** ▶ 水平ストローク

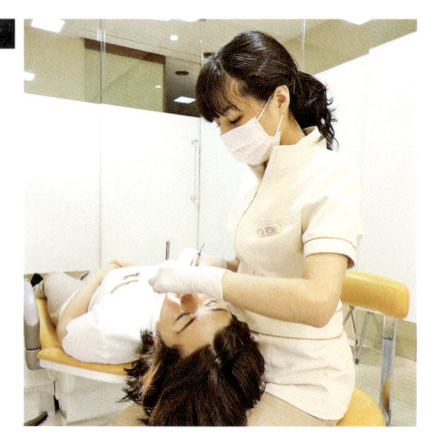

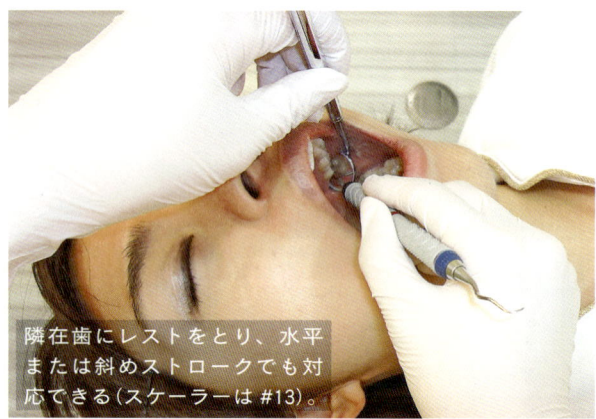

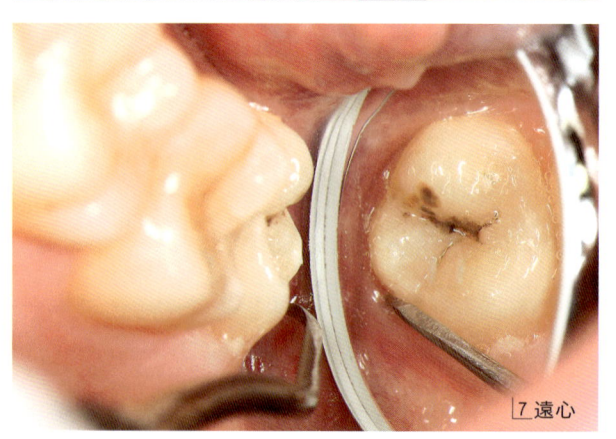

図50

隣在歯にレストをとり、水平または斜めストロークでも対応できる（スケーラーは#13）。

7 遠心

臨床テクニックのヒント

器具の選択は重要です。同じ歯でもポケットの深さによって、選択する器具は異なります。

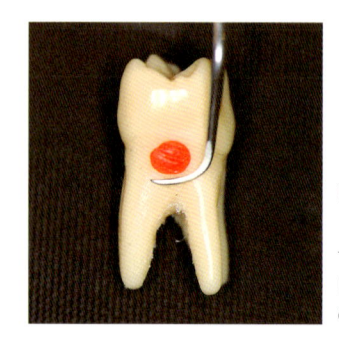

図51 歯頸部あたり（隅角は除く）にアクセスする場合は、ブレードの長いタイプのスケーラーが有効。

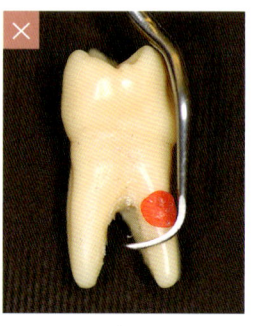

図52-a ポケットは深くなるにつれ、根は細くなるため、深い部分にブレードの長いスケーラーを用いると軟組織を傷つけてしまう。

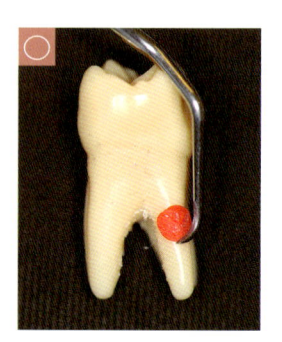

図52-b 隅角や根分岐部、細い根面には、ブレードの短いミニタイプが有効。

第3章 SRP(スケーリング・ルートプレーニング)

臨床テクニックのヒント

図53 骨・歯肉が薄い部位への対応

　歯周ポケットが犬歯や小臼歯の頬側中央部のみで深い場合は、悩むところだと思います。この部位は根を覆っている骨が薄く、歯肉も薄い場合が多いため、アクセスしづらい部位です。対応方法としては、ミニファイブのようなブレードの短いスケーラーを用い、垂直ストロークで操作していきます。この他、ブレードの長いスケーラーを用い、トゥを根尖に向けた水平ストロークでもよいでしょう。

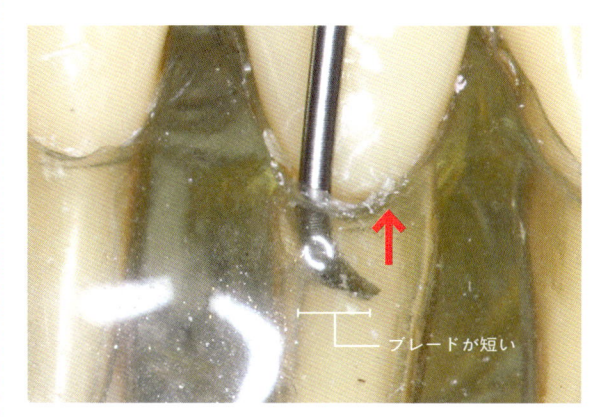

図53-a　ミニファイブによる垂直ストローク。

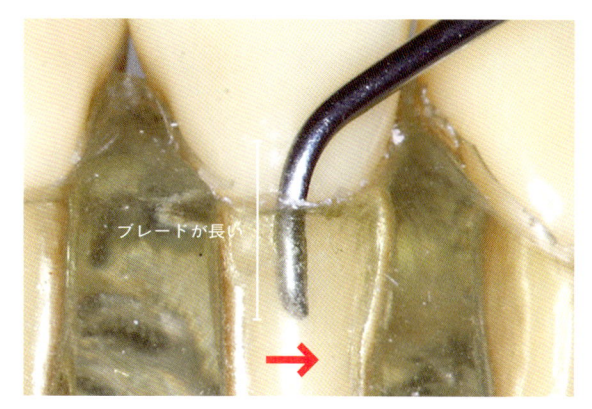

図53-b　ブレードの長いスケーラーによる水平ストローク。水平ストロークは始点と終点をはっきりさせ、慎重に行う。シャープニングされてブレードが少し細くなったスケーラーを使用する。

下　顎

臨床テクニックのヒント

　下顎も、ヘッドレストを前へ起こすなどして、直視しやすいように調整します。

　下顎舌側の場合、患者さんの舌圧で操作しにくいことがあります。バキュームやミラーで排除しながら行えるよう、トレーニングも必要です。

下顎前歯部　3－1 唇側 遠心　｜1－3 唇側 近心

患者の頭の向き▶右を向く
ヘッドレスト▶やや起こす
スケーラー▶#2、4、6、8、12
レスト▶隣在歯
ポジション▶12～1時
動き▶中指に側方圧をかけたか引く動き

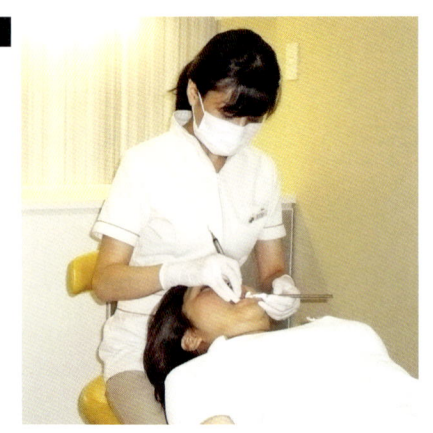

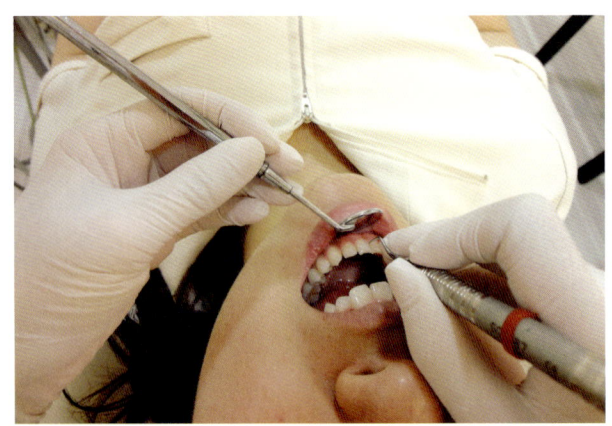

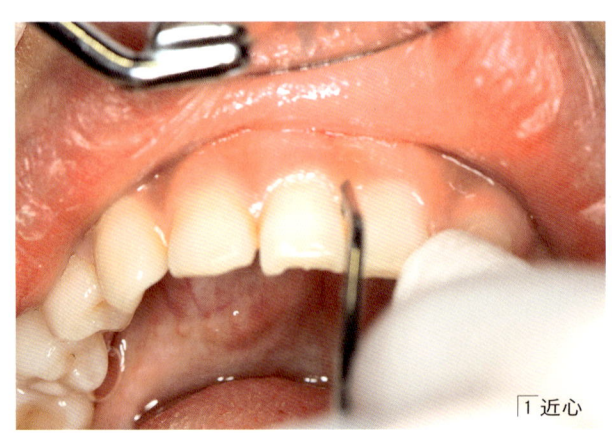

図54

｜1 近心

SRP（スケーリング・ルートプレーニング）　第3章

| 下顎前歯部 | 3-1 唇側 遠心 | 1-3 唇側 近心 |

患者の頭の向き▶正面
ヘッドレスト▶やや起こす
スケーラー▶#14
レスト▶隣在歯
ポジション▶7時
動き▶親指に側方圧をかけた前腕回転運動（上下）

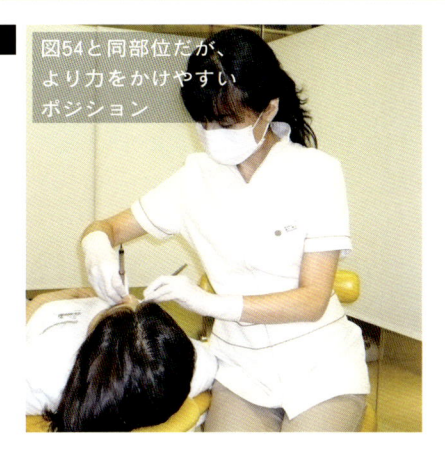

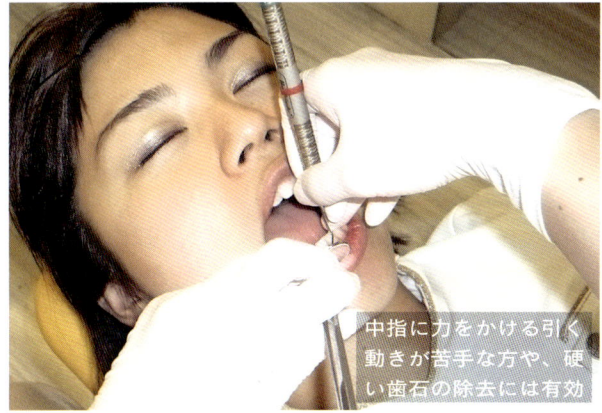

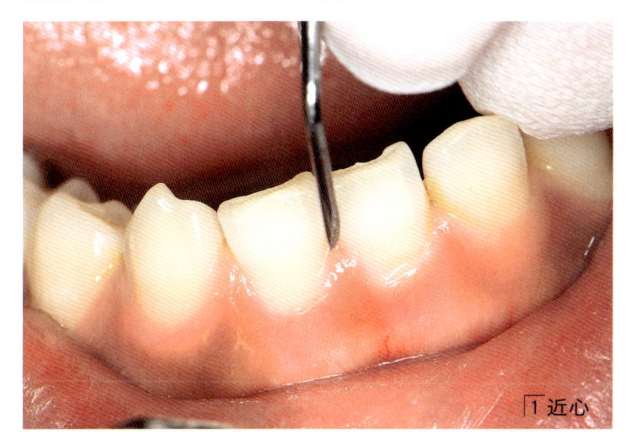

| 下顎前歯部 | 3-1 唇側 近心 | 1-3 唇側 遠心 |

患者の頭の向き▶やや右を向く
ヘッドレスト▶やや起こす
スケーラー▶#1、3、5、7、13
レスト▶隣在歯、対合歯
ポジション▶12〜1時
動き▶引く動き

図55　図54と同部位だがより力をかけやすいポジション

図56

中指に力をかける引く動きが苦手な方や、硬い歯石の除去には有効

1 近心

1 近心

113

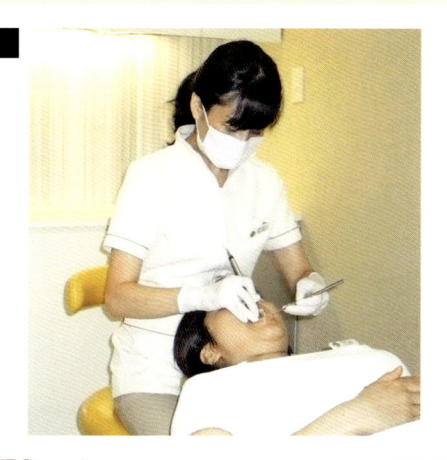

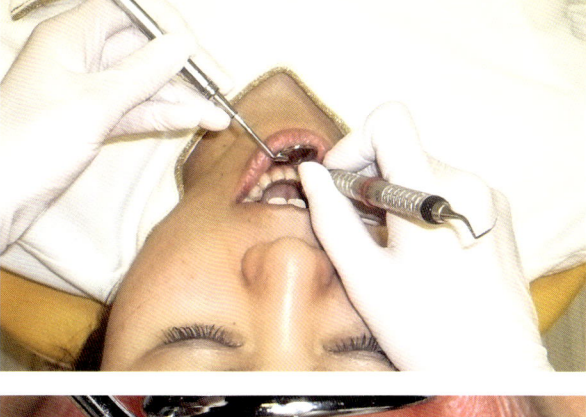

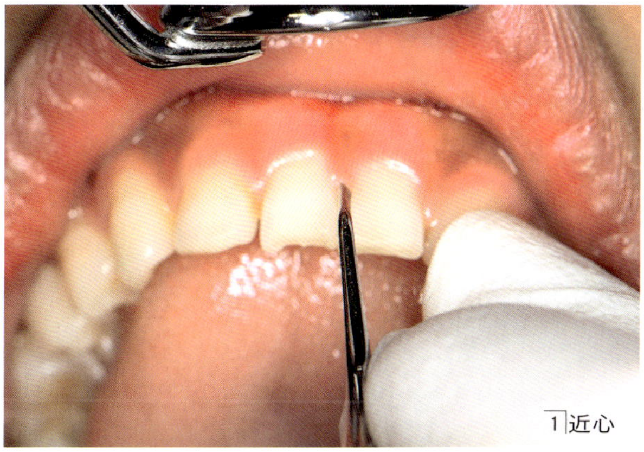

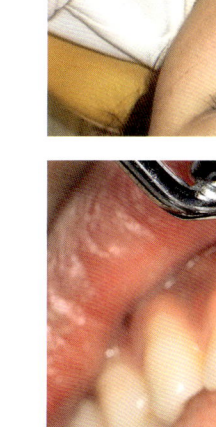

下顎前歯部 3−1 舌側 遠心 ｜ 1−3 舌側 近心

患者の頭の向き▶正面
ヘッドレスト▶前へ起こす
スケーラー▶#1、3、5、7、11
レスト▶隣在歯
ポジション▶ミラー視で12〜1時
動き▶中指に側方圧をかけた引く動き

図57

*施術部位が見えるように撮影

1 遠心

下顎前歯部 3−1 舌側 遠心 ｜ 1−3 舌側 近心

患者の頭の向き▶正面 or やや左を向く
ヘッドレスト▶前へ起こす
スケーラー▶#7
レスト▶隣在歯
ポジション▶ミラー視で7〜8時
動き▶親指に側方圧をかけた前腕回転運動（左右）

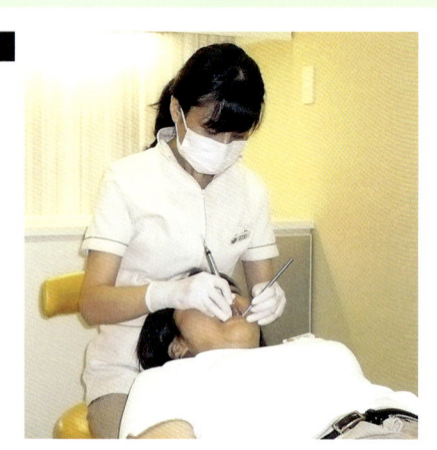

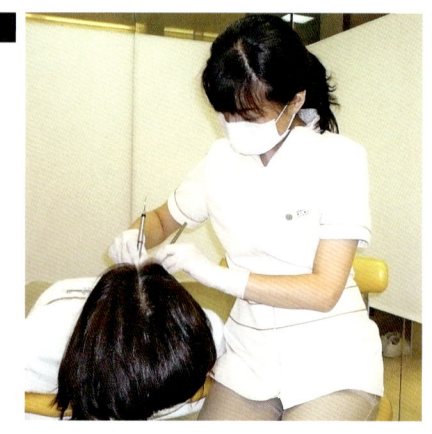

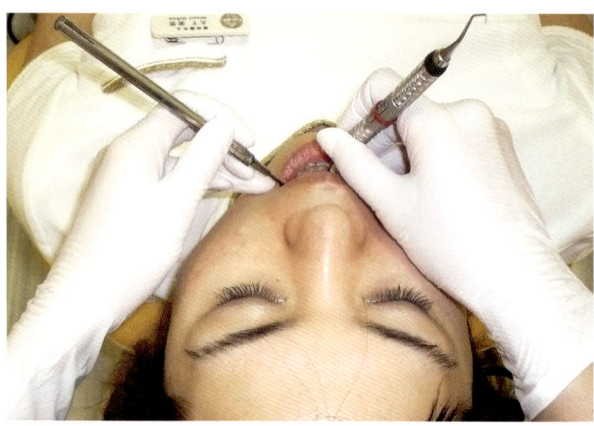

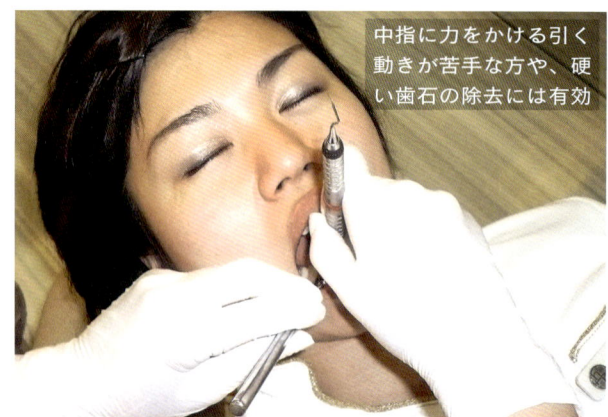

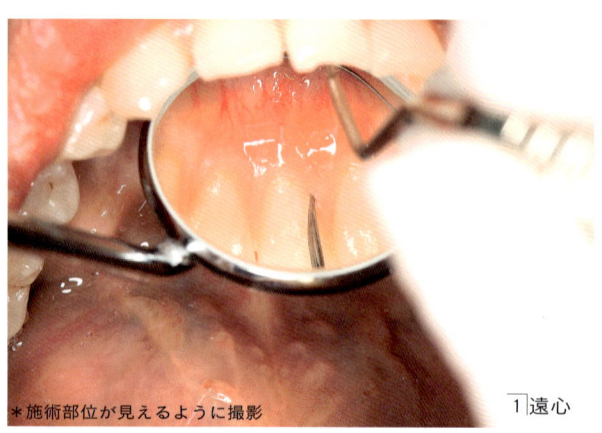

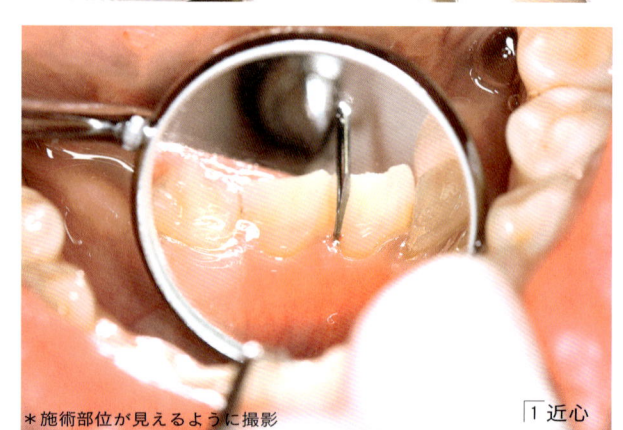

図58

中指に力をかける引く動きが苦手な方や、硬い歯石の除去には有効

*施術部位が見えるように撮影

1 近心

SRP（スケーリング・ルートプレーニング） 第3章

|下顎前歯部| 3－1 舌側 近心 | 1－3 舌側 遠心 |

患者の頭の向き▶正面
ヘッドレスト▶前へ起こす
スケーラー▶#2、4、6、8、14
レスト▶隣在歯
ポジション▶ミラー視で12〜1時
動き▶親指に側方圧をかけた前腕回転運動（上下）or 引く動き

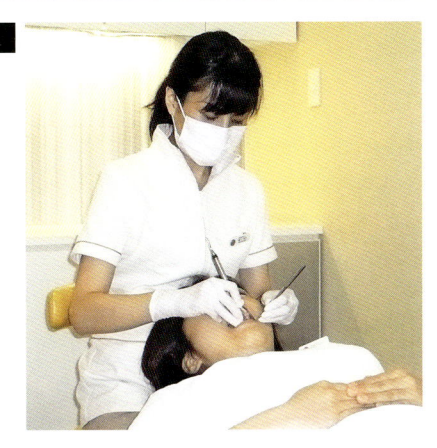

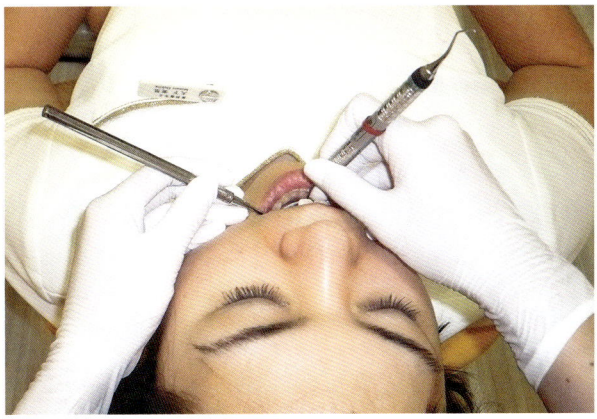

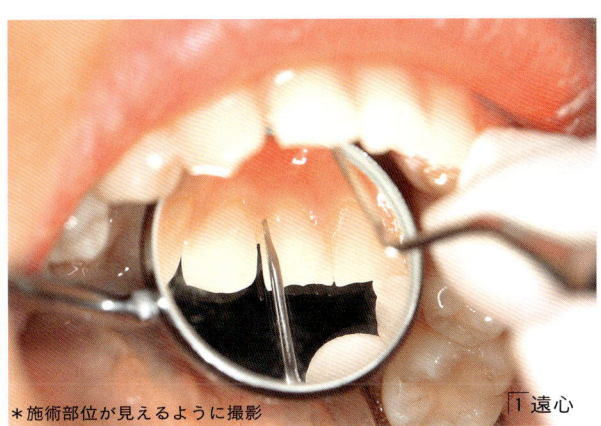

図59

＊施術部位が見えるように撮影　　1 遠心

下顎右側 7-4 頬側 遠心

患者の頭の向き▶正面
ヘッドレスト▶やや前へ起こす
スケーラー▶#14
レスト▶近心歯
ポジション▶7〜8時
動き▶親指に側方圧をかけた前腕回転運動（上下）

図60

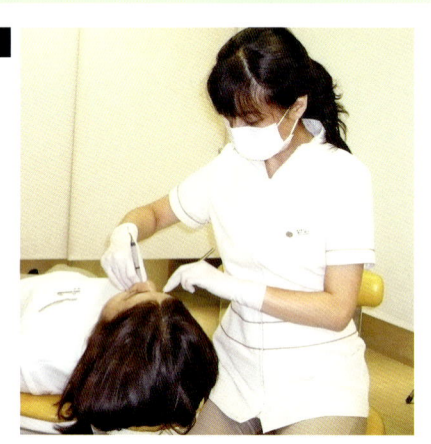

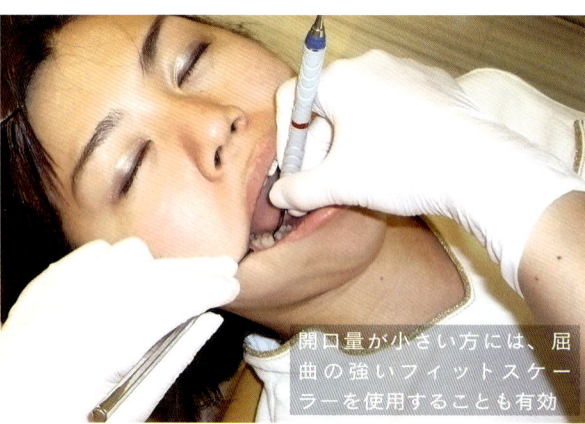

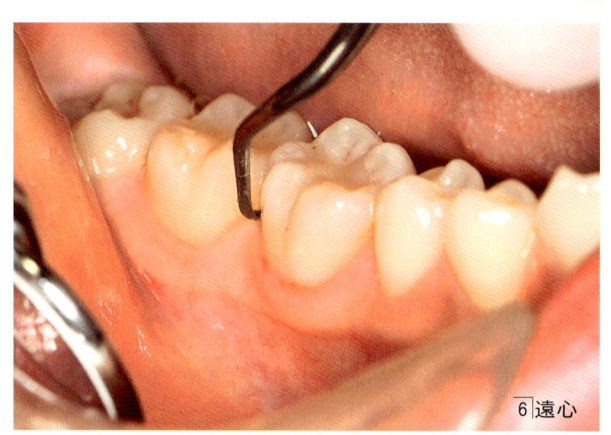

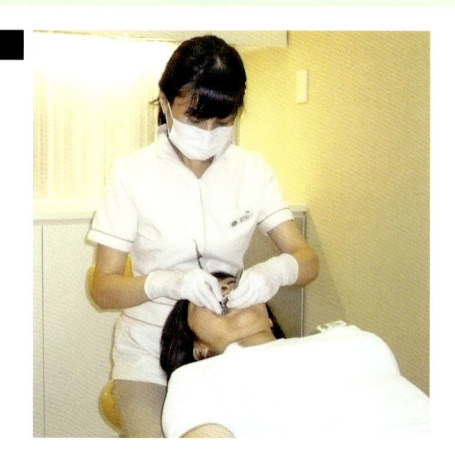

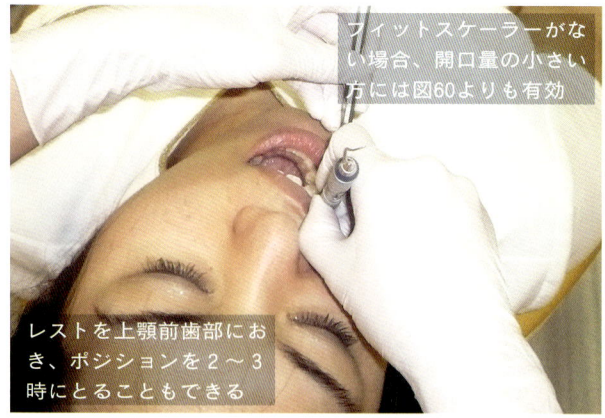

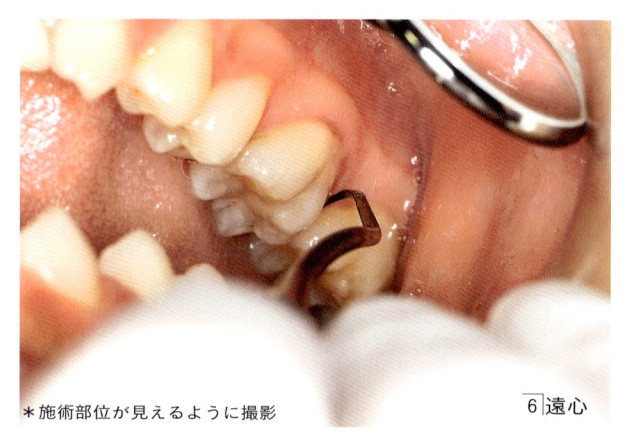

開口量が小さい方には、屈曲の強いフィットスケーラーを使用することも有効

6 遠心

下顎右側 7-4 頬側 遠心

患者の頭の向き▶正面
ヘッドレスト▶やや前へ起こす
スケーラー▶#14
レスト▶対合歯 or 口腔外
ポジション▶12〜1時
動き▶中指に側方圧をかけた引く動き

図61

フィットスケーラーがない場合、開口量の小さい方には図60よりも有効

レストを上顎前歯部におき、ポジションを2〜3時にとることもできる

＊施術部位が見えるように撮影

6 遠心

SRP（スケーリング・ルートプレーニング） 第3章

下顎右側 7－4 頬側 近心

患者の頭の向き▶正面
ヘッドレスト▶やや起こす
スケーラー▶#11
レスト▶頬側に左指を置いたフィンガーオンフィンガーor 口腔外
ポジション▶12〜1時
動き▶親指に側方圧をかけた前腕回転運動（左右）or 引く動き

図62

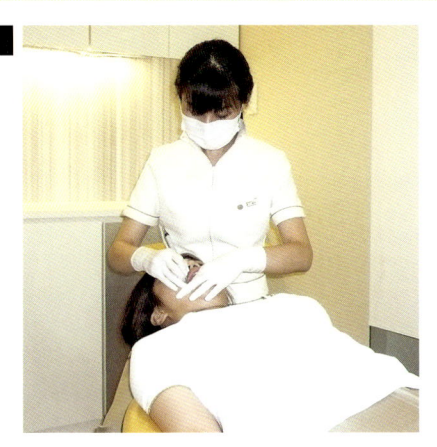

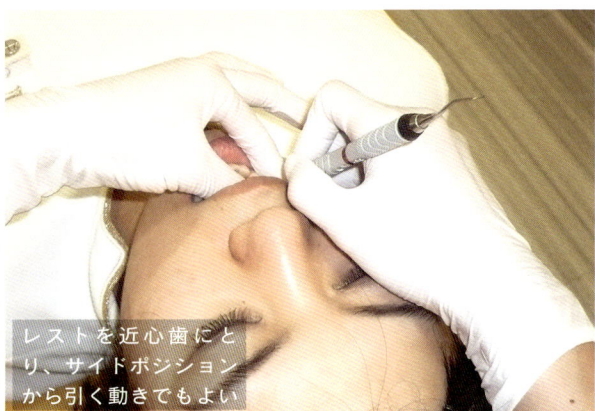

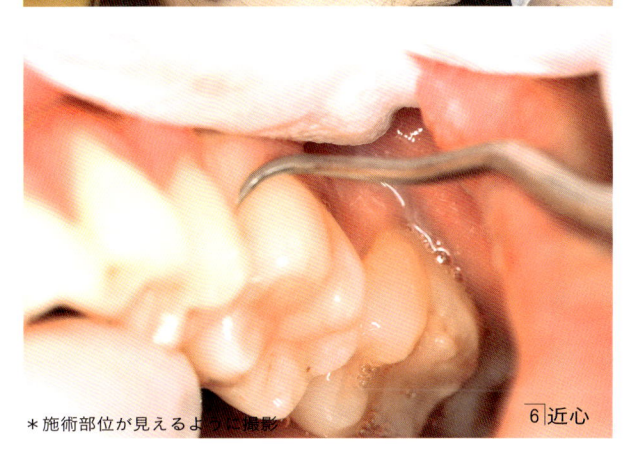

レストを近心歯にとり、サイドポジションから引く動きでもよい

＊施術部位が見えるように撮影　　6│近心

下顎右側 7－4 頬側 近遠心中央

患者の頭の向き▶正面
ヘッドレスト▶前へ起こす
スケーラー▶#11
レスト▶近心歯
ポジション▶7〜8時
動き▶引く動き or 水平ストローク

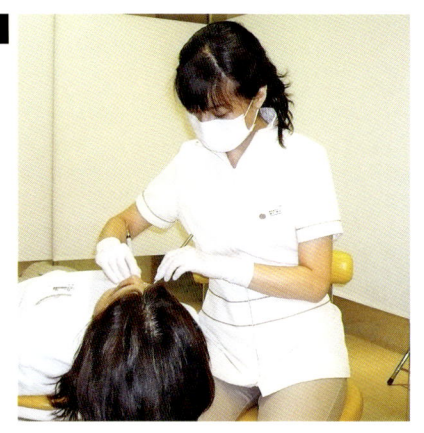

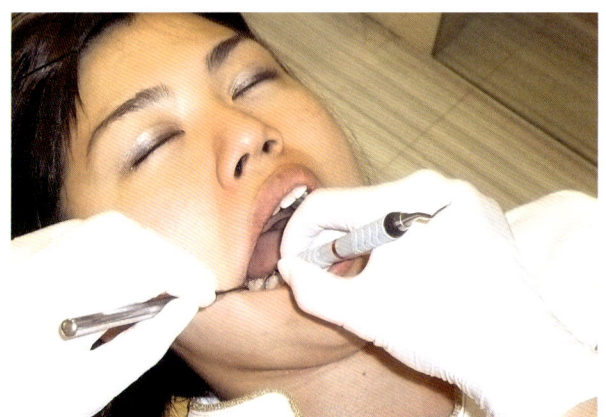

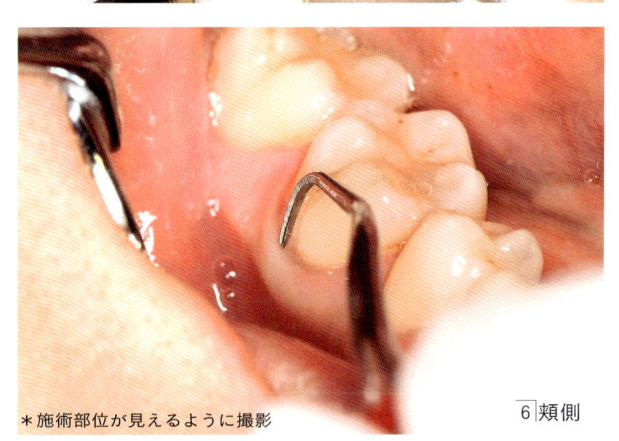

図63

＊施術部位が見えるように撮影　　6│頬側

117

| 下顎右側 | 7 - 4 舌側 遠心 |

患者の頭の向き▶右を向く
ヘッドレスト▶やや前へ起こす
スケーラー▶#13
レスト▶対合歯 or 口腔外（右頬骨あたり）
ポジション▶12〜1時
動き▶中指に側方圧をかけた引く動き

図64

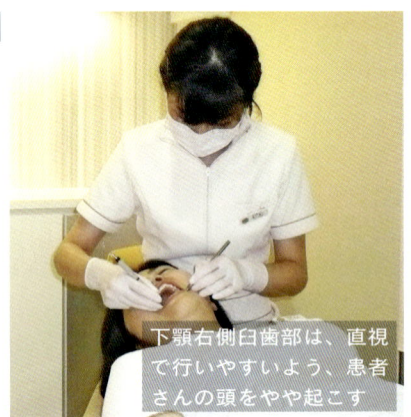

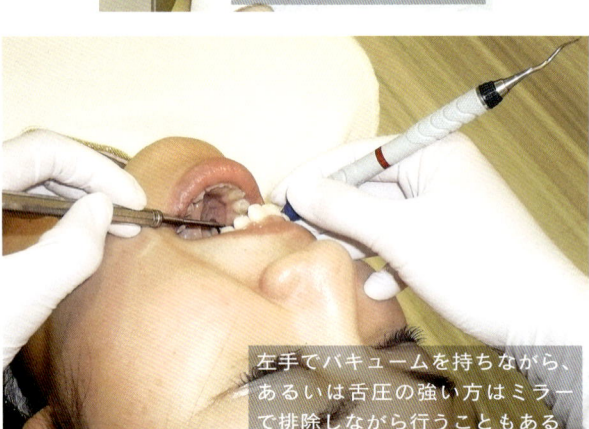

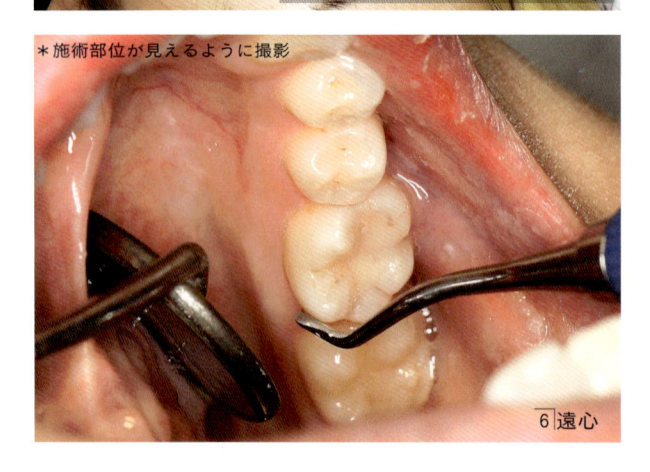

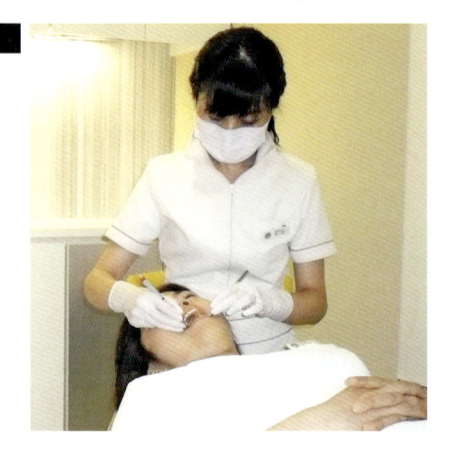

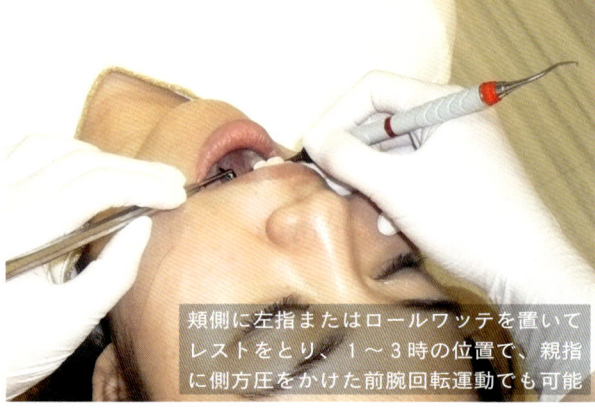

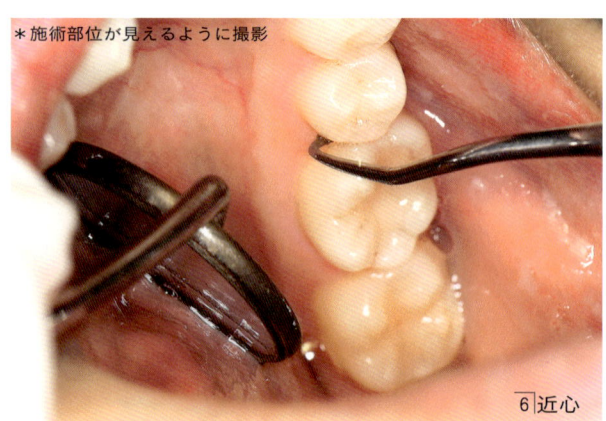

下顎右側臼歯部は、直視で行いやすいよう、患者さんの頭をやや起こす

左手でバキュームを持ちながら、あるいは舌圧の強い方はミラーで排除しながら行うこともある

＊施術部位が見えるように撮影

6 遠心

| 下顎右側 | 7 - 4 舌側 近心 |

患者の頭の向き▶右を向く
ヘッドレスト▶やや前へ起こす
スケーラー▶#12
レスト▶対合歯 or 口腔外（右頬骨あたり）
ポジション▶12〜1時
動き▶親指に側方圧をかけた引く動き

図65

頬側に左指またはロールワッテを置いてレストをとり、1〜3時の位置で、親指に側方圧をかけた前腕回転運動でも可能

＊施術部位が見えるように撮影

6 近心

SRP（スケーリング・ルートプレーニング） 第3章

下顎右側　7－4　舌側　近遠心中央

患者の頭の向き▶右を向く
ヘッドレスト▶前へ起こす
スケーラー▶#14
レスト▶術歯
ポジション▶12〜1時
動き▶親指に側方圧をかけた前腕回転運動（上下）

図66

＊施術部位が見えるように撮影

6 舌側

下顎右側　最後臼歯　遠心

患者の頭の向き▶やや右を向く
ヘッドレスト▶前へ起こす
スケーラー▶#13
レスト▶前歯部
ポジション▶7〜8時
動き▶引く動き or 親指と人差し指に側方圧をかけた水平ストローク

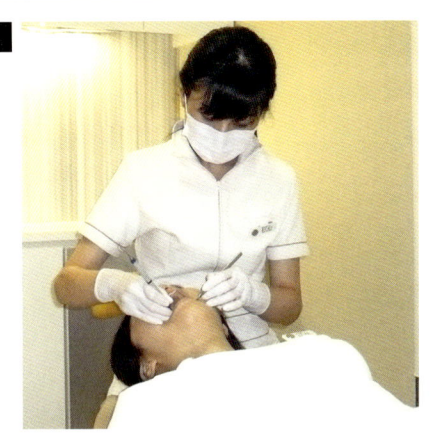

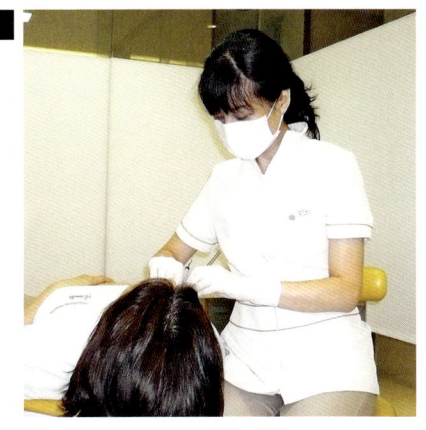

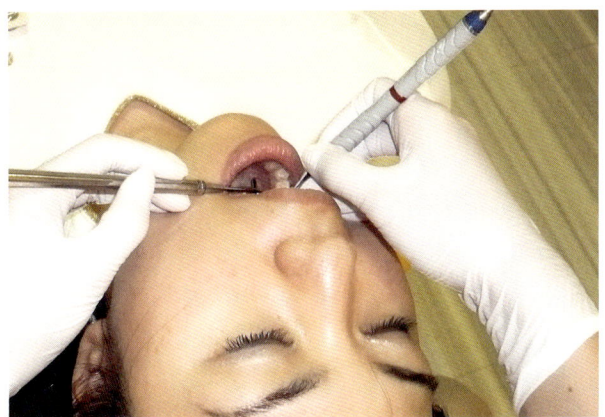

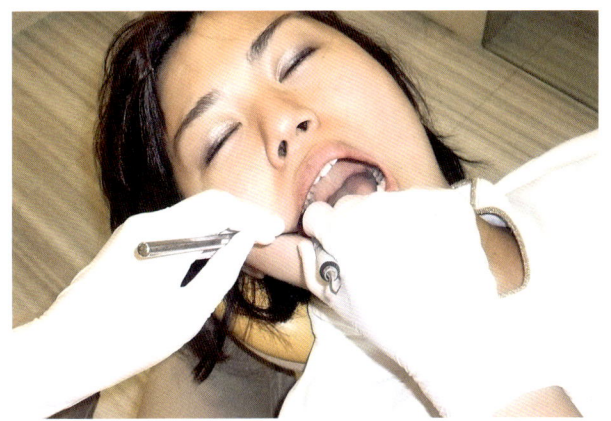

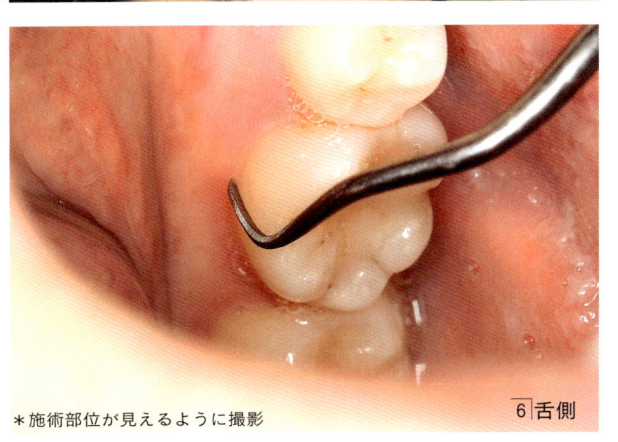

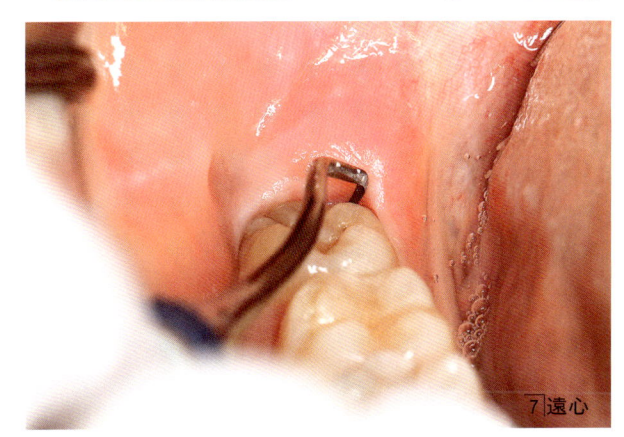

図67

7 遠心

119

下顎左側 4－7 頬側 遠心	下顎左側 4－7 頬側 近心
患者の頭の向き▶右を向く ヘッドレスト▶前へ起こす スケーラー▶#13 レスト▶近心歯 ポジション▶11～12時 動き▶親指に側方圧をかけた前腕回転運動（上下）or 引きの動き	患者の頭の向き▶右を向く ヘッドレスト▶前へ起こす スケーラー▶#12 レスト▶近心歯 ポジション▶11～1時 動き▶中指に側方圧をかけた引く動き

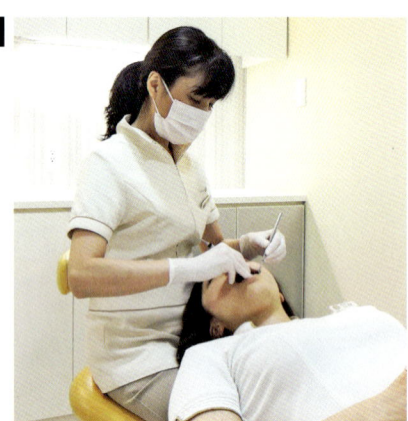

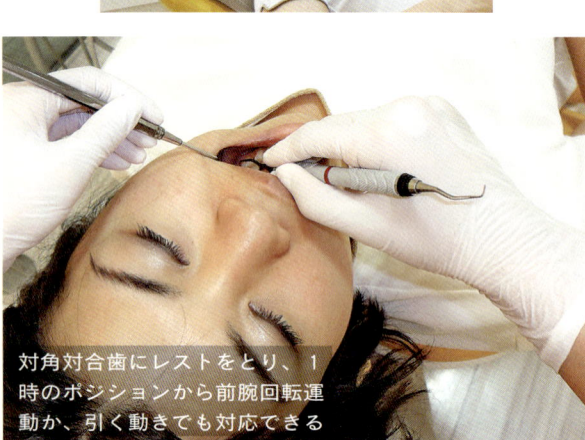

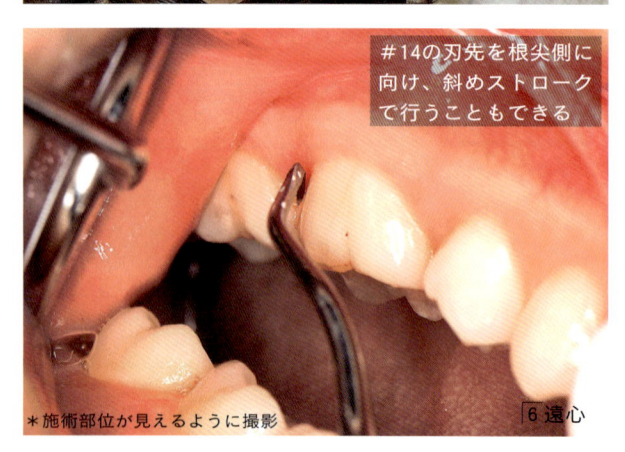

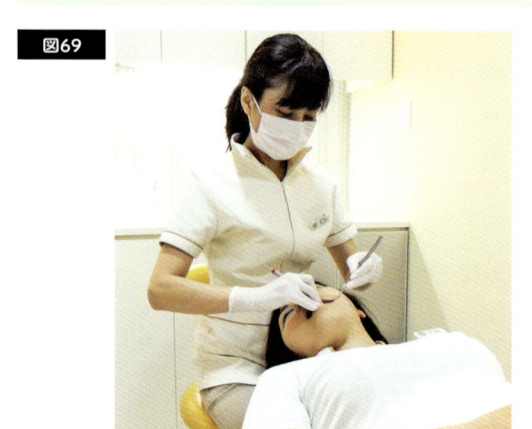

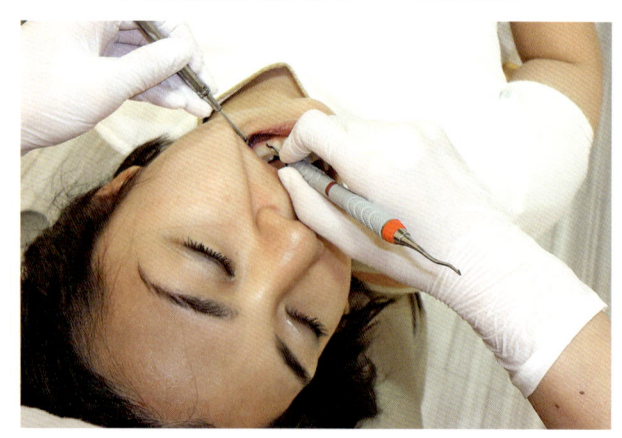

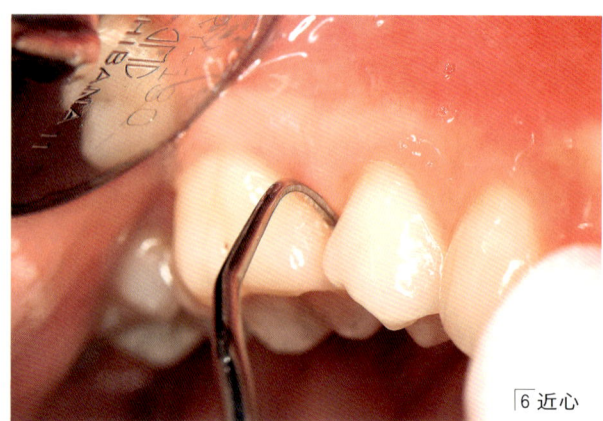

図68

対角対合歯にレストをとり、1時のポジションから前腕回転運動か、引く動きでも対応できる

#14の刃先を根尖側に向け、斜めストロークで行うこともできる

＊施術部位が見えるように撮影

6 遠心

図69

6 近心

SRP（スケーリング・ルートプレーニング） 第3章

下顎左側 $\boxed{4-7}$ 頬側 近遠心中央

- 患者の頭の向き ▶ 右を向く
- ヘッドレスト ▶ 前へ起こす
- スケーラー ▶ #12
- レスト ▶ 近心歯
- ポジション ▶ 11～1時
- 動き ▶ 親指に側方圧をかけた前腕回転運動（左右）

図70

＊施術部位が見えるように口角器を使用して撮影　$\boxed{6}$ 頬側

下顎左側 最後臼歯 遠心 隅角

- 患者の頭の向き ▶ 正面
- ヘッドレスト ▶ 前へ起こす
- スケーラー ▶ 頬側からアクセスする場合→ #7、13
  　　　　　　舌側からアクセスする場合→ #8、14
- レスト ▶ $\boxed{4\,5}$ 咬合面付近
- ポジション ▶ 8時
- 動き ▶ 頬側からの場合→水平ストローク
  　　　舌側からの場合→前腕回転運動（左右）

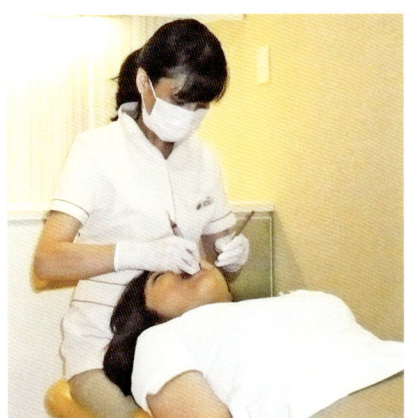

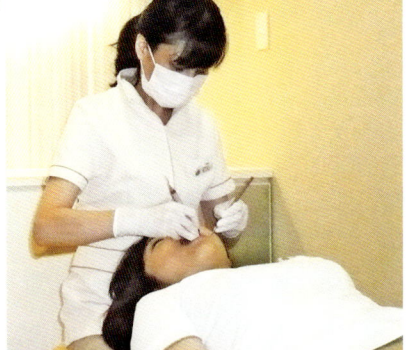

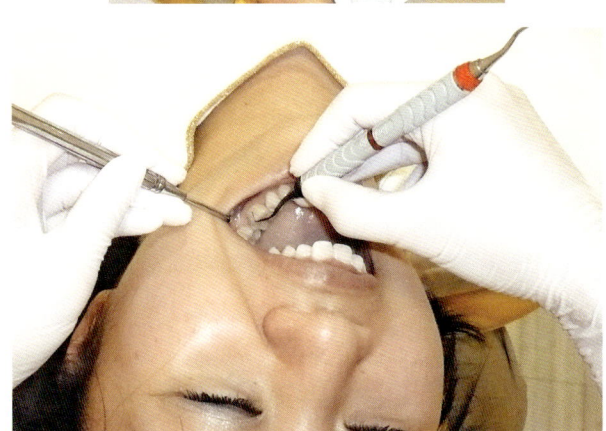

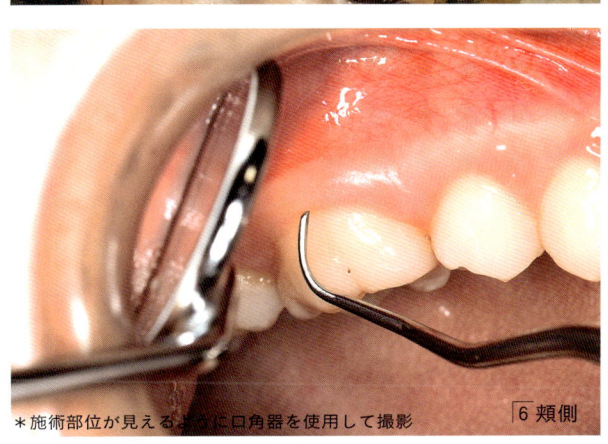

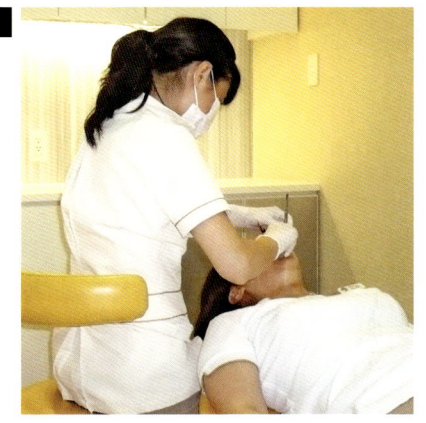

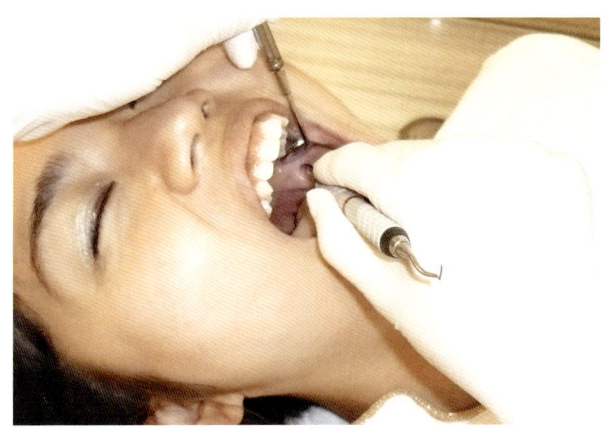

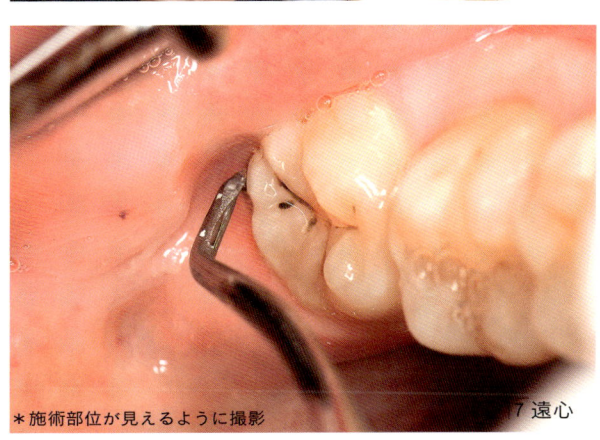

図71

＊施術部位が見えるように撮影　$\boxed{7}$ 遠心

121

| 下顎左側 | ⌐4 − 7 舌側 遠心 |

患者の頭の向き ▶ 左を向く
ヘッドレスト ▶ やや前へ起こす
スケーラー ▶ #14
レスト ▶ 近心歯
ポジション ▶ 10～11時
動き ▶ 親指に側方圧をかけた前腕回転運動（左右）

図72

下顎左側臼歯部は、左手のサポートやミラーテクニックを活用していく

＊施術部位が見えるように撮影　　⌐6 遠心

| 下顎左側 | ⌐4 − 7 舌側 近心 |

患者の頭の向き ▶ 左を向く
ヘッドレスト ▶ やや前へ起こす
スケーラー ▶ #11
レスト ▶ 近心歯
ポジション ▶ 7～8時
動き ▶ ミラーで舌を排除しながら親指に側方圧をかけた前腕回転運動（左右）

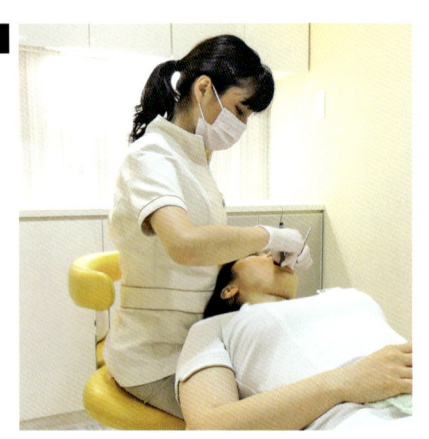

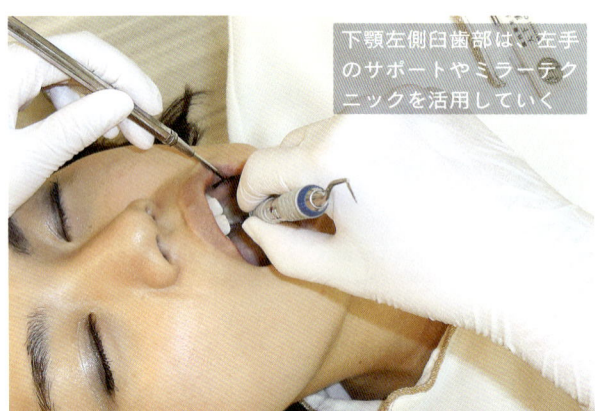

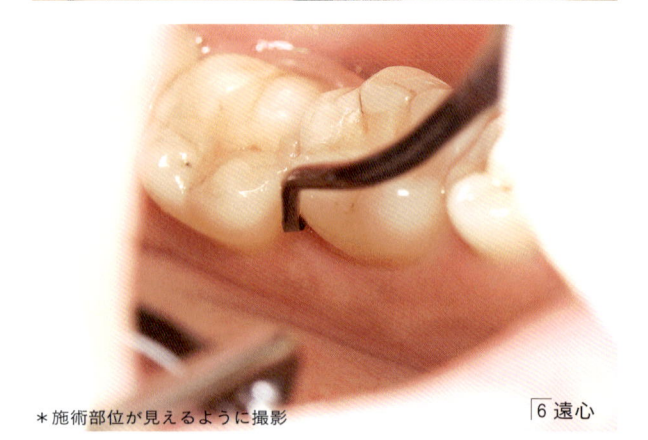

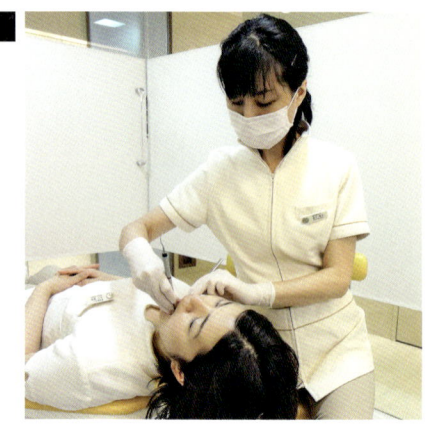

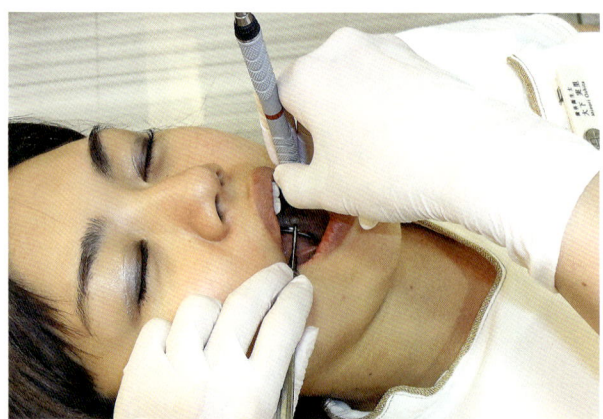

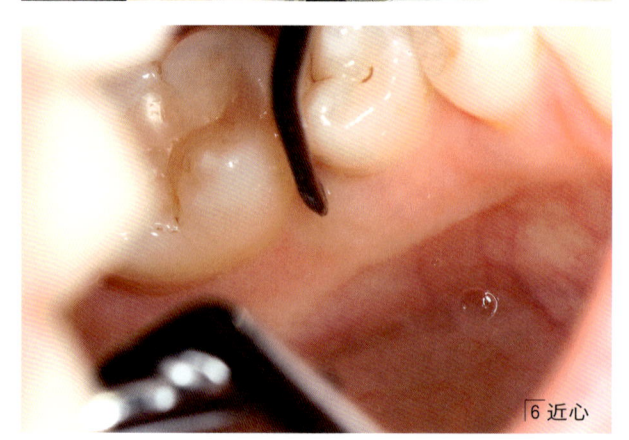

図73

⌐6 近心

SRP（スケーリング・ルートプレーニング） 第3章

| 下顎左側 | 4 — 7 | 舌側 | 近遠心中央 |

患者の頭の向き▶左を向く
ヘッドレスト▶やや前へ起こす
スケーラー▶#7、11
レスト▶近心歯
ポジション▶7〜8時
動き▶水平ストローク

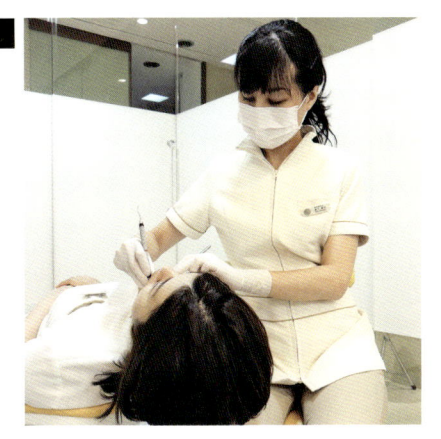

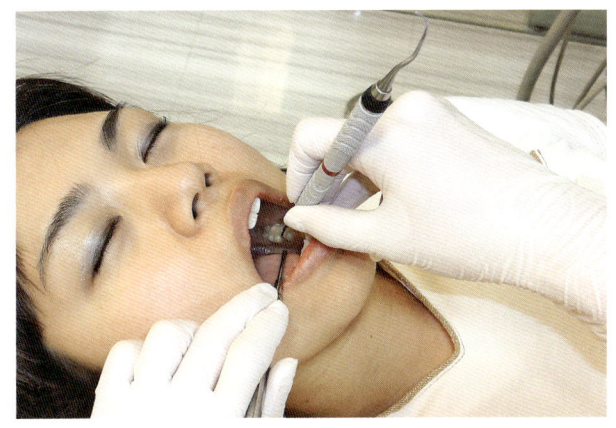

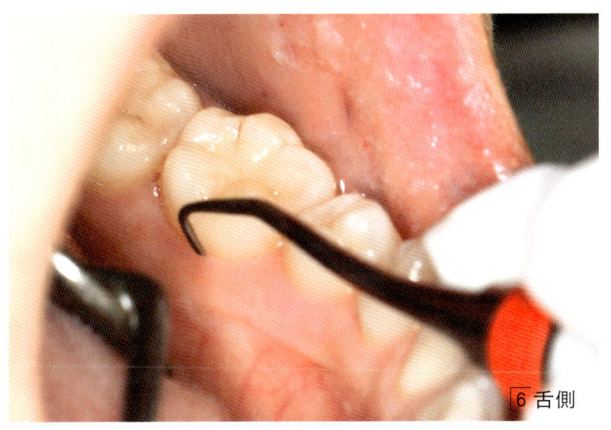

図74

6 舌側

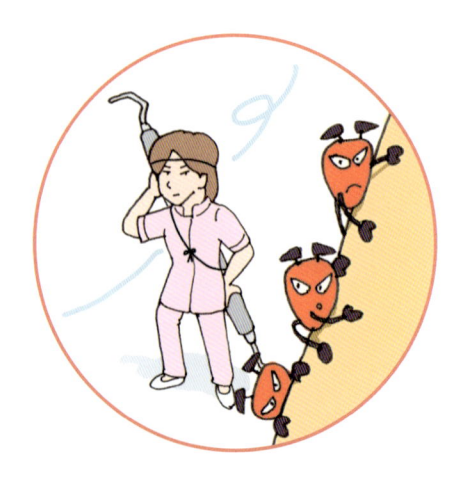

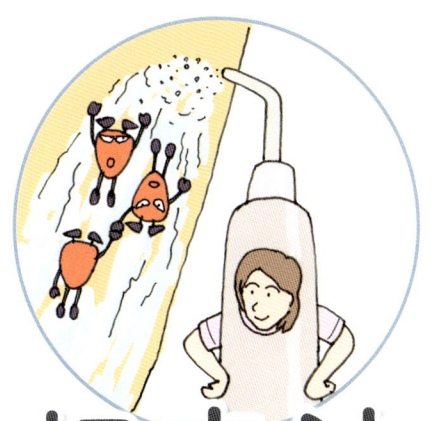

第4章
超音波スケーリング

① 総論

② 超音波スケーリングの実際

第4章 超音波スケーリング

1 総論

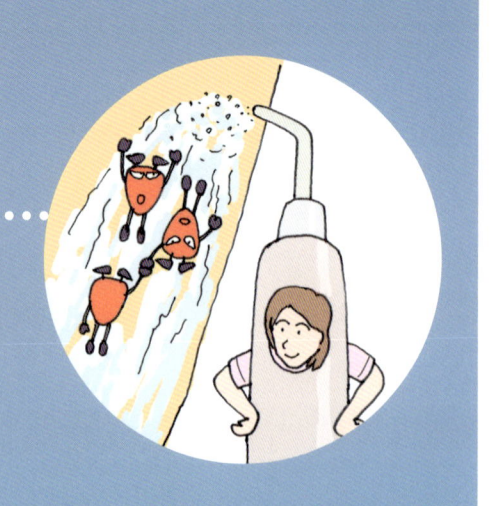

山本浩正

　手用スケーラーに比べて超音波スケーラーの進歩は目を見張るものがあります。グレーシーキュレットの独壇場であったSRPでも、そのトップの座を脅かしつつあるといっていいでしょう。金属の塊でしかない手用スケーラーと違って、さまざまなテクノロジーを駆使できる超音波スケーラーはこれからも更なる進歩を遂げることと思います。

　本章では現時点における超音波スケーラーの能力を最大限発揮できるような応用について解説します。

1 超音波スケーラーの原理

　テクノロジーの粋を集めた超音波スケーラーといっても、50年以上の歴史があります。そもそも超音波が歯科に応用されたのはう窩の形成が最初ですが、1955年には歯石の除去に超音波が使われています[1]。最初は超音波スケーラーの効果については意見が分かれていたようですが[2,3]、1960年代に入ってからは一定の効果は認められるも、滑沢な根面はできないので仕上げに手用スケーラーでルートプレーニングをする必要があるだろうと考えられていました[4]。その後、超音波スケーラーの進歩もあって手用スケーラーと遜色の無い治療結果が得られると考えられるようになりました。

　超音波スケーラーはその発振原理により2種類に分かれます。1つはピエゾ電流式(piezoelectric type)、そしてもう1つが電磁式(magnetostrictive type)と呼ばれるものです[5]。

　製品の数やシェアーから考えると現在の主流はピエゾ電流式です。これは逆圧電効果を利用し、水晶等の結晶に電流を流すことで一定の振動数で発振することを応用したものです。電池で動くクオーツ時計等も同じ原理で動いています。それに対して電磁式はコイルに電流を流すことで発振するものです。

第4章 超音波スケーリング

ちなみにエアスケーラー(air scaler)はタービンと同じように圧縮空気で振動しますので機械式といえます。超音波スケーラーはそういう意味では電動式です。

さて超音波スケーラーの振動数は製品によってまちまちですが、大体25,000〜42,000Hzくらいで、振幅は10〜100μmといわれています。エアスケーラーの場合の振動数は超音波スケーラーの十分の一くらいで、2,000〜6,000Hzです。それでは超音波スケーラーのチップはどのように動いているのでしょう?

従来、ピエゾ電流式は直線的あるいは直線に近い楕円形で、電磁式は楕円形、エアスケーラーは楕円形から円形といわれていました。つまりピエゾ電流式、電磁式、エアスケーラーの順に直線形から円形になっていくというわけです。しかしながら最近の三次元解析の研究によると[6]、ピエゾ電流式でも電磁式でも楕円形をしており、根面に触れるとその楕円が細長くなることがわかってきました。その楕円はチップの先にいけばいくほど細長いので、直線に近くなっています(図1)。つまり、やはり根面に当てる方向に気をつける必要があるようです。

2 手用スケーラーとの比較(図2)

キュレットを代表とする手用スケーラーと超音波スケーラーを比較した研究は数多く発表されていますが、結果に関しては大同小異です。どちらが優位かは条件設定によって変わるからです。歯石の除去効果にしても、内毒素の除去効果にしても、また根面への傷の付き方にしてもそんなに大きな差は出てきませんし、出てくるとすれば条件設定に問題があると思われます。ただ、いろいろな研究発表を鳥瞰してみますと、超音波スケーラーに軍杯が上がりそうな点が2つあります。1つが根面デブライドメントにかかる**時間**で、キュレットに比べて超音波スケーラーは三分の二から半分の時間で終えることができます。ピエゾ電流式の方が電磁式よりも時間が短いという報告もありますが、コンセンサスには至っていません。

もう1つ超音波スケーラーが有利な点は、**根分岐部病変に対する効果**です。これはチップの開発とともにますます差が出てくるのではないでしょうか?

図1 超音波スケーラーチップの動き

図1 ピエゾ電流式は直線に近く、電磁式は楕円形に近いと従来言われていたが、どちらのタイプもほぼ楕円形に近く、根面に触れるとそれが直線的になることがわかってきた。

図2 超音波スケーラーの利点

超音波スケーラー優勢
① 時間短縮
② 根分岐部に対する効果

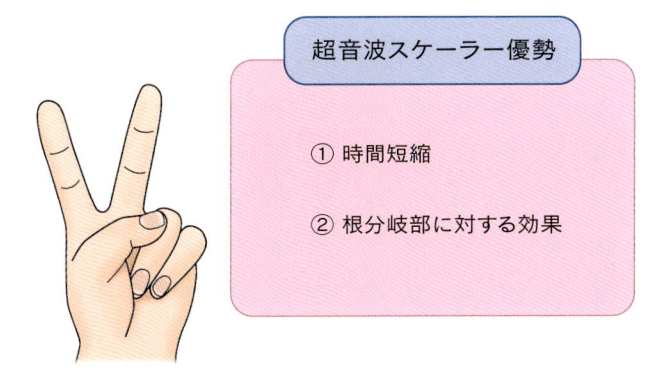

図2 手用スケーラーに比べて超音波スケーラーが有利な点。

キュレットはアクセスにも問題があるだけでなく、有効なストロークが難しいという欠点があります。これは歯石の先からかき上げるストロークしかできないキュレットの宿命で、キュレットの開発で解決できる問題ではなさそうです[7]。

3 超音波スケーラーの歯周治療における位置づけ

第3章でキュレットをはじめとする手用スケーラーは歯周動的治療で主役になると解説しました。それでは超音波スケーラーはどうでしょう？ 結論から言いますと、超音波スケーラーは歯周治療全般にわたって使えることが特徴です。主役になることもあれば、脇役になることもあります。

歯周動的治療ではキュレットの補佐役をすることもあれば、主役を張ることもあります。要は臨機応変にキュレットと超音波スケーラーのいいところ取りすればいいわけで、各歯科衛生士の好みも当然反映されます。時間的制約があったり、2度や3度の根分岐部病変には超音波スケーラーが有利ですし、頑固な歯石には良く切れるキュレットの方が有利でしょう。

歯肉縁下歯石は歯周動的治療でかなり除石されていますので、メインテナンスではキュレットの出番は減るはずです。もちろんどこかに残石が見つかった時に部分的に使うことはあるでしょうが、患者さんの知覚過敏が強かったり、超音波振動が辛くない限り、超音波スケーラーが主役になります。この場合、細菌バイオフィルムを破壊することが目的ですので、パワーの設定やチップの選択等は歯周動的治療の時と変更することが多いでしょう。

図3 ポビドンヨードの使い方

ポビドンヨードの使い方

① 0.1〜1.0％の濃度

② 6mm以上のポケット

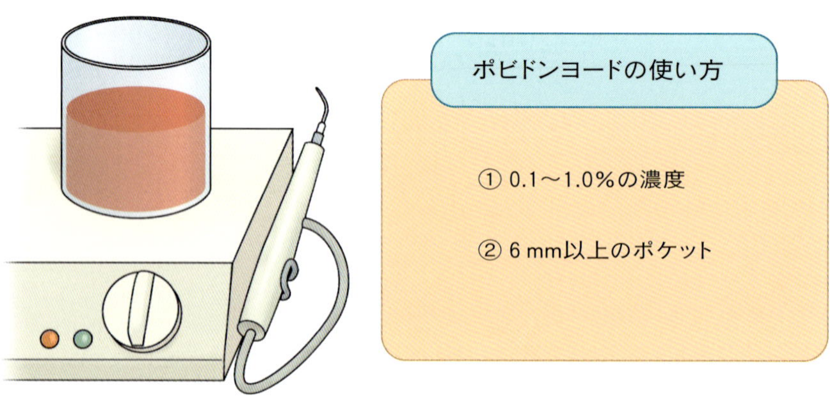

図3 イソジンでうがいをしても大丈夫かスクリーニングしてから、0.1〜1.0％の範囲の濃度で、深いポケットに対して使用する。濃度が低すぎたり、中等度程度のポケットであれば水と効果が変わらない。

4 薬液の併用

　ボトル給水タイプの超音波スケーラーでは、ボトルの中にいれるものを工夫できます。水道水が基本ですが、水温が低いために知覚過敏が出やすい患者さんではお湯を使うことができます。また水の変わりに薬液を使うという選択肢もあります。超音波スケーリングに使う薬液の効果の報告は少ないのですが、クロールヘキシジンやポビドンヨード等が候補として挙げられます[8]。たんぱく質による不活化の影響を考えると、歯肉縁下への使用に関してはポビドンヨードに軍杯が上がるようですが、その差はおそらく微々たるものです。水でも十分な効果が得られるのが超音波スケーラーの特徴ですので、水を薬液に替えると劇的に効果が上がるというわけではありません。ちなみにポビドンヨードを使う場合は、濃度は0.1～1.0％で、6mm以上の深いポケットに対して有効といわれています（図3）。次亜塩素酸のような強アルカリを使う方法も提案されていますが、本原稿執筆時点でデザインされた研究結果が出ておらず、否定も肯定もできない状況です。

参考文献

1. Zinner DD. Recent ultrasonic dental studies, including periodontia, without the use of an abrasive. J Dent Res 1955；34：748-749.
2. Johnson WN, Wilson JR. The application of the ultrasonic dental unit to scaling procedures. J Periodontol 1957；28：264-271.
3. Burman LR, Alderman NE, Ewen SJ. Clinical application of ultrasonic vibrations for subgingival calculus and stain removal. J Dent Med 1958；13：156-161.
4. Stende GW, Schaffer EM. A comparison of ultrasonic and hand scaling. J Periodontol 1961；32：312-314.
5. Lea SC, Walmsley AD. Mechano-physical and biophysical properties of power-driven scalers: driving the future of powered instrument design and evaluation. Periodontol 2000 2009；51：63-78.
6. Lea SC, Felver B, Landini G, Walmsley AD. Three-dimensional analyses of ultrasonic scaler oscillations. J Clin Periodontol 2009；36（1）：44-50.
7. Oda S, Nitta H, Setoguchi T, Izumi Y, Ishikawa I. Current concepts and advances in manual and power-driven instrumentation. Periodontol 2000 2004；36：45-58.
8. Walker CB, Karpinia K, Baehni P. Chemotherapeutics: antibiotics and other antimicrobials. Periodontol 2000 2004；36：146-165.

第4章 超音波スケーリング

2 超音波スケーリングの実際

小松英理香

　超音波スケーラーは、発する音や振動、知覚過敏などの不快感で、患者さんからは"敬遠されがちなインスツルメント"と思いがちですが、私たち術者がその操作を誤らなければ、患者さんにとって爽快感の得られる"気持ちの良いインスツルメント"として活躍してくれます。

　どんなインスツルメントを使用する場合でも、基本が大切です。基本をしっかり理解したうえで、自分に合った方法や患者さんにとって、より快適な施術方法を追求し、そのテクニックを磨いていくことが大切だと思います。患者さんを思いやる気持ちを大切にし、治療の快適化、効率化を目指して上手に超音波スケーラーを活用しましょう。

1 超音波スケーラーを使用するメリット

　超音波スケーラーは、手用スケーラーのように特別な技術を必要としません。そのため、誰でも容易に手にできるインスツルメントの1つだと思います。しかし、私たち術者が正しい知識を持って使用しなければ、本来どんなにメリットの多いインスツルメントでも、デメリットを生む結果になりかねないので注意したいものです。

1．時間の短縮

　歯石やプラーク、ステインなどの沈着物を短時間で除去することができ、私たち術者の疲労を大幅に軽減することができます。患者さんの開口時間も減少し、患者さんの疲労軽減にもつながります。患者さんの疲労や苦痛をより少なくすることで、信頼関係も深まるはずです。時間が短縮することで施術範囲を拡大できれば、患者さんの来院回数を少なくす

ることもできます。さらには、短縮できた時間を患者さんとのコミュニケーションの時間に費やすこともできます。特に歯周基本治療では、無理のないペースで処置を行う配慮をするだけではなく、その後のメインテナンスにスムーズに移行できるよう、患者さんの気持ちをていねいに確認しながら行いたいものです。

2．操作性

　超音波スケーラーは、歯周基本治療時のスケーリング、メインテナンス時のバイオフィルム破壊にも使用頻度が高く、とても重宝します。使用する目的や状況に応じてチップの選択ができるよう、形態や素材はさまざまなものがあり、プローブのように細長いメタルチップは、深いポケットや幅の狭いポケットへも容易に到達します（図1）。根の離開度が狭く、ハンドスケーラーでは挿入が難しい根分岐部にも到達性を良くした、ファーケーションプローブのようなタイプもあります。ハンドスケーラーではストロークの難しい状況でも、超音波スケーラーであれば、チップを適切に選択することで、容易に施術することができます。

3．安全性

　超音波スケーラーは、正しく使用すれば軟組織や根面に対してダメージを与えず、安全に施術を行うことができます。安全性の面だけでなく、患者さんへの不快感を少なくするためにも、適切なパワーや、チップの選択、当て方は重要です。誤った使い方をすれば、私たち術者の手によって審美性を損うばかりでなく、プラークの停滞しやすい環境を作ってしまうこともあります（図2）。

図1 超音波スケーラー

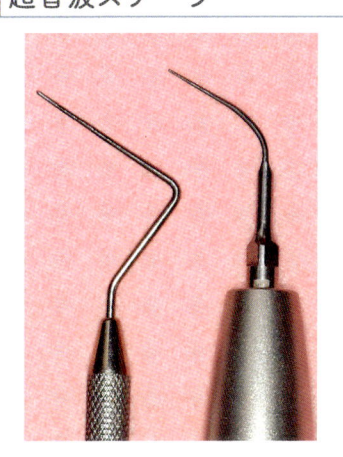

図1　プローブと超音波スケーラー（ピエゾンマスター600、チップは「PL3」、松風）。プローブとほぼ変わらない形態で、深いポケットや狭いポケットにも安易に到達可能。

図2 超音波スケーラーによる傷

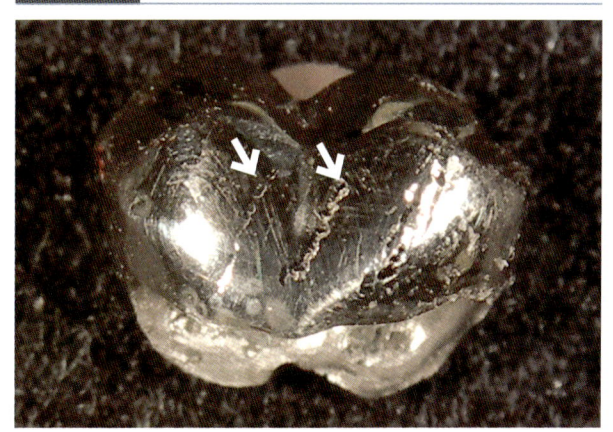

図2　メタルチップによる傷。メタルチップが補綴物やインプラントに当たると傷がついてしまう。同じチップでも、モードやパワーの強弱によって傷のつき方は違う。

2 超音波スケーラーのチップの選択

　超音波スケーラーのチップは、用途に応じて形態や素材などが異なり数多くの種類があります。メーカーによってもそれぞれバリエーションに富んでいます。さまざまなチップの特徴を把握して、目的に合わせて選択することで、安全に効率よく使うことができます。

1．メタルタイプ

　メタルタイプにはさまざまな形態のチップがあり、種類も一番豊富です。深いポケットにもアクセスしやすいチップ（図3-a）、根分岐部や臼歯部近遠心隅角部などの適合の難しい部分に無理なく適合するチップ（図3-b）もあります。チップの断面積が広くなるほど、振動は伝わりやすくなるので、多量に沈着した歯石やステインを除去する場合には、面積の広いチップが適しています（図3-c）。

2．ダイヤモンドコーティングタイプ

　メタルチップの先端部分を超微粒子ダイヤモンドで仕上げたものです。手用スケーラーではストロークが困難な面積が狭い部分でも、ストロークせずにルートプレーニングができます。根近接部位、叢生

図3　チップ——メタルタイプ

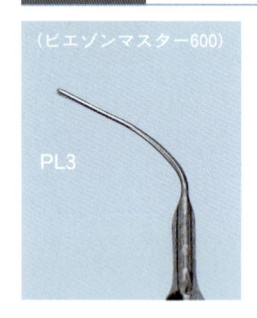

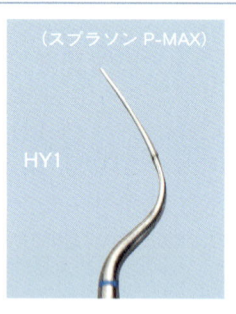

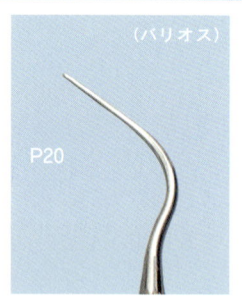

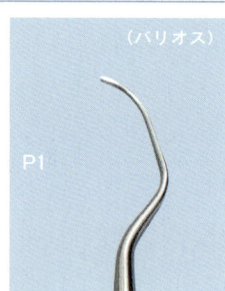

（ピエゾマスター600）PL3　（スプラソンP-MAX）HY1　（バリオス）P20　（バリオス）P1

図3-a　よく使用されるチップ。細長い形態で、深くて狭いポケットにも容易に到達でき、メインテナンス時のイリゲーションには最適。HY1は先端から10mmの部分にマーキングがしてあり、チップが細いので探知もしやすい。

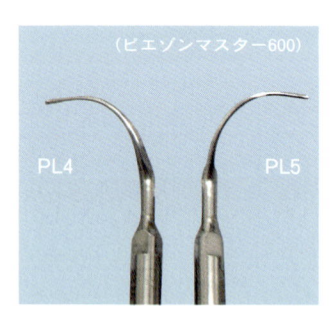

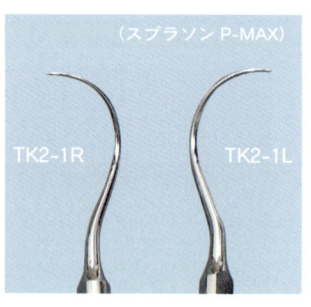

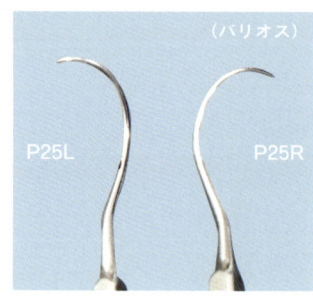

（ピエゾマスター600）PL4　PL5　（スプラソンP-MAX）TK2-1R　TK2-1L　（バリオス）P25L　P25R

図3-b　根分岐部用チップ。ファーケーションプローブのように湾曲した形態。手用スケーラーの挿入が難しく、根の離開度が小さい根分岐部にも容易に届く。臼歯部の近遠心や隅角部の操作にも適している。PL4、PL5は先端にWHOプローブのようなボールがついている。

（ピエゾマスター600）A　（バリオス）G1

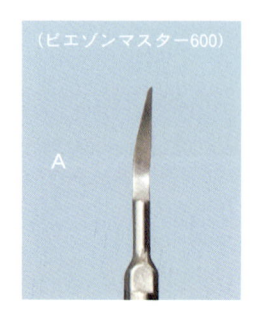

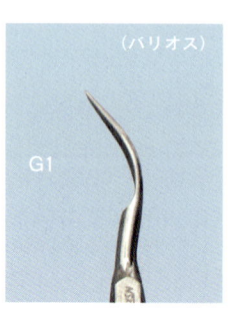

図3-c　断面積の広いメタルチップ。断面積が広くなると、歯肉縁下への挿入は困難になるので、主に歯肉縁上歯石やステインの除去に適している。

超音波スケーリング 第4章

部、根分岐部などに適しています（図4）。

3．シャープエッジタイプ

キュレットスケーラーのような刃のついたタイプで、ポケット内へのスムーズな挿入が可能です。硬く、多量に沈着した歯石を素早く剥がしていきます（図5）。エッジが鈍くなったときは、メーカーによりキュレットスケーラーと同じようにシャープニングができるものもあります。ただし繰り返しシャープニングを行うことによって、細く短くなったチップは強度が落ち、口腔内で破損する可能性もあります。使用する前には、チップの形態をよく確認してから使用するようにしましょう。

4．プラスチックタイプ

インプラントや補綴物など、傷を付けずにプラークや歯石を除去したいときに適しています。また、知覚過敏を起こしやすい部分や、根面などのデリケートな部分にも活躍してくれます（図6）。

図4　チップ──ダイヤモンドコーティングタイプ

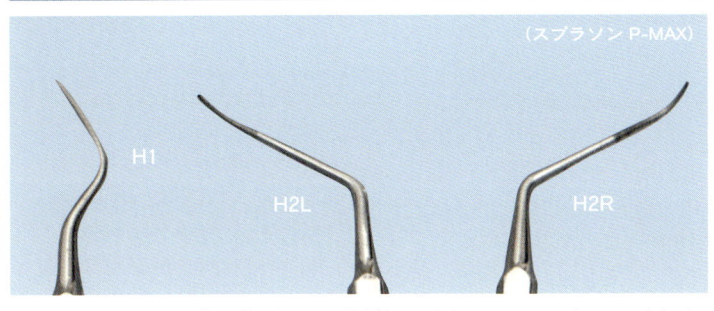

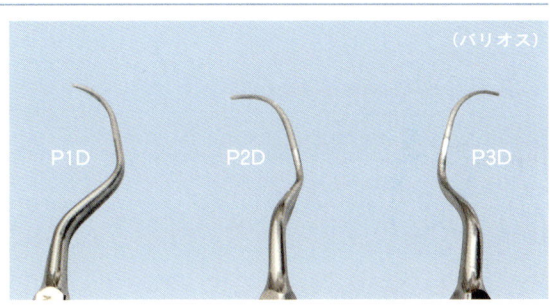

（スプラソン P-MAX）H1、H2L、H2R
（バリオス）P1D、P2D、P3D

図4　メタルチップにダイヤモンドが加工されている。ストロークしなくても軽くタッチさせるだけで、容易に歯石を除去できる。

図5　チップ──シャープエッジタイプ

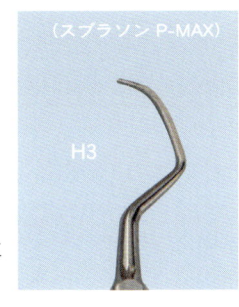

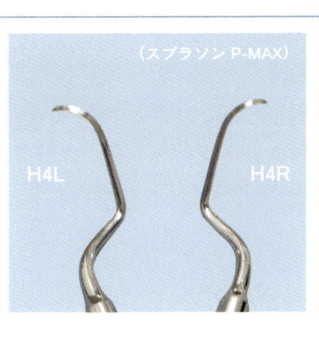

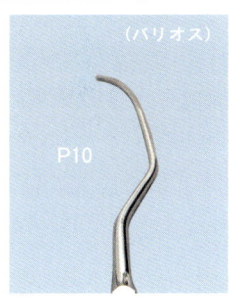

（スプラソン P-MAX）H3、H4L、H4R
（バリオス）P10

図5　H3とP10はユニバーサルタイプ（両刃）。H4L、H4Rはグレーシーキュレットのように片刃。

図6　チップ──プラスチックタイプ

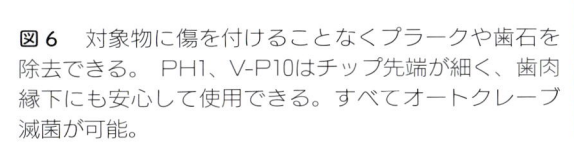

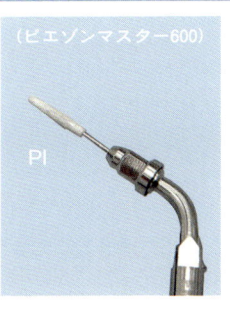

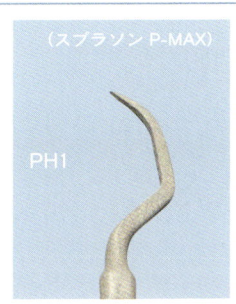

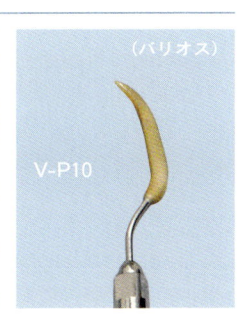

（ピエゾンマスター600）PI
（スプラソン P-MAX）PH1
（バリオス）V-P10

図6　対象物に傷を付けることなくプラークや歯石を除去できる。PH1、V-P10はチップ先端が細く、歯肉縁下にも安心して使用できる。すべてオートクレーブ滅菌が可能。

5．チップの選択方法

　チップは目的に合わせて選択をすれば、とても効率的に施術を行うことができます。それにはまず、どの部位に、どのような効果を期待して使用するのかを見極める必要があります。フローチャート（図7）を参考に、自分のお気に入りのチップを探してみてください。

図7　チップ選択のためのフローチャート

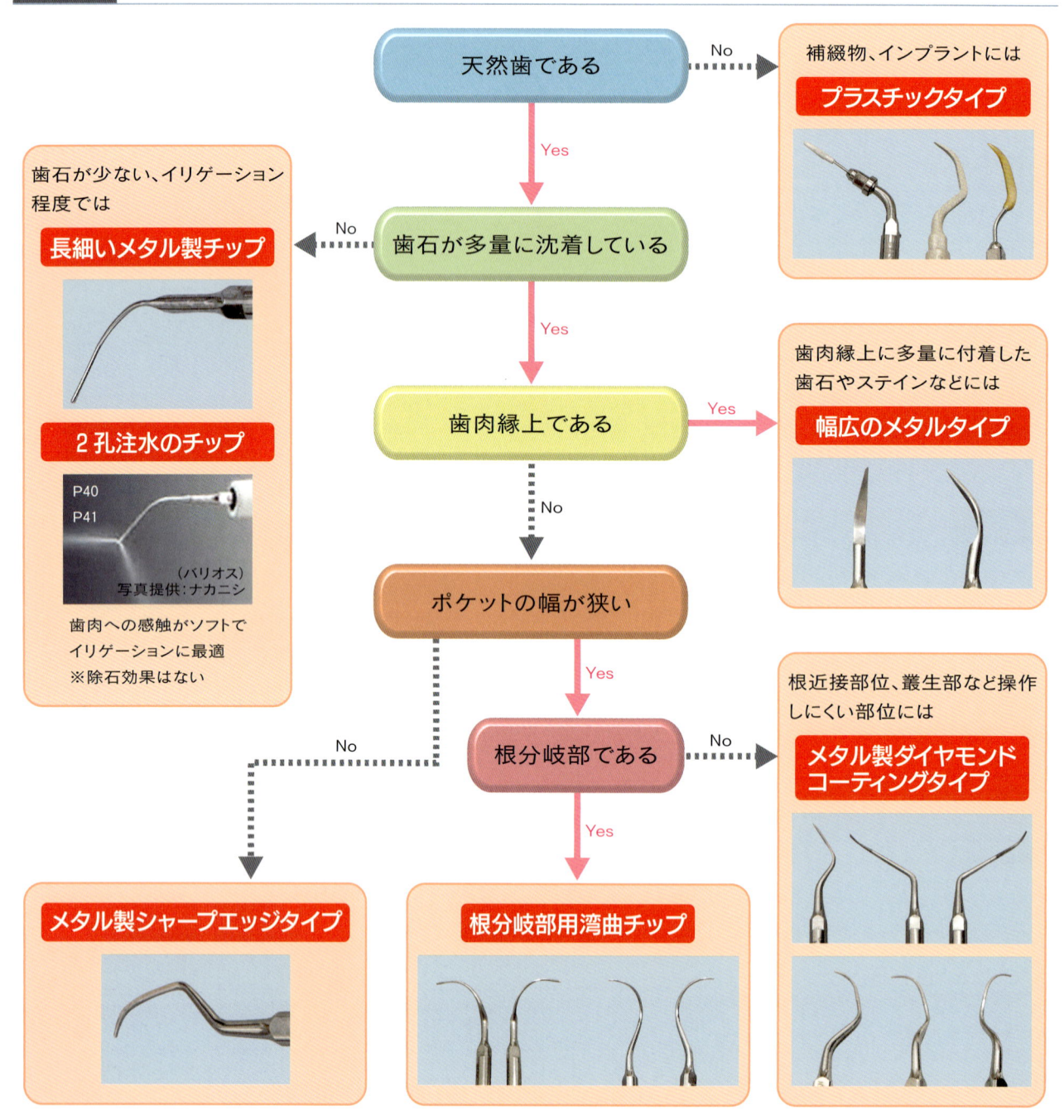

- 天然歯である
  - No → 補綴物、インプラントには **プラスチックタイプ**
  - Yes ↓
- 歯石が多量に沈着している
  - No → 歯石が少ない、イリゲーション程度では **長細いメタル製チップ** / **2孔注水のチップ**（P40, P41 バリオス　写真提供：ナカニシ）歯肉への感触がソフトでイリゲーションに最適　※除石効果はない
  - Yes ↓
- 歯肉縁上である
  - Yes → 歯肉縁上に多量に付着した歯石やステインなどには **幅広のメタルタイプ**
  - No ↓
- ポケットの幅が狭い
  - Yes ↓
- 根分岐部である
  - No → 根近接部位、叢生部など操作しにくい部位には **メタル製ダイヤモンドコーティングタイプ**
  - Yes → **根分岐部用湾曲チップ**
- （ポケットの幅が狭い：No）→ **メタル製シャープエッジタイプ**

超音波スケーリング 第4章

3 超音波スケーラーのパワーの選択

　それぞれのメーカーで、用途に合ったモードを選択できるようになっています。ここではピエゾンマスター600（松風）を例にとって解説します。モードが変わっても、振動の仕方は変わらず、パワーレンジの設定が変わるだけです（図8）。スケーリングは主にPerio modeで行います。

　パワーを選択するうえで一番大切なことは、患者さんが快適に処置を受けられる配慮をすることです。早く歯石が除去できるからといって、いつでも強いパワーで使用することは思いやりに欠けます。効果のある範囲内で最小限のパワーを選択するべきでしょう。

　最初は小さいパワーから始めていき、効果が得られない場合は、患者さんの様子を見ながら少しずつパワーを上げていきます。各種メーカーで、チップの種類別に適したパワーを設定しているので、最初はそれらを参考にするとよいでしょう。

図8　パワーレンジの設定

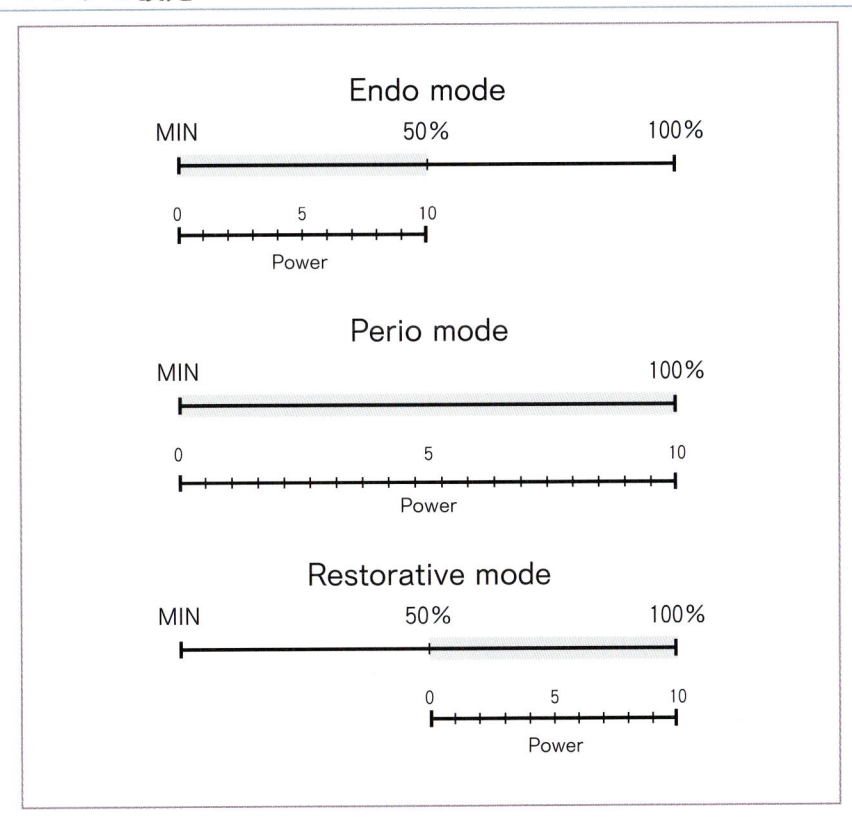

図8　ピエゾンマスター600（松風）のパワーレンジ設定。Endo mode選択時はすべてのパワーのMIN〜50％、Perio modeではMIN〜100％、Restorative modeでは50〜100％の範囲内で出力を調節できる。超音波振動のパワーは、Restorative mode、Perio mode、Endo modeの順に小さくなる。

4　超音波スケーラーの使用前に確認しておきたいこと

1．チップの取り付け

　適切にチップの取り付けを行わないと、施術中にチップが振動によって緩み、外れてしまうことがあります。緩みが生じると、設定した振動が適切に伝わらないだけではなく、最悪の場合、外れたチップが口腔内に落下する恐れがありますので、しっかり取りつけましょう。ただし必要以上にきつく締めすぎると、ハンドピースのねじ山を破損してしまう場合もあるので注意が必要です。ピエゾンマスターのように、ある程度締まったところで過剰な力がかからないよう工夫されたものもあります（図9）。

2．十分に注水が行われているか

　超音波スケーラーの注水は、除去した歯石や破壊したバイオフィルムを洗い流す効果だけではなく、歯髄に為害性のないように冷却するという重要な目的があります。チップを装着した後、噴霧状に十分な量の冷却水がチップ先端に行き渡っているか、必ずチェックしましょう（図10）。ボトル注水タイプの超音波スケーラーの場合、知覚過敏の患者さんに対してぬるま湯を入れて使用することも可能です。しかし、あまり温度を高くしてしまうと、冷却効果が期待できなくなるので注意が必要です。

　また、バキュームの位置にも気を配る必要があります。施術部位のすぐ近くに置いてしまうと、冷却水が過剰に吸引されてしまうので、近づけ過ぎないように注意します。

図9　チップの取り付け

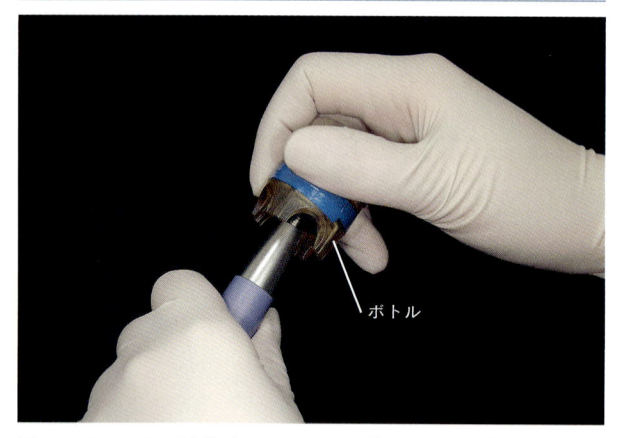

図9　レンチで装着するものや、ボトルタイプで装着が簡単にできるものもある。ボトルタイプとは、チップがボトルにセットされおり、ある程度締まったところで過剰な力がかからないよう、ボトル自体が回転してくれるよう工夫されてる。写真は、ピエゾンマスター600（松風）におけるチップの取り付け。

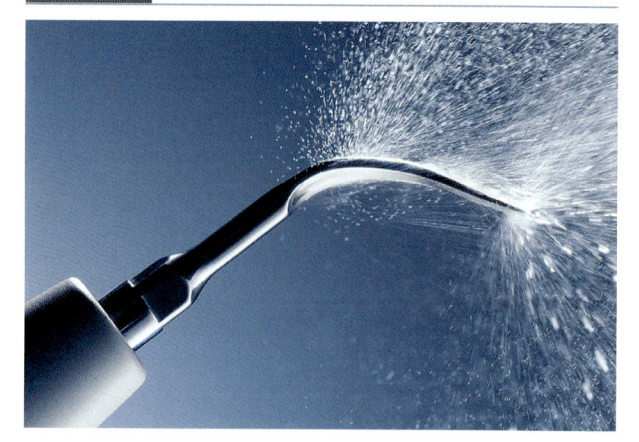

図10　注水の確認

図10　注水には冷却の目的もあるため、チップの先端に噴霧状になって十分にいきわたっているか確認をする。

3. チップの変形と磨耗

変形をしたチップを使用することで操作性が悪くなり、作業効率が低下します。誤って床に落としてしまったり、不適切な洗浄方法により変形させてしまわないよう、チップの管理にも十分気をつけなければなりません。

またチップの磨耗は、超音波振動効果を低下させる原因にもなり、1mmの磨耗で約25%低下すると言われています。2mmの磨耗では約50%も効果を低下させてしまいます（図11）[1]。チップの磨耗に合わせてパワーの設定も変化させていく必要がありますが、2mm以上の磨耗は著しく効果が低下するので、交換の目安になります。さらに、チップの変形や磨耗が原因で、冷却水がチップの先にきちんと当たらなくなっている場合もありますので注意が必要です。

口腔内でいつも安全に使用するために、チップウェアガイドで変形や消耗の定期的なチェックを行うようにしましょう（図12）。

図11 チップの磨耗

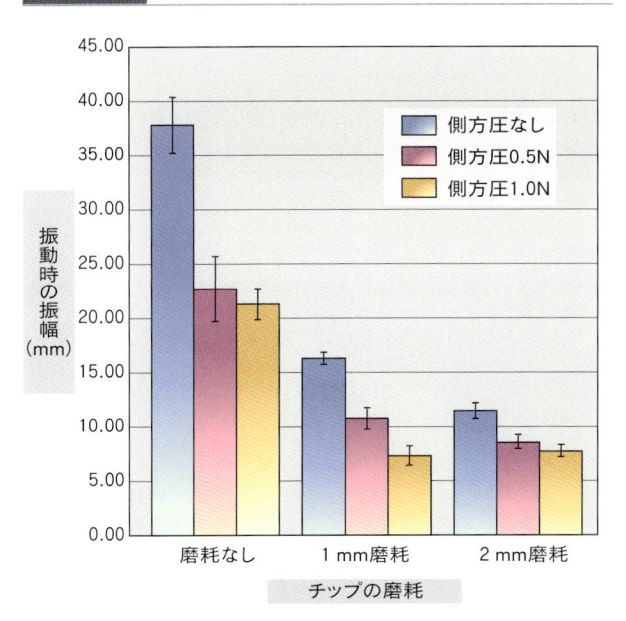

図11 1mmの磨耗で約25%、2mmの磨耗で約50%も効果を低下させる（参考文献1より引用）。

図12 チップの変形と磨耗の確認

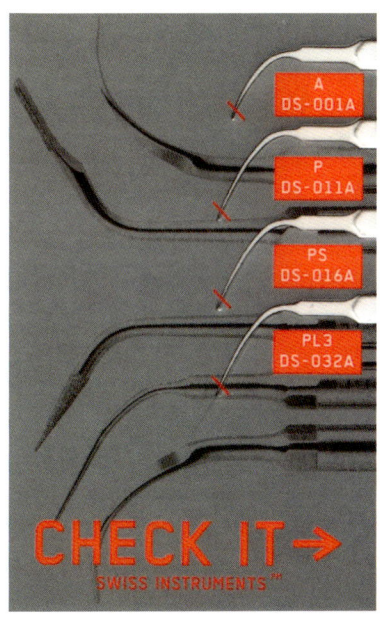

図12 赤い線が先端から2mmのライン。赤いラインを超えてきたら交換の目安。ガイドは、各メーカーから出ている。

5 ハンドピースの把持方法

　ハンドピースの把持は、執筆状にすると操作がよりスムーズにできます。中指でハンドピースを支え、親指と人差し指で容易に回転できるよう、できるだけ指先の力を抜いて軽く把持します（図13）。歯の湾曲に合わせてチップの先端の角度が適切になるように、またチップの作業効率の良い部分が歯面に当たるように、親指と人差し指でスムーズにハンドピースを回転できることが重要です。把持する手に力が入りすぎると（図14）、ハンドピースの回転操作を困難にさせることとなり、作業効率の低下や疲労を招きます。超音波スケーラーの最大のメリットは、手指のパワーを必要とせず、素早く除去できるという点です。指先や肩に力が入ってしまうようでは、せっかくの超音波スケーラーのメリットを生か

図13　適切な把持方法

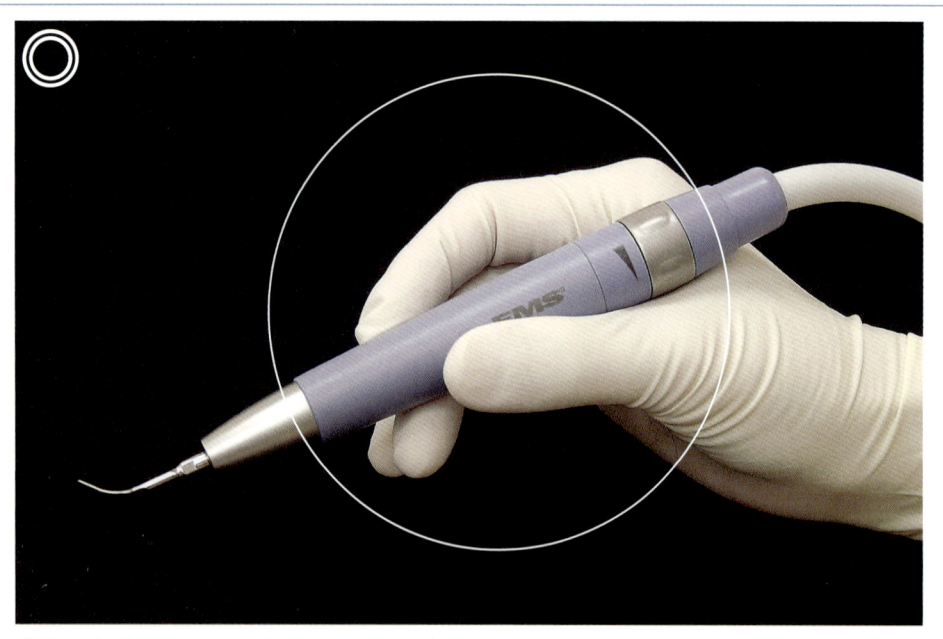

図13-a　執筆状。指先に力が入らないよう軽く把持するのがポイント。中指で支え、親指と人差し指でコントロールする。

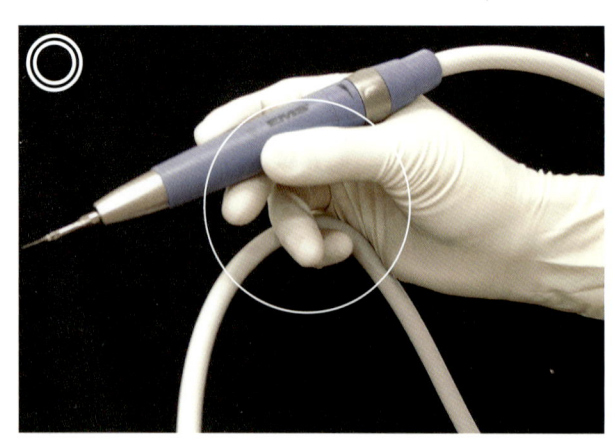

図13-b　コードを小指にはさんで、重みにひっぱられないようにするとコントロールもしやすくなる。

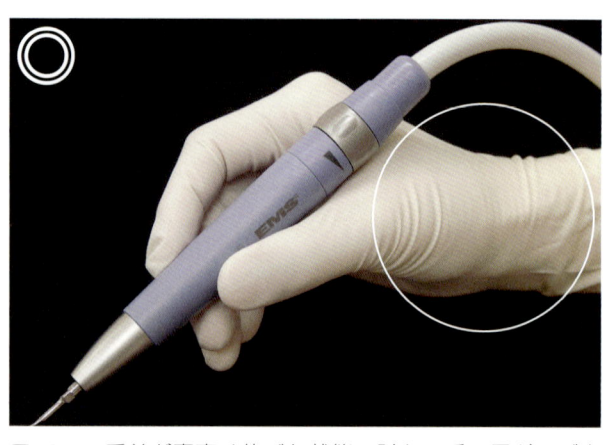

図13-c　手首が真直ぐ伸びた状態。肘から手の甲がほぼ真直ぐに伸びた状態で作業する。

超音波スケーリング 第4章

せているとは言えません。指先に伝わるはずの感触も鈍くなり、探知もしにくくなってしまいます。

コードやハンドピース自体の重さが負担になって、指先に無駄な力が入ってしまう場合には、次のような対処方法もあります。
①コードを邪魔にならないような場所(キャビネットなど)に載せておく
②コードを腕や肩、小指などに巻きつける(図13-b)
③ハンドピースの前方を握りしめていないか確認する

手首は常に真直ぐになるように(図13-c)、ポジショニングやレストの位置を工夫しましょう。無理に手首が曲がっていると操作がしにくいだけではなく、手首に余計な負担がかかります(図14-b、c)。

図14 誤った把持方法

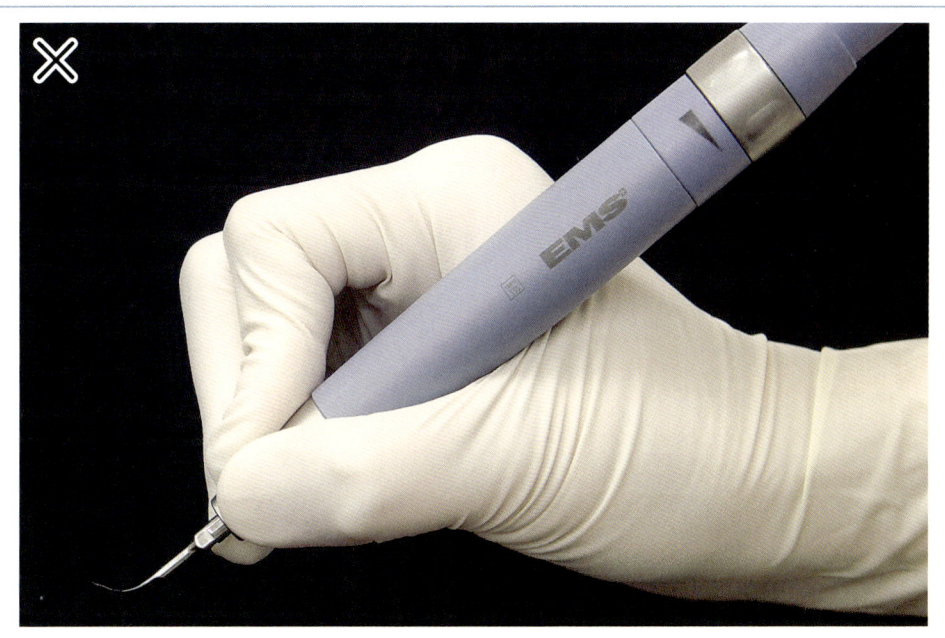

図14-a 指先に力が入ってしまっている。コントロールしにくいと感じるような場合には、強く握りしめていないか確認する。

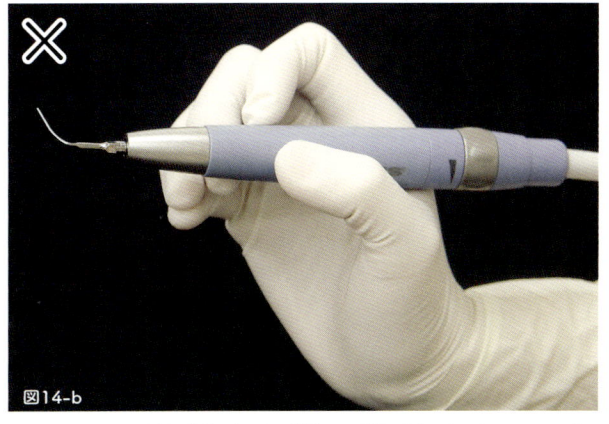

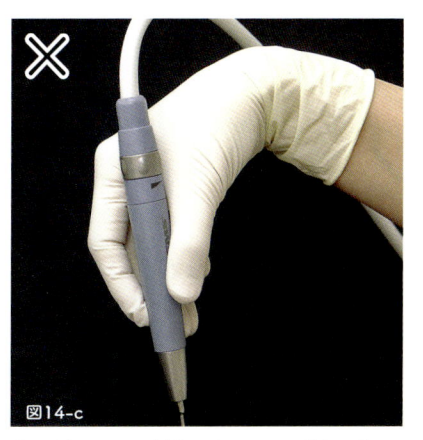

図14-b、c 手首が曲がった状態。手首が上がったり、下がったりした状態で操作を続けると疲労しやすく、手首を傷めてしまう。

6　レスト

　探知をしやすくしたり、ハンドピースのコントロールを効率よく行うためのもう1つのポイントは、レストの位置です。ハンドスケーリングと異なり、力を必要としない超音波スケーリングでは、レストを術歯の近くにおかなくても安定した操作が可能です。顎外、対合歯、バキューム管などにレストをおいても安定します（**図15**）。術歯の近くにレストをおくと、必然的にハンドピースの前方を把持しなくてはならなくなり、かえって操作が困難になることがあります。

　全顎を行うような施術範囲が広い場合には、レストを離して連続的な動きをスムーズに行うことで大幅な時間短縮を期待できます。

図15　レストの位置

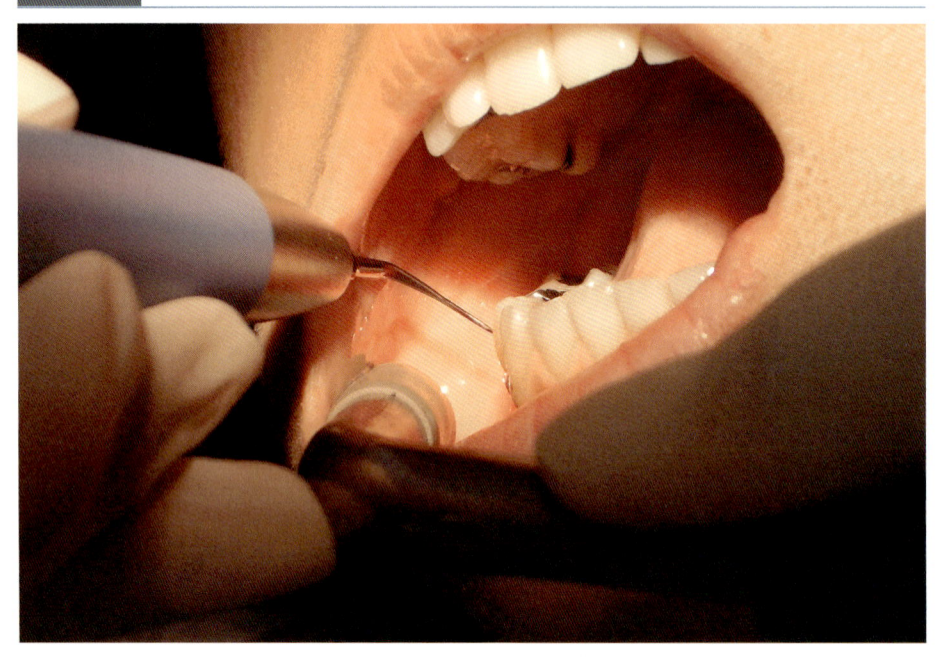

図15　バキューム管にレストを置いている。下顎右側臼歯部頰側は、バキュームで視野を確保しながら行うと操作が楽にできる。

7 超音波スケーラーの動かし方

1．操作の手順

口腔内にチップを入れ、フットペダルを踏んでから、そっと歯にチップを当てていきます。チップを先に歯に当ててからフットペダルを踏むと、歯にチップの振動が急に伝わって、患者さんが驚いてしまいますので気をつけましょう。

2．チップの当て方、側方圧

現在主流のピエゾ電流式の超音波スケーラーは、作業中直線的な動きをしています（図16）。背面や正面を当てても歯石は除去できますが、一番効率が良いのは、チップの側面を当てたときです。また根面へのダメージも側面に当てたときに最小限になります。「フェザータッチ」と呼ばれているように、チップ側面の先端約1～2mmの部分を軽く接触させ、振動によって歯石を破壊します。

超音波スケーラーはハンドスケーリングとは逆に、チップに強い側方圧をかければかけるほど、超音波振動を抑制してしまい、作業効率が下がってしまいます。指に無駄な力が入っていたり、無理なポジショニングで使用することによって、フェザータッチを難しくさせてしまいます。一度、深呼吸をして息を吐くと同時に肩の力を抜き、なるべくリラックスした状態で行いましょう。

3．チップの角度

チップの角度は、歯面に対して平行～15°までの角度で使用します（図17）。それ以上にチップに角度をつけすぎると、歯に余計な負担がかかるので注意しましょう。角度が大きくなるほど、チップから発せられる音は高音に変わり、指先に伝わる振動も大きくなります。直視ができない歯肉縁下での操作の場合、チップの先がどのように根面に当たっているかイメージしにくくなります。指先に伝わるはずの振動が感じられないような時は、チップが根面から離れている可能性があります。"目"で確認できればより確実ですが、"耳"と"指先の感覚"から得られる情報も大切にしましょう。

また、超音波スケーリング中に疼痛を訴えられた場合、パワーや注水の温度を見直すことも必要ですが、その前にまずチップの角度が大きくなっていないか確認してみましょう。

図16　チップの動き

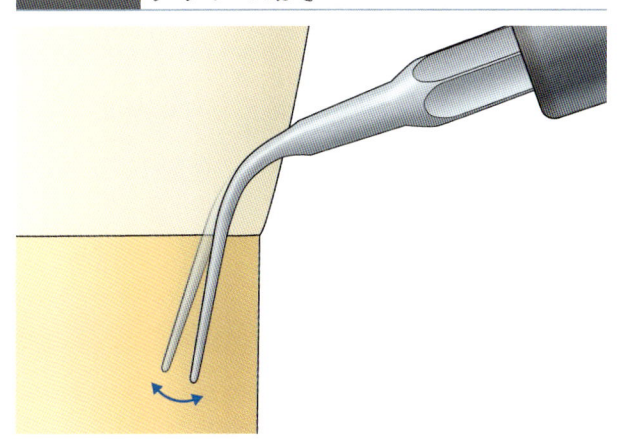

図16　ピエゾ電流式では振動が直線的。

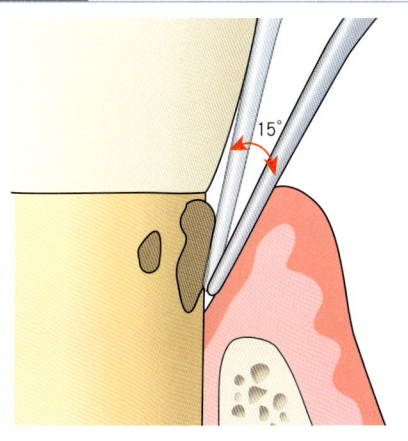

図17　チップの角度

図17　チップの側面が歯面に対し、平行～15°までの角度の中で一番効率の良いところを使用する。

4. ストローク

歯肉縁下の操作では、Pushストロークは歯石やプラークを押し込んでしまったり、付着を突き破ってしまう可能性があります。ゆっくりとポケット底までチップを挿入させて、根尖側から歯冠側に向けて2〜3mmの幅でストロークさせると安全です（図18）。

5. ポジショニング

患者さんの頭頂をヘッドレストの際に位置し、術者はその頭頂に触れないくらい距離をとります。患者さんに近づきすぎないことがポイントです。

肩が上がらないよう力を抜き、両脇は軽く開けた状態で行います。ポジションは10〜2時の位置で全顎行うことができます（図19）。部位に対するポジションの位置関係は図20に一例をあげました。参考にしていただき、自分に合ったベストポジション

図18 ストローク

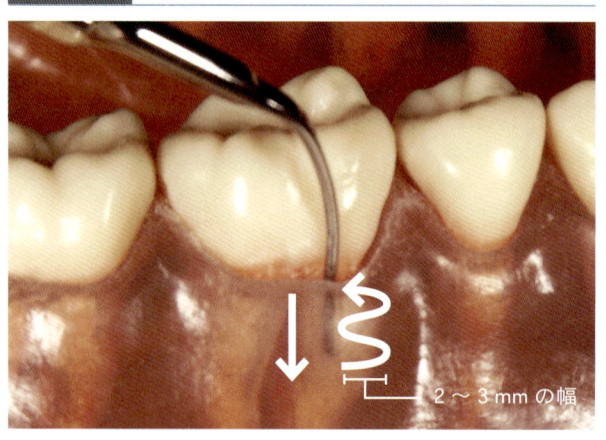

図18　付着を壊さないよう、慎重にポケット底に挿入。深くチップを入れすぎて、ポケットを作らないよう注意が必要。

図19 術者のポジション

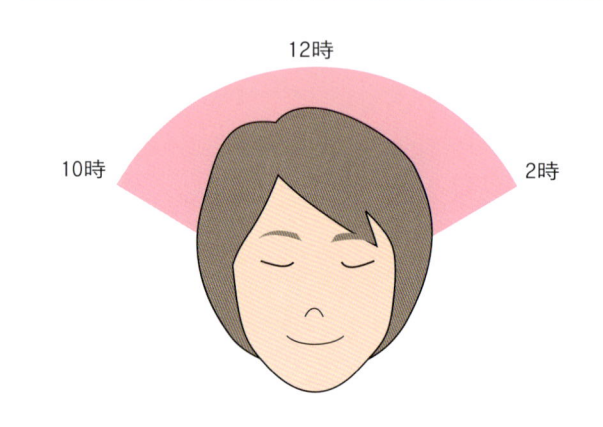

図19　ほとんどの部位が、この範囲で施術が可能。

図21 患者さんの顔を傾けるメリット

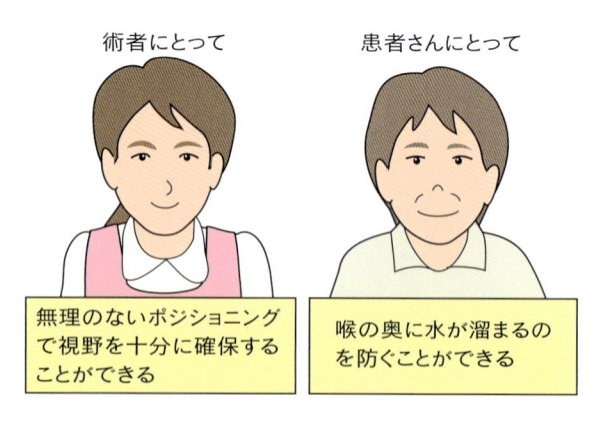

術者にとって：無理のないポジショニングで視野を十分に確保することができる

患者さんにとって：喉の奥に水が溜まるのを防ぐことができる

図21　少し傾けてもらうことで術者にも患者さんにもメリットがある。結果的に時間短縮と疲労軽減につながる。

図22 バキューム操作とミラー保持

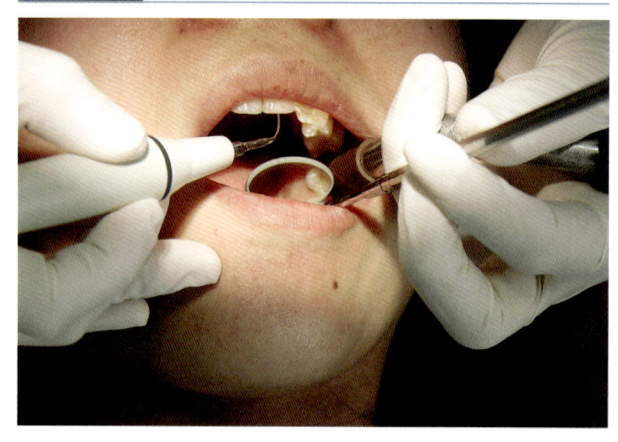

図22　バキュームとミラーを一度に持って口腔内に入れるより、バキュームの位置を決めてから、左手の指にミラーを挟み込むと持ちやすい。

を探してみてください。

　施術の際は、患者さんに協力を仰ぎ、わずかではありますが顔の向きを左右どちらかに傾けてもらいます。そうすることで、両者にとって大きなメリットがあります（**図21**）。全顎を行う時には、患者さんの頭上を何度も移動したり、何度も顔の向きを変えてもらうことのないように工夫をしましょう。

　舌側や口蓋側は状況によっては直視が難しく、無理にのぞき込もうとすると姿勢が悪くなります。したがってミラーを活用します（**図22**）。バキューム操作とミラーの把持を1人で行うのが難しい場合は、排唾管を使用するとよいでしょう。上顎右側口蓋側は患者さんの顔を右に傾け、術者が2時の位置に移動すれば直視することも可能ですが、12時の位置でミラーを使用しても、楽な姿勢で行うことができます。

参考文献
1．Lea SC, Landini G, Walmsley AD. The effect of wear on ultrasonic scaler tip displacement amplitude. J Clin Periodontol 2006；33(1)：37-41.

図20 術者のポジションと患者さんの顔の向きの一例

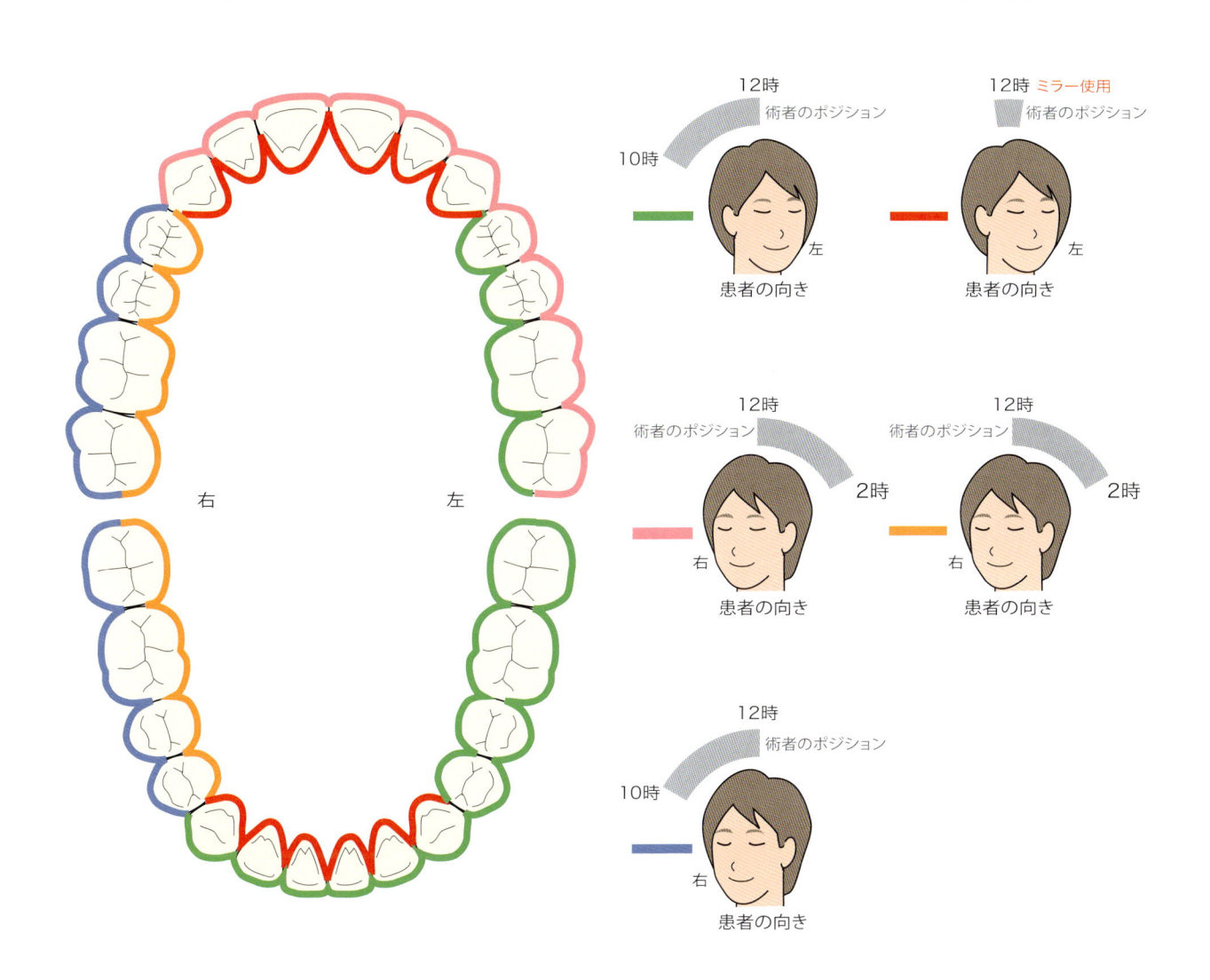

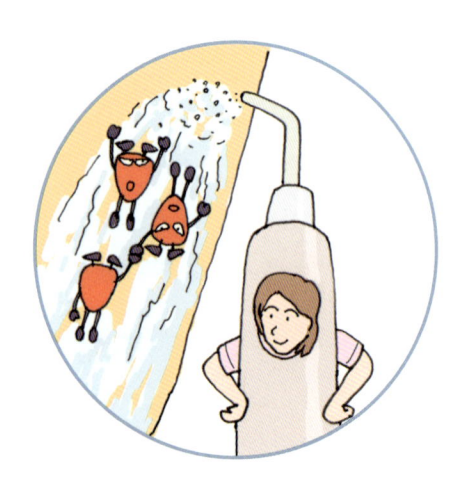

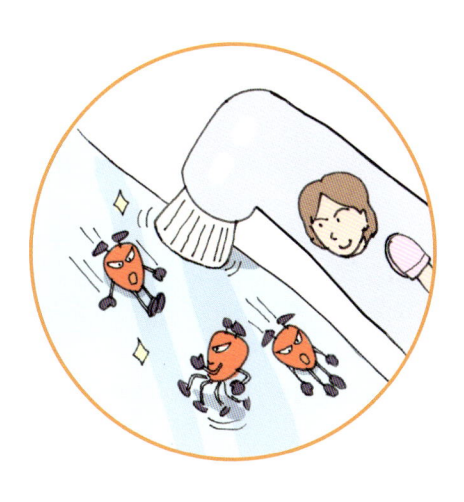

第5章
PMTC

① 総論

② PMTCの実際

第5章 PMTC

1 総論

山本浩正

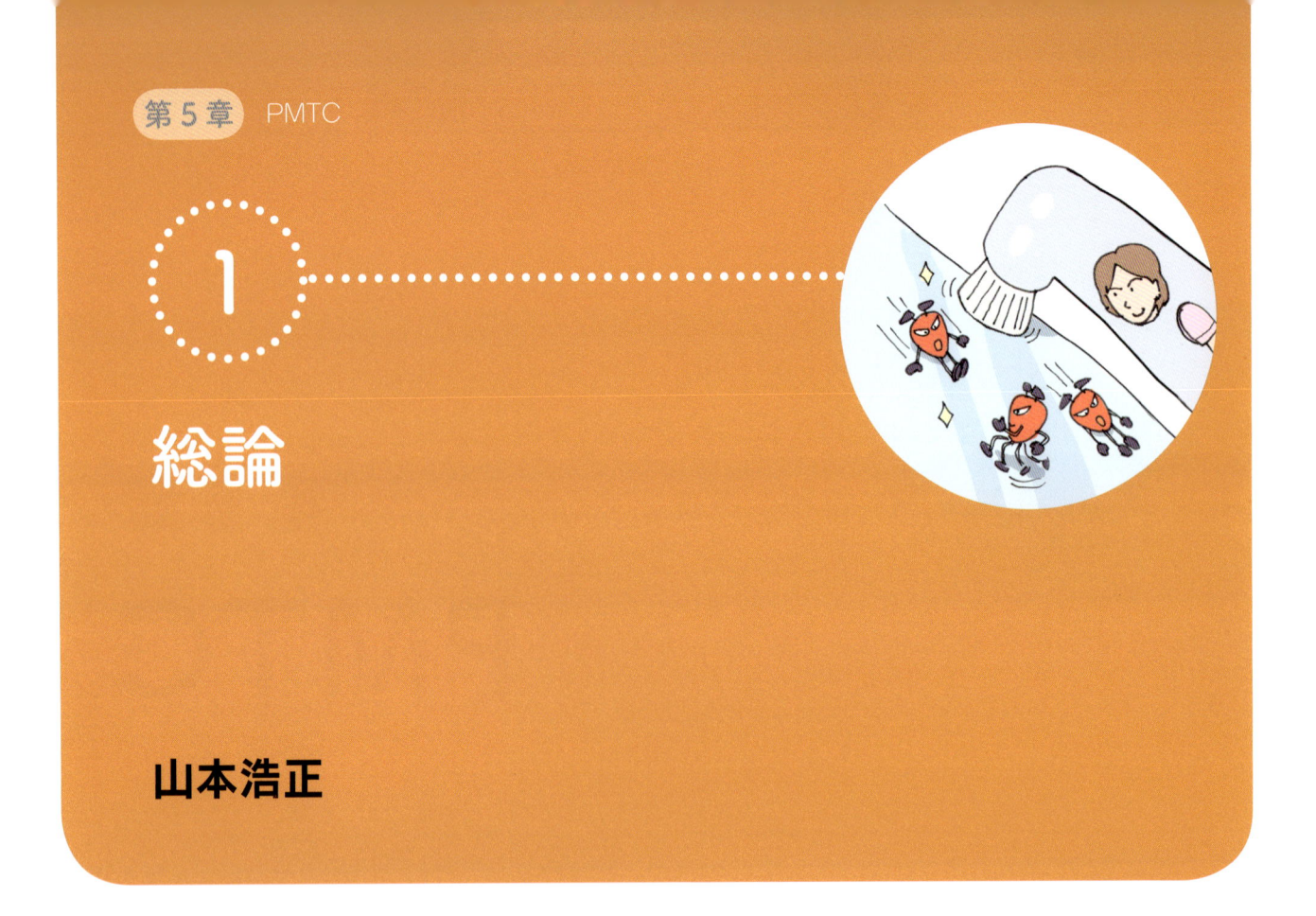

　デブライドメントの最終章はPMTC（professional mechanical tooth cleaning）です。歯科医院のイメージを一新するかもしれないこの処置をマスターしない手はありません。歯周病の多くのターゲットは歯肉縁下にありますが、歯肉縁上へのアプローチで患者さんを変えることもできるのです。心のこもったPMTCで患者さんの心をわしづかみしてしまいましょう。

1 PMTCは有効？

　PMTCをすればどのようなメリットがあるのでしょう？　患者さんにとってのメリットを考えてみましょう。

1．審美的効果

　前歯部唇側のような部位にステインの沈着があるのは誰でも気になります。きれいな口元でいたい、きれいな口元になりたいと願うのは男女を問わないことだと思います。歯の変色でないかぎり、外来色素の沈着はPMTCできれいに改善しますので大変患者さんは喜ばれます。

2．細菌学的効果

　PMTCで除去しているのはステインだけではありません。歯肉縁上の細菌バイオフィルムもいっしょに除去しています。つまり歯肉縁上の細菌バイオフィルムをプロの手で徹底的に除去していることになります。ステインと違って細菌バイオフィルムは除去できているかどうかわかりにくいので、染色しながらPMTCをすることもあります。

　ところで歯肉縁上の細菌バイオフィルムを徹底的に除去することには、どんなメリットがあるのでしょうか？　歯周病の主なターゲットは歯肉縁下に

第5章 PMTC

ありますが、PMTCは歯肉縁下の細菌叢にどれくらい影響できるのでしょう？ 1980年代の文献では、PMTCをしても歯肉縁下の細菌叢にはほとんど影響が無いという否定的な意見が多かったのですが[1,2]、1990年代には、PMTCにより歯肉縁下の細菌叢が改善するという意見が増えています[3〜5]。これはおそらく研究の条件設定が原因かもしれません。否定的な論文は、6、7mmという深いポケットを対象にしていますので影響が出にくかったのかもしれません。影響するという論文も、細菌叢が変化するだけでなく、プロービング値等の臨床データも改善していますので、もしかしたらポケットが浅くなったのが歯肉縁下細菌叢が変化した直接的な原因かもしれません。ただしHellströmらの論文[5]では、プロービング値が変わっていなくても細菌叢が変わったという結果が出ています。

コンセンサスまで至ってはいないようですが、PMTCという徹底的な歯肉縁上の細菌バイオフィルム破壊を行うと、深いポケットでは影響は少ないものの、中等度までのポケットであれば細菌叢の改善が起こる可能性があります。深いポケットであっても3mmくらいまでは影響できるのではないかという意見もあります（図1）[6]。

3. 心理的効果

PMTCによる細菌叢の改善がどれくらい歯肉の健康や歯の寿命に影響できるかは不明です。おそらく微々たるものでしょう。しかしながらPMTCには患者さんの気持ちを変えてしまう不思議な力があります。術中はとても気持ちが良く、術後も舌で歯面を触るとツルツル、口の中が爽快で見た目もピカピカ。これを喜ばないヒトはいないでしょう。食事をするのがもったいないと思ってくださる患者さん、ブラッシングをがんばってこの状態を維持したいと思ってくださる患者さん、また来院しようと思ってくださる患者さんがたくさんおられます。通常の歯科治療は元々高い歯科医院の敷居をさらに高くしてしまうことが多いのですが、PMTCは低くしてくれる数少ない処置になるのです。治療の継続性を考えた場合、長い目で見るとこの心理的効果は大変大きいものではないでしょうか？

図1 PMTCの細菌学的効果

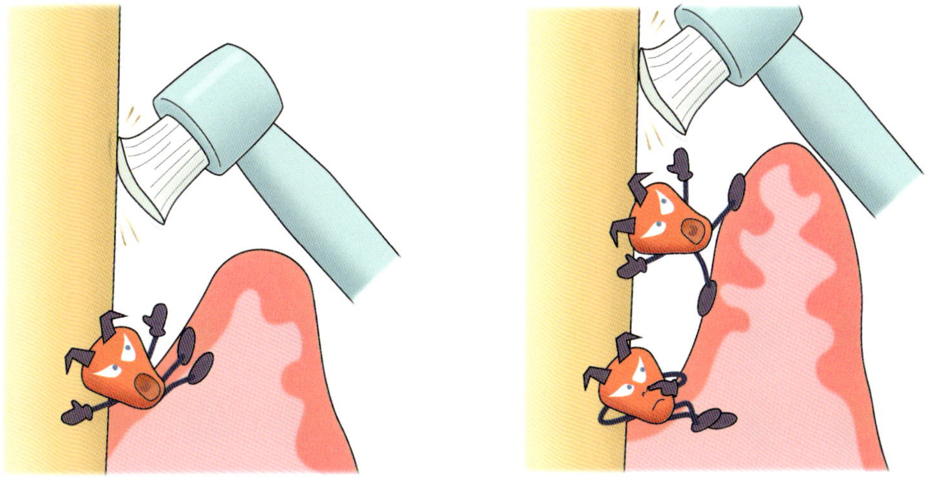

浅いポケット　　　　　深いポケット

図1 浅いポケットや深いポケットの歯冠側には、PMTCによる細菌除去効果が波及する可能性がある。

2　PMTC のデメリット

　良いことばかりと思ってしまう PMTC ですが、デメリットもあります。それがオーバーPMTC（over-PMTC）、つまり過剰に PMTC をしてしまうことによる弊害です。通常 PMTC は回転器具と研磨用ペーストを用いて行いますので、当然ながらステインや細菌バイオフィルムだけでなく、歯質も削れてしまいます。特に根面のように軟らかい歯質は要注意です（図2）。また補綴物等は PMTC で傷ついてしまうともう元には戻りません。

　このように PMTC も熱中しすぎてオーバーになってしまうと、その弊害が出てきます。1回の PMTC での弊害がたとえ小さなものであっても、定期的にそれを行っていると大きいものになってしまいます。

3　PMTC をどのように取り入れるのか？

1．審美性改善として

　ステインを気にされる患者さんは案外多く、そのためオーバーブラッシングになって歯肉退縮を起こし、根面が削れてそこにステインが付くという悪循環になる患者さんもおられるようです。ステインを除去することは容易ですが、大事なことはステインが付きにくくすることで、そのためには PMTC の最後は心をこめて研磨をし、食事や飲食に対するアドバイスを添えるようにしたいものです。

2．メインテナンスの仕上げとして

　メインテナンスにおける細菌バイオフィルム破壊プログラムの仕上げに PMTC を行うことにより、歯肉縁上縁下の細菌が激減した状態で治療が終われるだけでなく、患者さんは気持ちよく帰っていただけます。メインテナンスにおける最大のリスクは来院の中断ですので、PMTC はその中断を防いでくれる大きな戦術となる可能性があります。

図2　PMTC のデメリット

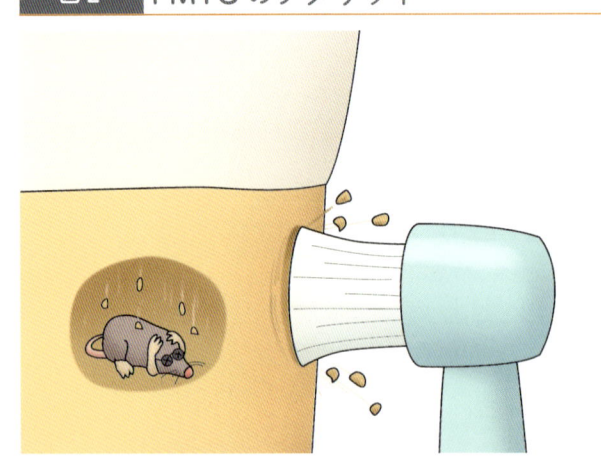

図2　根面や補綴物は弱い側方圧や低い回転数でも削れやすい。もちろんエナメル質でも強い側方圧や高回転であれば削れてしまう。

図3　RDA の測定法

機械的にブラッシングする
調べたいペースト
歯ブラシ
歯根（象牙質を ^{32}P でラベルしている）

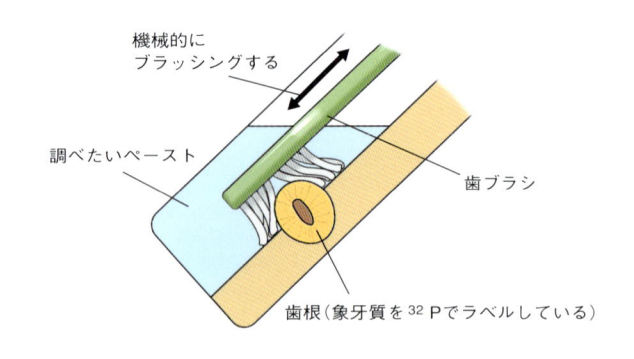

図3　^{32}P でラベルした象牙質を一定の条件で機械的にブラッシングした後に、どれだけの象牙質が削れ出したのかを放射能レベルで測定する。数値はピロリン酸をペーストとして使った時の放射能レベルとの比で算出する。

3．プラークコントロールの一環として

徹底的に歯肉縁上の細菌バイオフィルムを除去すると、歯肉の炎症が改善します。患者さんのプラークコントロールが向上しない場合、PMTCが予防ではなく、立派な治療になることを意味しています。いろんな理由で歯肉縁下を触ることができないような時にも、PMTCは効果を発揮することがあります。歯ブラシでは取りきれないプラークを、術者主導で除去することもここに含まれます。

4．モチベーションとして

たくさんお話してプラークコントロールの重要性やテクニックを伝えるより、きれいになるという体験をするだけでモチベーションが上がることがあります。PMTCをするだけで次に来院された時のブラッシングレベルが変わっていることがあるのです。これは歯面の変化が、患者さんの気持ちの変化まで起こしたということを意味します。モチベーションを上げてやろうと思ってPMTCをしても報われることは少ないように思いますが、心をこめてしているPMTCに素敵なプレゼントが返ってくることがある、というふうに考えてもらった方がいいでしょう。

4 RDAとは？

RDAとはradioactive dentin abrasionの略で、一定の条件で象牙質をブラッシングした時にどれくらい象牙質が削れるのかを示す数値です。数値が大きいほどよく削れ、数値が小さいほどあまり削れないということを意味します。

pepsodentというナイロン毛のミディアムの硬さの歯ブラシを使い、ブラッシング圧を150g重に設定し、1,500ストローク×8回ブラッシングした後にどれだけ象牙質が削れ出したかを計測します（図3）。基準となるペーストはピロリン酸で、これに比べてどれくらい削れるのかを比で算出します。そのためRDAには単位がありません。

注意しなければならないのは、RDAはブラシの種類や側方圧、ブラッシング回数を一定にして、ペーストの研磨性を調べるものだということです。つまりたとえRDAの小さいペーストをPMTCで使っても、側方圧が強かったり、回転数が高いと当然歯質は削れるのです。RDAを過信することのないように気をつけましょう。

参考文献

1．Kho P, Smales FC, Hardie JM. The effect of supragingival plaque control on the subgingival microflora. J Clin Periodontol 1985；12（8）：676-686.
2．Beltrami M, Bickel M, Baehni PC. The effect of supragingival plaque control on the composition of the subgingival microflora in human periodontitis. J Clin Periodontol 1987；14（3）：161-164.
3．McNabb H, Mombelli A, Lang NP. Supragingival cleaning 3 times a week. The microbiological effects in moderately deep pockets. J Clin Periodontol 1992；19（5）：348-356.
4．Dahlén G, Lindhe J, Sato K, Hanamura H, Okamoto H. The effect of supragingival plaque control on the subgingival microbiota in subjects with periodontal disease. J Clin Periodontol 1992；19(10)：802-809.
5．Hellström MK, Ramberg P, Krok L, Lindhe J. The effect of supragingival plaque control on the subgingival microflora in human periodontitis. J Clin Periodontol 1996；23(10)：934-940.
6．Petersilka GJ, Ehmke B, Flemmig TF. Antimicrobial effects of mechanical debridement. Periodontol 2000 2002；28：56-71.

第5章 PMTC

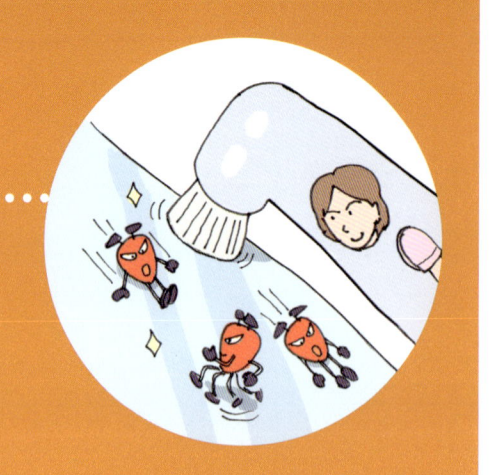

2 PMTCの実際

三國かおり

　ここ数年、審美的に歯を白くしたい、また芸能人みたいに歯が白くなりたいことを希望して歯科医院を来院する患者さんが本当に増えたように思います。それだけ歯に興味を持っていただけるということは、歯科に携わる私たちにとって大変うれしいことです。しかしまだ、"歯医者は怖い、痛いところ"というイメージをお持ちの患者さんも多くいらっしゃいます。たしかに治療には痛みをともなうものが多いですが、PMTCは数少ない"痛くない"治療です。患者さんにも歯にも優しい治療になります。ということは、今まで歯科医院嫌いだった患者さんに、大好きになってもらえるチャンスかもしれません。

　歯科衛生士がPMTCの技術を磨くことで、より多くの患者さんが笑顔になれる可能性があります。ここでは症例に適したPMTCの方法などをご紹介していきます。

第5章 PMTC

1 PMTCを行うにあたっての3つのポイント（図1）

1．口腔環境が整った状態で行う

　きれいにしてあげようと、気持ちばかり先走ってしまわないことが大切です。まずは口腔内を観察し、歯肉の状態はいいのか、もし、悪ければ先に歯周基本治療を行い、歯肉の状態が改善してからPMTCを行います。歯肉に炎症があるのにPMTCをしても出血ばかりで、歯面がきれいになる前に口腔内は血まみれになってしまします。また、う蝕があれば、歯科医師に報告し治療が最優先になります。口腔環境が整った状態で行うことで、よりきれいな仕上がりが期待できます。ただし、治療やモチベーションアップの目的で早期にPMTCを行うこともあります。

2．正しい技術を身につける

　PMTCは数少ない"気持ちが良い"治療です。とはいえ誤ったやり方をしてしまうと、痛みを与え、逆にただの苦痛な時間になってしまいます。そのためには、日頃からスタッフ同士で練習を重ね、痛みを与えないテクニックを身につけることが重要です。

3．歯面・歯肉などに傷をつけない

　歯面や歯肉に傷をつけないことが大切です。PMTCで歯面に傷がつき、それが細菌バイオフィルムの温床になってしまうと逆効果です。また補綴物においては、艶をなくしてしまうこともあります。
　ステインのつき方や量にもよりますが、適切な器材とペーストを選択し使いこなすことが大切です。

図1　PMTCを行うにあたってのポイント

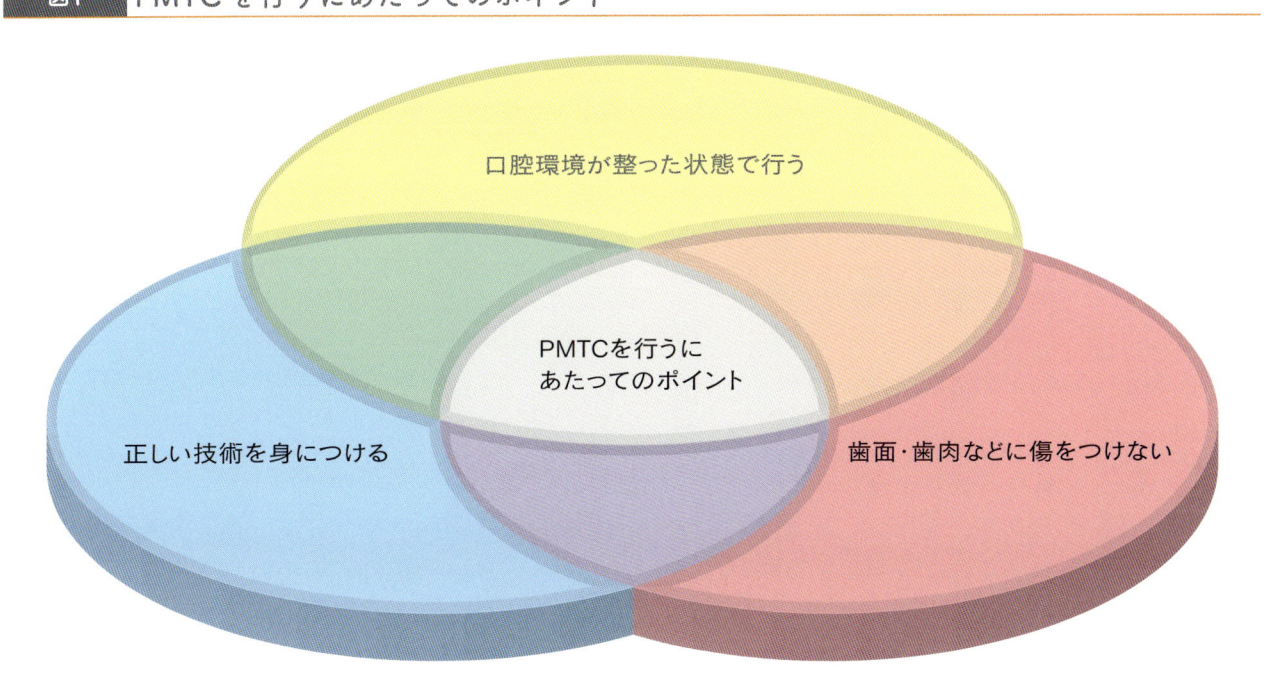

2　PMTCペーストの選択

　現在PMTC用に販売されているペーストは、数多くあります（図2）。あまりの数にどれを使用していいのか、迷ってしまいます。フッ化物が配合されているものや、そうでないもの、研磨材の種類も豊富です。PMTCペーストを選択する際に考慮するポイントを挙げます。

1．フッ化物

　フッ化物配合のものは、う蝕予防効果を期待して用います。フッ化物が配合されていないものは、ホワイトニング用薬液の浸透をよくするため、ホワイトニング前に使用します。

図2　PMTCで使用するペースト

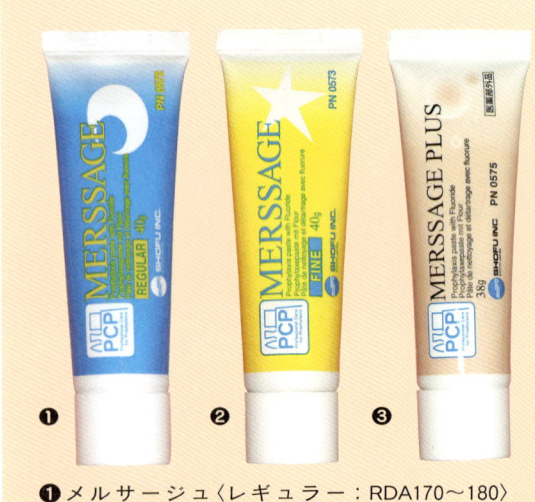

❶メルサージュ〈レギュラー：RDA170〜180〉
❷メルサージュ〈ファイン：RDA40〜50〉
❸メルサージュ〈プラス：RDA5〜10〉
（写真提供：松風）

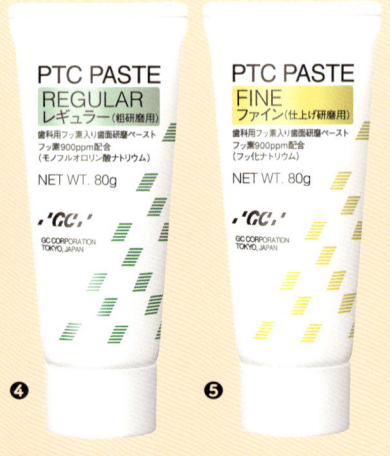

❹PTCペースト〈レギュラー〉
❺PTCペースト〈ファイン〉
（写真提供：GC）

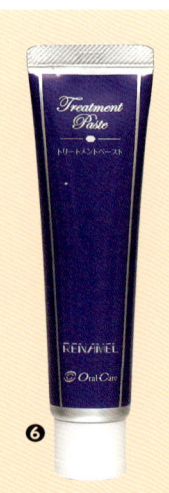

❻リナメルトリートメントペースト

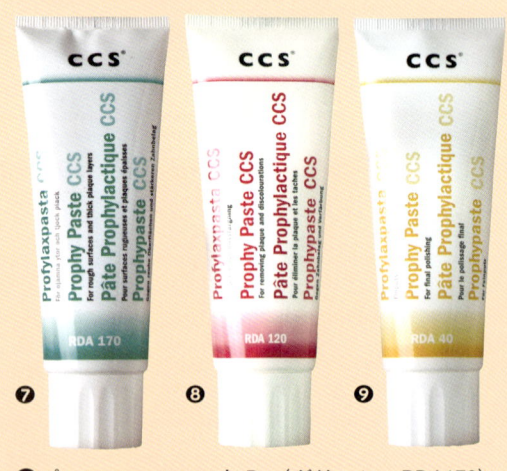

❼プロフィーペーストPro〈グリーン：RDA170〉
❽プロフィーペーストPro〈レッド：RDA120〉
❾プロフィーペーストPro〈イエロー：RDA40〉
（写真提供：クロスフィールド）

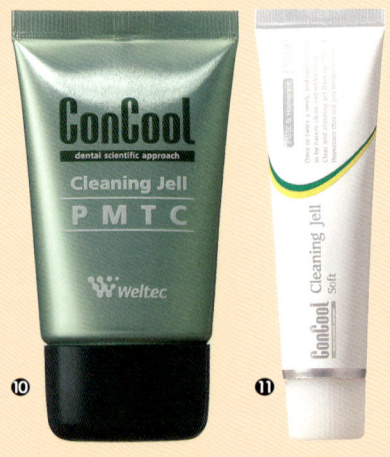

❿コンクール クリーニングジェル〈PMTC〉
⓫コンクール クリーニングジェル〈ソフト〉
（写真提供：ウェルテック）

2．研磨材

　ステインの量や歯面の状態に合わせ、研磨材の粗さ別に数種類のペーストを組み合わせて使用するのが一般的です。この他、使用しているうちに研磨材が徐々に細かくなり、ステイン除去から最終仕上げまでを1本のペーストで行えるものもあります。ただし1本のペーストで行えるものでも、別途、最終研磨をすることをお勧めします。

　研磨材の粗さの違い（図3）による選択は、RDAの数値を参考にします。RDA値の高いものから使用しますが、使用後は歯面に細かい傷がついている状態になるため、RDAの小さいもので仕上げます。

　ステインを除去したら、逆につきやすくなったという場合であれば、最終の仕上げが不十分なことが原因と考えられます。最終仕上げは、特に時間をかけRDA値の低いペーストでていねいにゆっくりとPMTCを行います。

3．稠度

　製品によって稠度もさまざまです。流動性があるもの、少し固めのものもあります。流動性がありすぎると、唾液と混ざり口腔内で広がりすぎて使用が難しくなりますし、逆に固すぎるペーストは、歯面に広げにくくなります。

4．味や香り

　味や香りも選択するうえでのポイントの1つです。香料が強いものや味が濃いものは患者さんに好まれません。サンプルをもらうなどして、味、香りを確かめておく必要があります。

図3　PMTCペーストのRDA値による使い分け

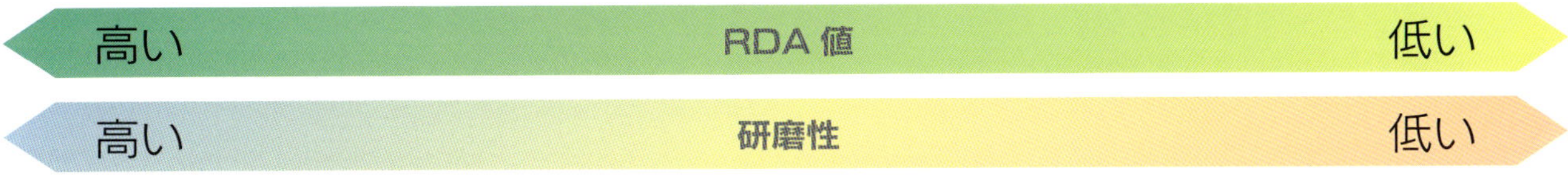

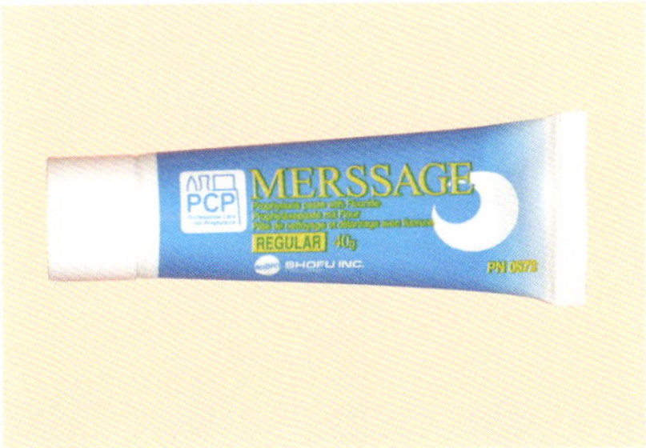

図3-a　RDA170〜180のPMTCペースト「メルサージュ〈レギュラー〉」（松風）。基本的にRDA値の高いものから低いものへと順番に用いる。

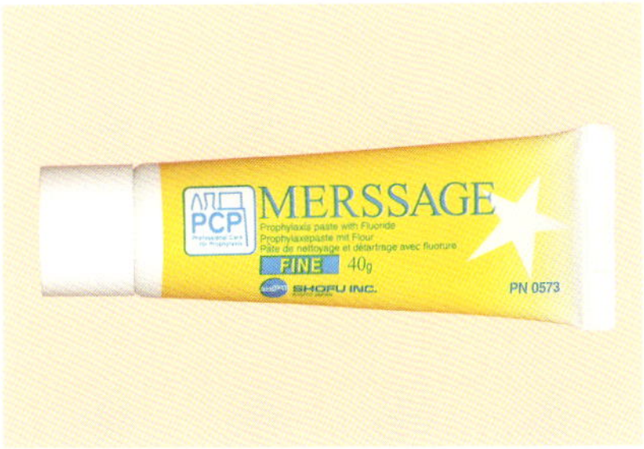

図3-b　RDA40〜50のPMTCペースト「メルサージュ〈ファイン〉」（松風）。

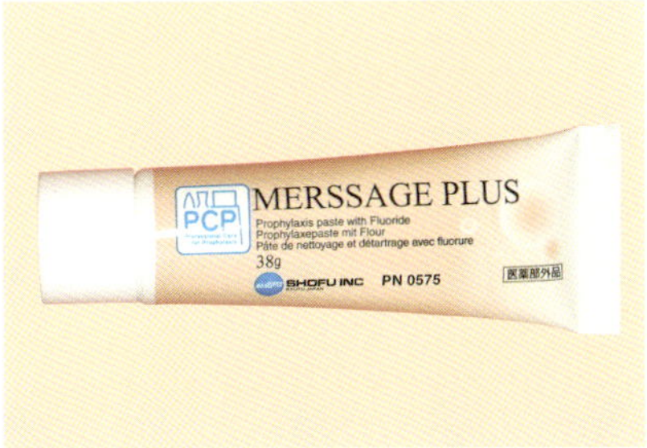

図3-c　RDA5〜10のPMTCペースト「メルサージュ〈プラス〉」（松風）。仕上げ用として用いる。

3 PMTC用コントラの選択

　PMTC用のコントラは、治療で使用するエンジンに装着するものもありますが(図4-a)、最近ではコードレスタイプのものも数多く販売されています(図4-b)。

　製品は各メーカーにより多種多様で、コントラが滅菌できるのはもちろんですが、コントラのヘッドがコンパクトなもの、軽量仕様のもの、グリップが持ちやすく滑りにくいもの、低速回転のできるもの、研磨材がコントラ内に入らないように工夫したものなどもあります。

　コントラを選択するうえで大切なことは、長時間使用しても疲れないことです。そのためにも各メーカーの特徴をよく調べ、自分にあったものを選びたいものです。

　また、カップ等に使用されているラバーの硬さやカップの大きさ、ブラシ類は、メーカーによってさほど大きな違いはありません。しかし、いろんなメーカーから販売されているので、ペースト同様にサンプルを入手し、使い比べてみることをお勧めします。自分が納得のいく道具を用いて、PMTCをしていきましょう。

図4　PMTC用コントラの選択

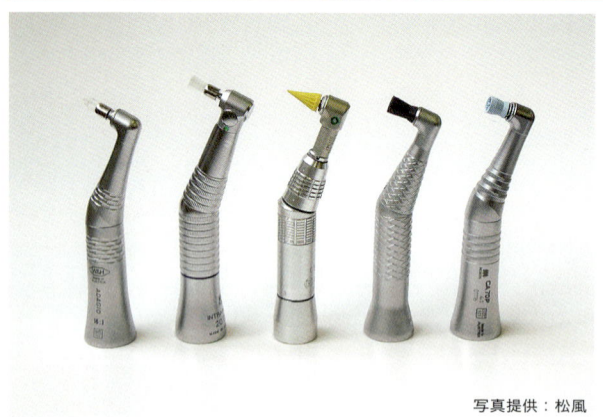

写真提供：松風　**図4-a**　歯科用エンジンに装着して使用するPMTC用コントラ。

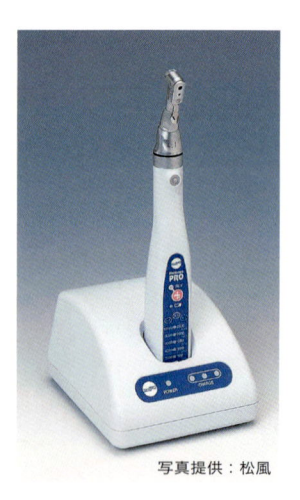

写真提供：松風　写真提供：GC　**図4-b**　コードレスタイプのPMTC用コントラ。左は「メルサージュプロ」(松風)、右は「ハンディモーター」(GC)。

4　ラバーカップ、ラバーポイント、ブラシの使い方

1．ラバーカップ

　ラバーカップを歯面に当てる力は、100～200g重です。100～200g重で当てると、カップ先端が外側に開き、カップが接触する歯肉辺縁部が少々白くなります（**図5**）。

　回転数は500～750rpm程度にします。速すぎるとペーストが飛び散り、歯肉に傷をつける可能性があります。ユニットのエンジンにコントラを装着して使用する場合は、フットペダルの踏み方で調整をすることになります。

　1歯に対して20秒以上続けて作業すると発熱の恐れもありますので、十分注意して行います。

2．ラバーポイント（コーン）

　ラバーポイントは、三角の細い先端を利用して歯周ポケットや最後臼歯遠心、隣接面や矯正装置周辺などに用います。歯周ポケットには歯軸に平行に挿入し、最後臼歯の遠心には平行に当てます（**図6**）。

　回転数は、ラバーカップよりも少し速めの500～1,000rpm程度で行います。ただし、歯周ポケットがタイトな場合では、回転数や圧力を誤ってしまうと痛みをともないますので、細心の注意が必要です。

図5、6 ラバーカップ、ラバーポイントの使い方

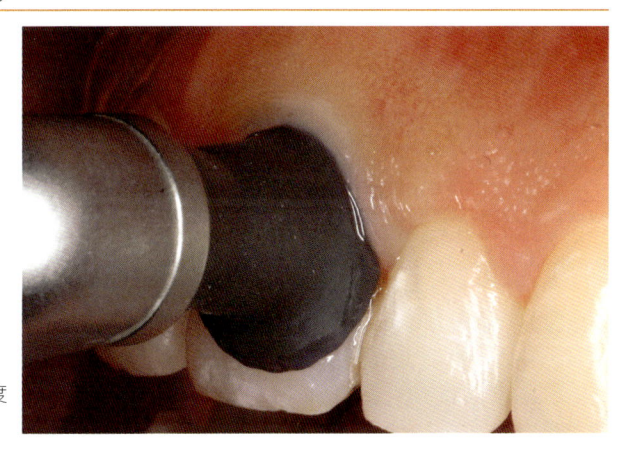

図5　ラバーカップが接触する歯肉辺縁部が、少々白くなる程度の力で歯面に当てる。

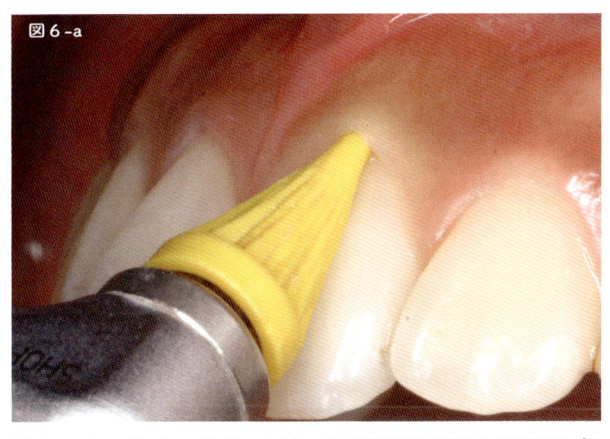

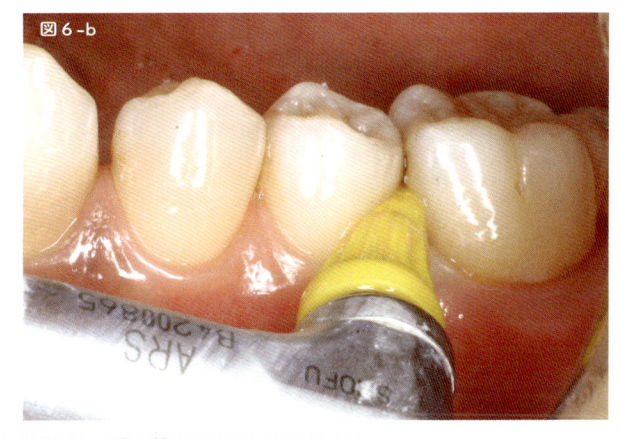

図6-a、b　ラバーポイントは、先端部分を利用して歯周ポケットや隣接面、矯正装置周辺などに用いる。

3．ブラシ

　ブラシには大きく分けて2種類あります。1つは先端がシャープになっているもので、小窩裂溝や叢生、歯間部、矯正装置などの狭い部分の清掃、研磨に使用します。もう1つは、フラットタイプのブラシで、比較的広い歯面の清掃、研磨 に使用します（図7）。

　回転数は500～2,500rpm で幅がありますが、着色の程度や清掃部位により回転数を選択します。着色が多い場合は少し回転数を早くすると効率よく除去でき、また矯正装置周辺の清掃時には、回転数を少し下げて使用するなど、ケースによって調整します。

4．その他

　ハンドピースやカップを用いて清掃することだけが、PMTCではありません。歯間空隙のない隣接面などには、歯間ブラシやフロス、ペーストを使用して清掃することができます（図8）。

図7、8　ブラシの使い方、その他のツールによる PMTC

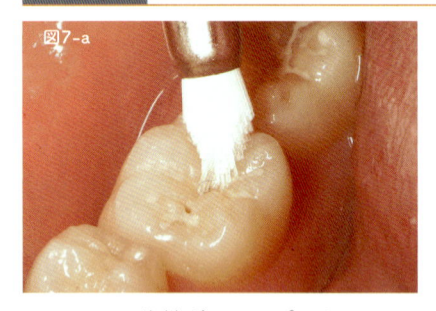

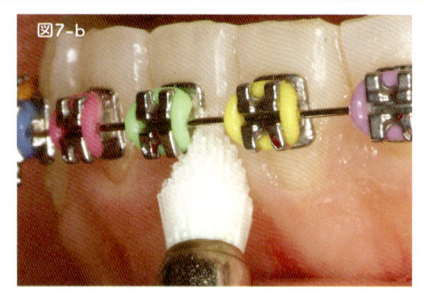

図7-a、b　先端がシャープになっているブラシは、小窩裂溝や矯正装置などの狭い部分の清掃に適している。

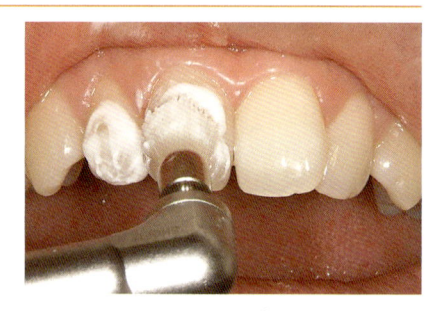

図7-c　フラットタイプのブラシは、比較的広い面に適している。

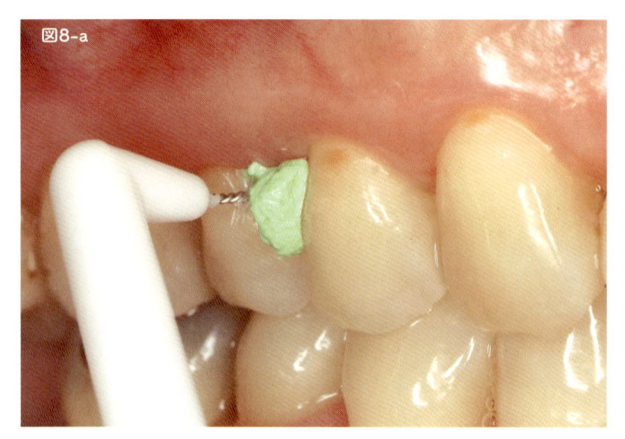

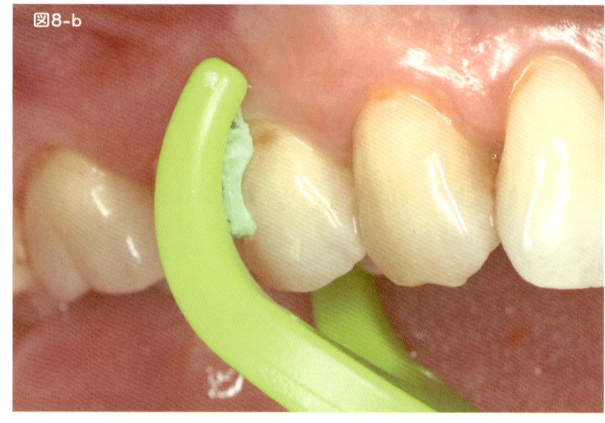

図8-a、b　部位によっては、歯間ブラシやフロスとPMTCペーストを用いて行う。

5 症例別 PMTC

　PMTC と聞くと、どうしても審美的にきれいに仕上げるというイメージが大きいと思いますが、細菌バイオフィルムを除去し、そして細菌バイオフィルムの温床とならないために、歯面をきれいに磨き上げるという大切な目的があります。ここでは症例別に PMTC をみていきます。

症例① プラークが少ないケース

　ブラッシングテクニックがよく、ほとんどプラークが沈着していない患者さんの場合は、う蝕予防処置としてフッ化物配合のペーストを用いて PMTC を行います。プラーク染色をしてバイオフィルムが残っているところを中心に、RDA の小さなペーストを使用していねいに仕上げます（図9）。

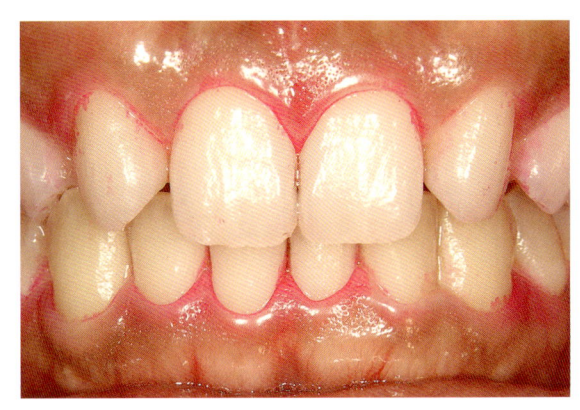

図9　プラークコントロールが良いため、PMTC を行う部分は少ない。

症例② プラークが多く沈着したケース

　プラークが多く沈着しており（図10-a）、細菌バイオフィルムの破壊が目的の時は、確実にプラークを除去するためにプラーク染色を行います。図10-bのように古いプラークと新しいプラークが混在している時は、プラークの下にう蝕、脱灰部分が隠れている場合もありますので、即PMTCを行うのではなく、歯ブラシやプラスチックスケーラーなどを用いてプラークを除去します。

　本症例では、ブラッシング指導時にプラーク染色（図10-b）をした後に、再び染色を行うと（図10-c）、まだまだ歯面には厚く硬くこびりついたバイオフィルムが沈着していました。そこで、ペーストを選択しPMTCを行います。しかし最初からRDA値が高いもの（RDA170〜180）を使用するのではなく、中間のもの（RDA40〜50）でバイオフィルムを除去します。RDA50程度で取れない時に初めてRDA170程度を使用します。この患者さんの場合は、松風の「メルサージュ〈ファイン〉」（RDA40〜50）で除去し、「メルサージュ〈プラス〉」（RDA5〜10）で仕上げを行いました。

　PMTCをする前にはわかりませんでしたが（図10-a）、プラークを除去しPMTC後に上顎前歯部隣接面にう蝕が発見されました（図10-d）。このように、厚いプラークの下にはう蝕や脱灰が隠れているケースもあるので慎重にPMTCをする必要があります。

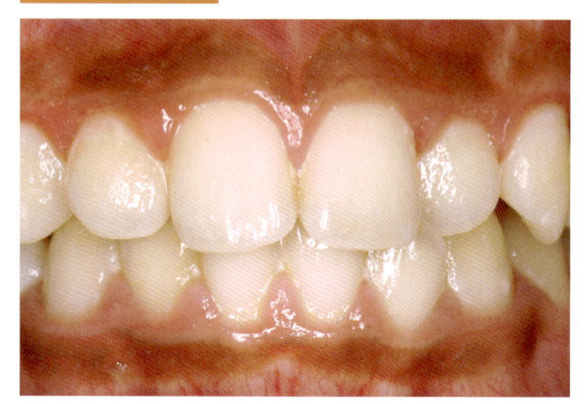

図10-a　PMTC前の前歯部。

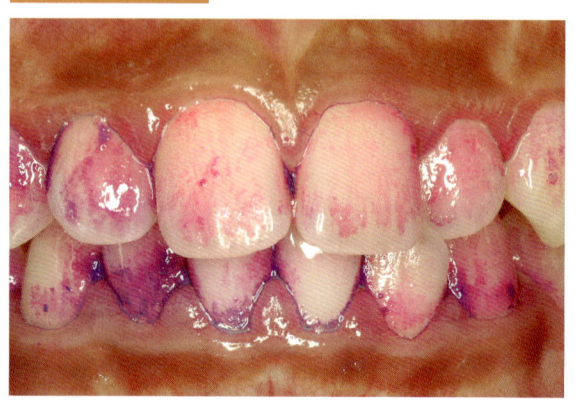

図10-b　ブラッシング指導時にプラーク染色を行ったところ。青色が古いプラーク、赤色が新しいプラーク。

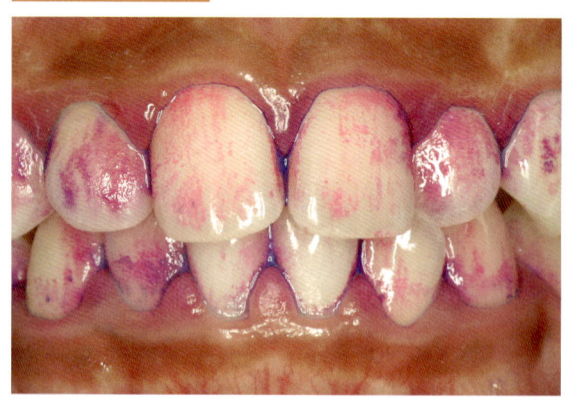

図10-c　患者さんに磨いてもらった後に、プラーク染色を再度行ったところ。

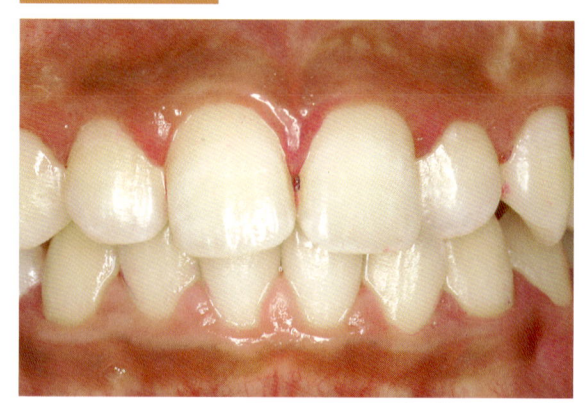

図10-d　PMTC後。前歯部隣接面にう蝕が隠れていた。

第5章 PMTC

症例③ 着色が濃いケース

　ステインが沈着している患者さんは、日常的に目にします（図11）。原因の多くは喫煙によるものの他、コーヒー、紅茶、緑茶、ウーロン茶などの色素成分です。最近では赤ワインの摂取で着色している人も見受けられます。PMTCでせっかくきれいになった歯面でも、今までと同じような生活習慣を送っていると、数日でステインが沈着してしまいます。しかし過度なPMTCは歯面に負担なことから、頻繁にPMTCを行うことはできません。

　着色を気にされる患者さんであれば、なぜステインが沈着してしまうのか、原因を探り、生活習慣を変更いただくなど、ステインが沈着しにくい環境作りを提案していきます。

　図11のようなケースでは、ステイン除去にどうしても時間がかかってしまいます。そこでクリーニング時に超音波スケーラーやエアスケーラーなどを使用し、大まかにステインを除去してからPMTCを行うことで時間短縮につながります。また、カップよりブラシを用いることですばやく除去できます。ステインが除去できたら、仕上げを行います。

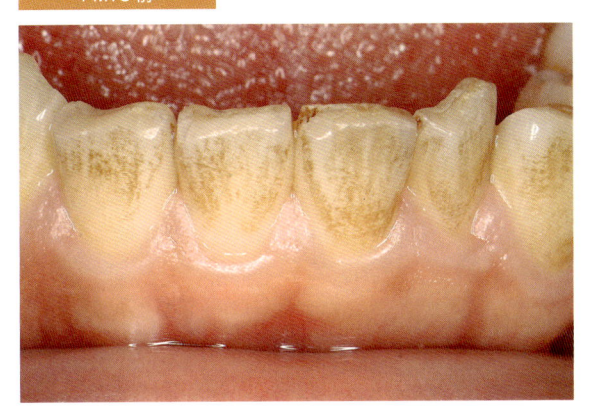

図11-a　PMTC前の下顎前歯部。着色が濃いため、超音波スケーラー等で最初に除去する。

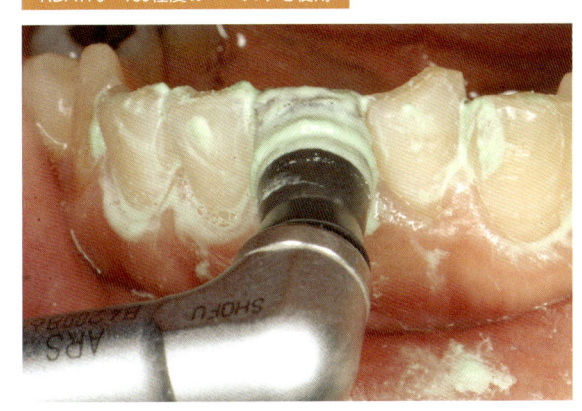

図11-b　RDA170〜180のペースト（メルサージュ〈レギュラー〉）とブラシとカップを使用してPMTCを行った。

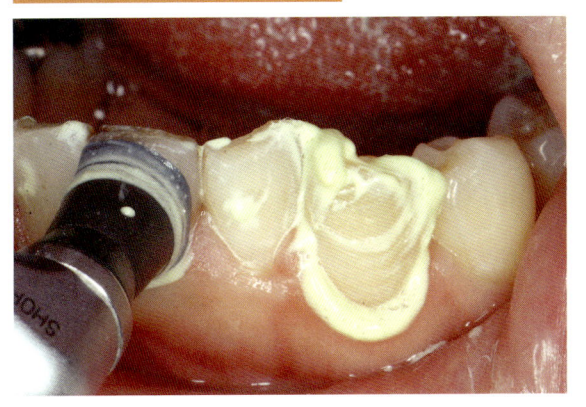

図11-c　その後、RDA40〜50のペースト（メルサージュ〈ファイン〉）、仕上げ用としてRDA5〜10のペースト（メルサージュ〈プラス〉）を用いてPMTCを行う。

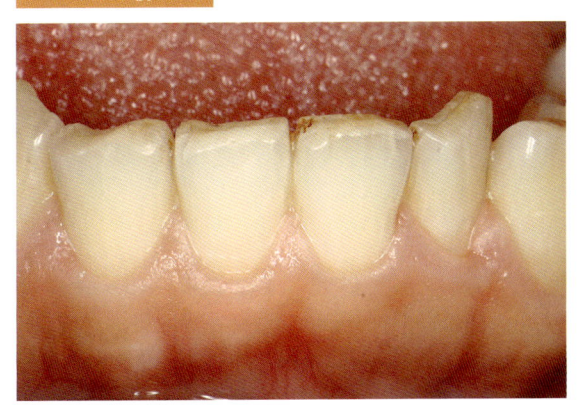

図11-d　PMTC後。

症例④　着色が薄いケース

図12のように、一部分のみにステインが少量沈着している患者さんもいらっしゃいます。薄い着色であれば、RDA40〜50程度のペーストで十分ステインを除去することができます。仕上げにRDA5〜10相当のペーストを用いていきます。

ステインが沈着しているからとすべてRDA170相当のペーストを使用してしまえば、傷のない歯面に余計な傷をつけてしまいかねません。まずは、RDA40〜50相当のペーストでステインが落ちるか確認後、落ちない時にのみRDA170相当のペーストを使用するようにすると確実です。

PMTC前

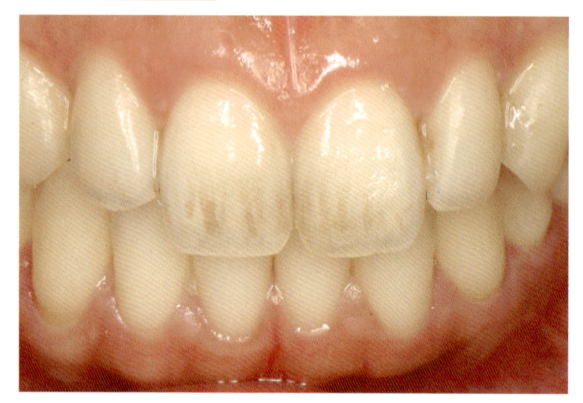

図12-a　PMTC前の前歯部。部分的にステインが沈着している。

RDA40〜50程度のペーストを使用

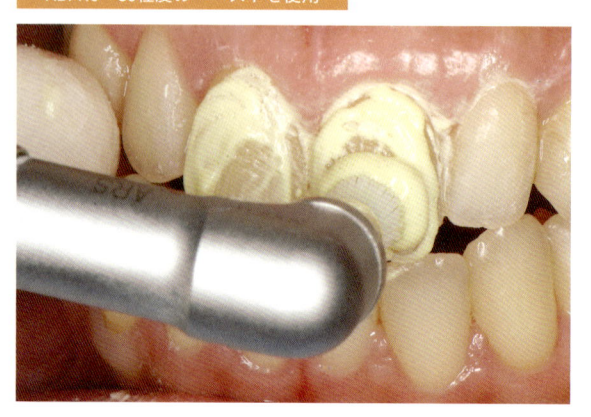

図12-b　RDA40〜50のペースト（メルサージュ〈ファイン〉）を用いてPMTCを行う。

仕上げ用のペーストを使用

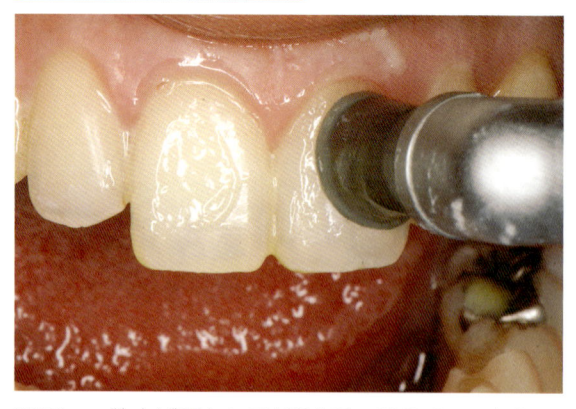

図12-c　仕上げ用としてRDA5〜10のペースト（メルサージュ〈プラス〉）を用いてPMTCを行う。

PMTC後

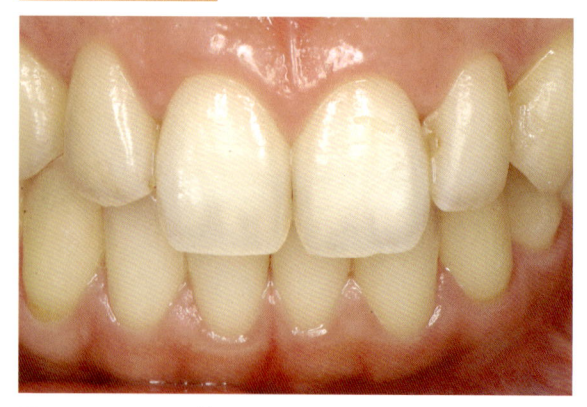

図12-d　PMTC後。ステインが除去された。

第5章 PMTC

症例⑤ 根面にステインが沈着しているケース

歯肉退縮があり、根面が露出している患者さんは根面が粗造なので、どうしてもステインが沈着しやすい環境にあります(図13)。そこで、どこまでステインを除去するのかがポイントになります。

PMTCを行う前にどこが一番気になるのか患者さんに聞いておき、知覚過敏などの症状がなく、患者さんが気にされている部位を中心にステイン除去を行います。根面が露出している患者さんの場合は、歯髄炎や知覚過敏の症状が出る可能性があるので、RDA値の高いペーストの使用は控えます。また、そのようなリスクがあることも十分に説明してからPMTCを行います。

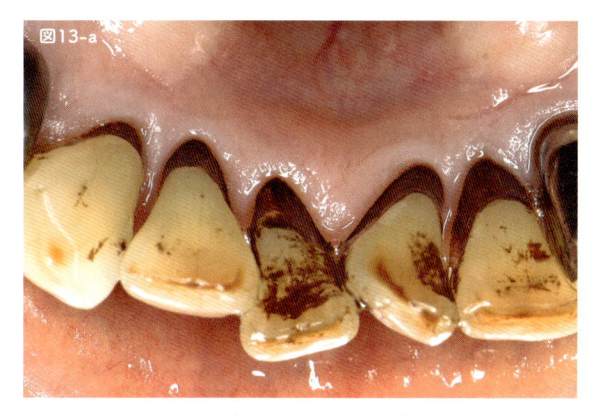

図13-a、b 露出した根面にステインが沈着している。

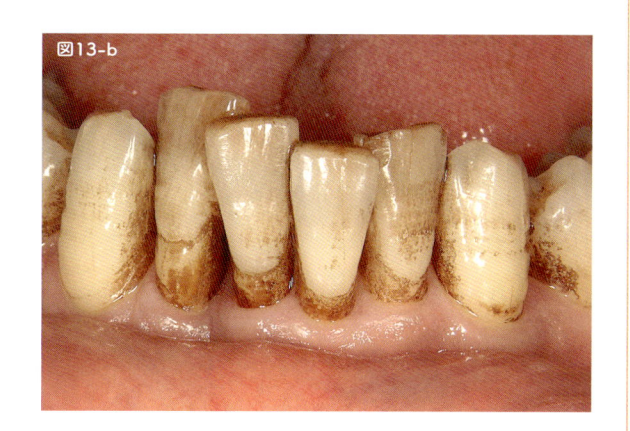

【ホワイトマジックの使用】

たばこやコーヒー、紅茶のステインが厚く沈着してしまうと、それを簡単に落とすことは困難です。エアスケーラーや超音波スケーラーである程度落としてからPMTCするのが一般的ですが、そうすると少なからず歯面に細かい傷をつけてしまいます。そこで「ホワイトマジック」などを用います。

「ホワイトマジック」(図14)とは、歯質に対して安全で短時間に効率良くステインを除去することが可能な、ジルコニアファイバー強化レジン製の研磨用バーです。6種類のバーがありますので、隣接面や歯間空隙、前歯部口蓋にもフットしやすい形態になっています。ステインの沈着が多い場合には「ホワイトマジック」を使用することにより、かなりの時間短縮につながります。

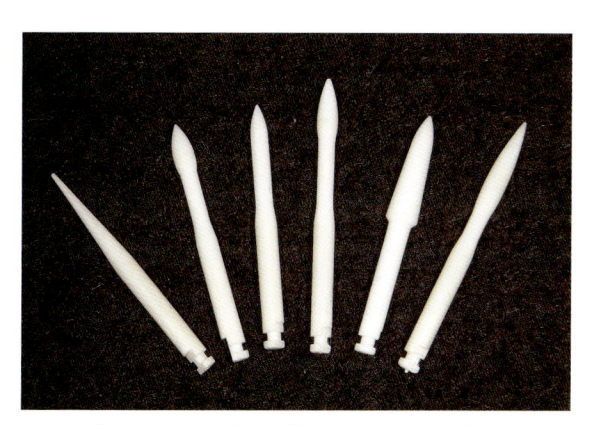

図14 「ホワイトマジック」(クロスフィールド)。根面を傷つけずにステイン除去ができる。

症例⑥ 歯肉退縮があり知覚過敏があるケース

　知覚過敏がある患者さんへのPMTCを行う時には、細心の注意が必要です。特に歯肉退縮しており根面が露出している症例（図15）の時は、RDAの大きいペーストの使用を控えます。また必要以上にPMTCをすることにより、オーバートリートメントなり今以上に知覚過敏の症状が強くなることもあるので気をつけます。少しでも知覚過敏の症状を緩和させる目的で、知覚過敏抑制含有のペーストを用いて仕上げのPMTCを行うとよいでしょう。

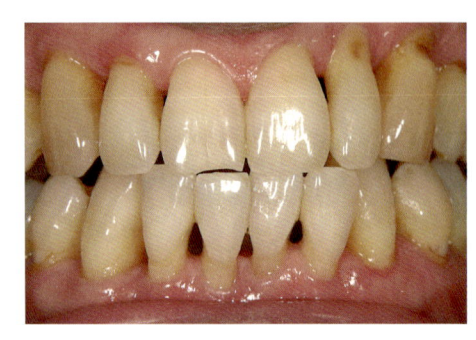

図15　プラークコントロールが良いため、PMTCを行う部分は少ない。

症例⑦ 補綴物が多いケース

　RDA170〜180程度のペーストを用いて補綴物にPMTCをしました（図16-a、b）。すると、数秒しか当てていないのに、補綴物の金属が削れ艶がなくなりました。PMTCのカップには、削り取られた金属が混じったペーストが付いています（図16-c）。
　これではせっかく歯科技工士さんが丹精こめてつくった補綴物も、目も当てれない状態になり、何のためのPMTCかもわからなくなってしまいます。私たちの誤ったPMTCで傷ができ、そこに細菌が住みつく環境を提供してしまうことになります。
　補綴部（図17）には、基本的にはPMTCを行いませんが、現在では補綴物にも使用できるRDAの小さなペースト（RDA5〜10）もあるので、そのようなペーストを使用し回転数を落とすことでPMTCが可能になります。

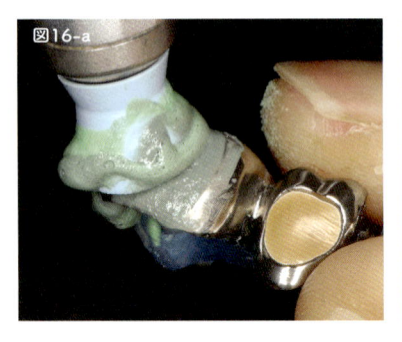

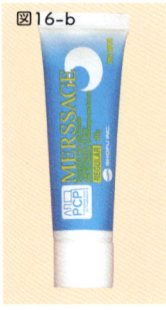

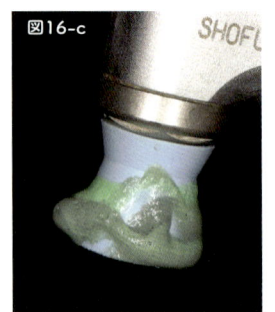

図16-a、b　「メルサージュ〈レギュラー〉」を用いて補綴物にPMTCを行ったところ、補綴物が削れ艶がなくなった。
図16-c　ペーストのもともとの色はグリーン。グレーは削りとられた金属。

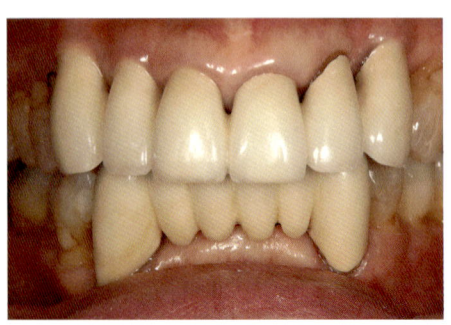

図17　補綴物には、基本的にはPMTCを行わない。

PMTC 第5章

症例⑧ 3ヵ月ごとのメインテナンスに来院されるケース

図18-aは、2006年1月に初診で来院された患者さんです。口腔内はステインと歯石の沈着があり、スケーリングとステイン除去を行いました。

この患者さんは、毎日1ℓ以上のお茶と紅茶を1杯程度飲まれていましたので、お茶をできれば水に変更してもらい、紅茶やお茶を飲まれた時には、その後お水で口をゆすいでいただくようお話しました。

その後、3ヵ月ごとのメインテナンスに移行しましたが、患者さんはまじめな方で、今日まで3ヵ月ごとに必ず来院されています。ただし、毎回少量のステインが沈着していました（図18-b）。メインテナンス時にはクリーニングの他、「メルサージュ〈プラス〉」を用いてPMTCを行い、「リナメルトリートメントペースト」でていねいに仕上げを行っていました（図18-c）。しかしそれだけではステインの沈着があるので、ホームケアでも「アパガードリナメル」を使用していただきました（図18-d）。すると3ヵ月後に来院された時は、ステインの沈着はほとんどみられませんでした（図18-e）。

現在ではメインテナンス来院時には、クリーニングと仕上げ用のペーストを使用してPMTCをていねいに行い、自宅では「アパガードリナメル」でのブラッシングでいい状態をキープできています。

このケースのように、毎回メインテナンス時にステインを除去することは可能ですが、歯面には少なからず負担になります。ステインが沈着しにくくなるようなPMTCはもちろんですが、沈着をしないようにはどうしたらいいのかを考える必要があります。

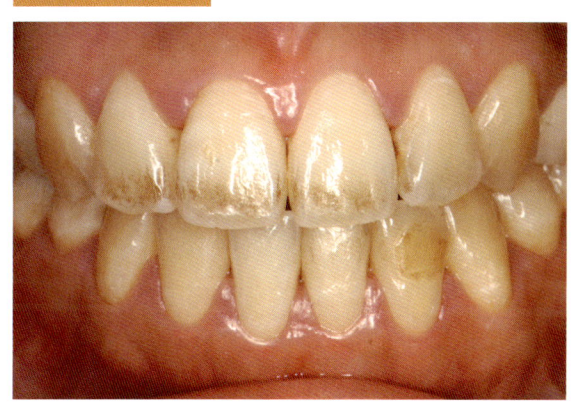

図18-a PMTC前の前歯部。部分的にステインが沈着している。

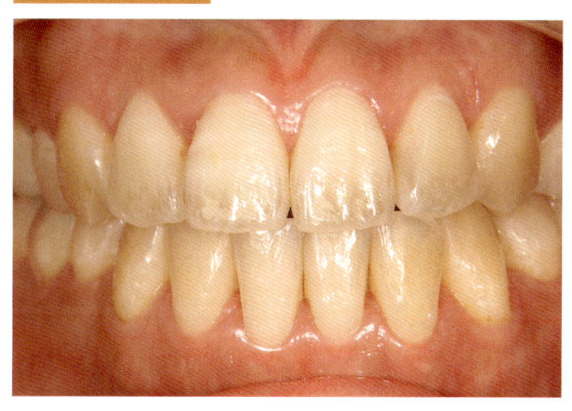

図18-b メインテナンス来院時。3ヵ月後ではあるが、ステインが沈着している。

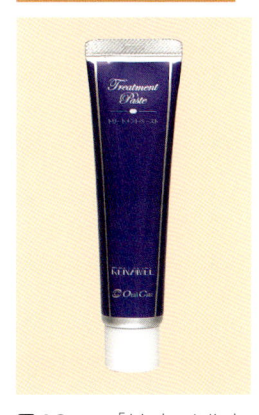

図18-c 「リナメルトリートメントペースト」（オーラルケア）。

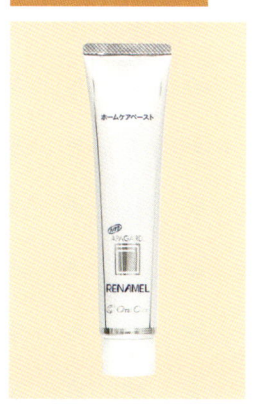

図18-d 「アパガードリナメル」（オーラルケア）。

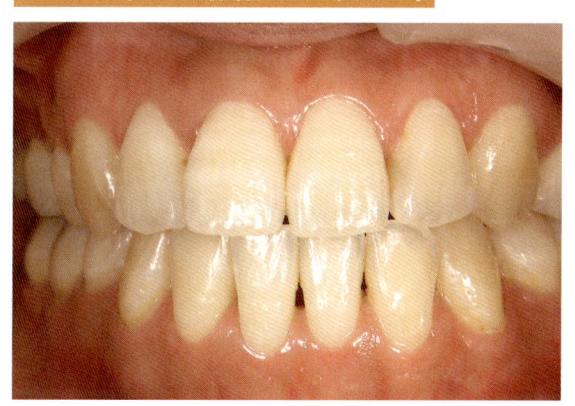

図18-e ホームケアで「アパガードリナメル」を用いてもらってからは、ステインの沈着はごくわずかになった。

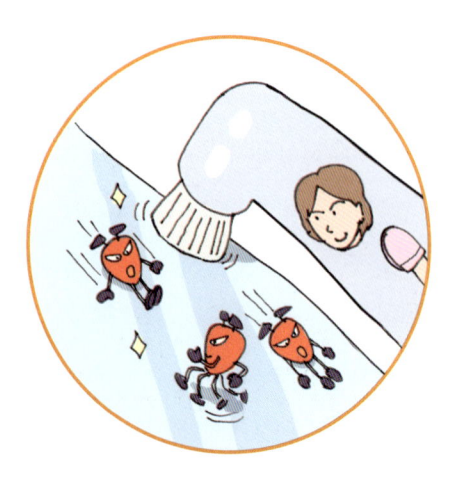

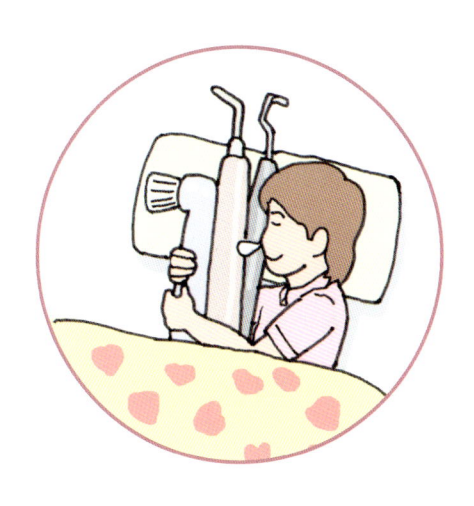

第6章
器具の管理

❶器具の洗浄・消毒・滅菌の実際

第6章 器具の管理

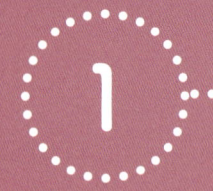

1 器具の洗浄・消毒・滅菌の実際

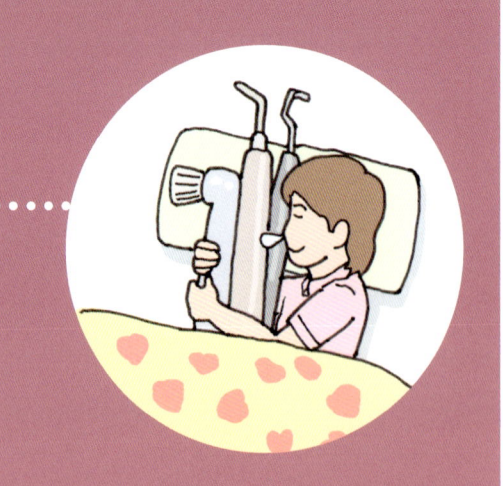

森下明子

　使用した器具は、たくさんの血液や付着物で不潔になっています。その不潔になった器具をしっかり洗浄し、滅菌することで、次の患者さんに安心して使用することができます。スケーラーはもちろん、他の器具も滅菌して使用しましょう(**表1**)。

　使用後から管理までは、**図1**の手順で行います。ここではスケーラー、ストーン、超音波スケーラー、PMTC器具の洗浄から管理までを解説します。

表1　滅菌する器具（歯周治療関連）

- 基本セット
  （ミラー、ピンセット、エキスプローラー、プローブ）
- スケーラー
- 超音波スケーラー
  （ハンドピース、チップ類）
- PMTCコントラ
  （チップは基本的にディスポーザブル）

図1　滅菌の基本のサイクル

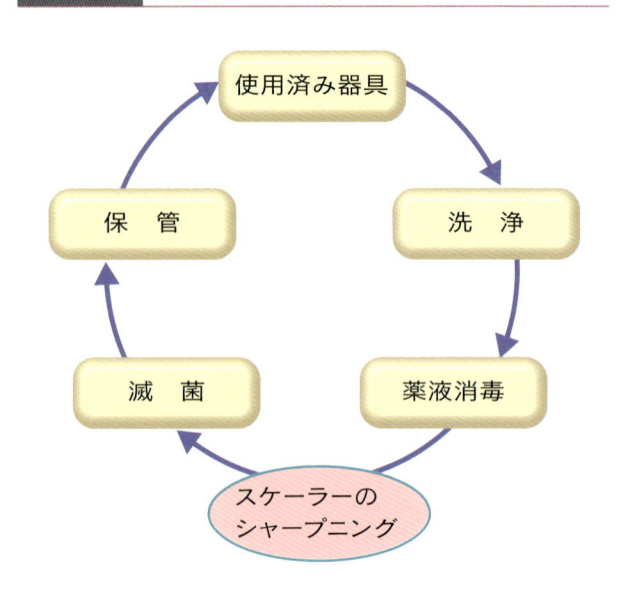

使用済み器具 → 洗浄 → 薬液消毒 → スケーラーのシャープニング → 滅菌 → 保管 → 使用済み器具

器具の管理 第6章

1 洗浄

図2　スケーラーの洗浄

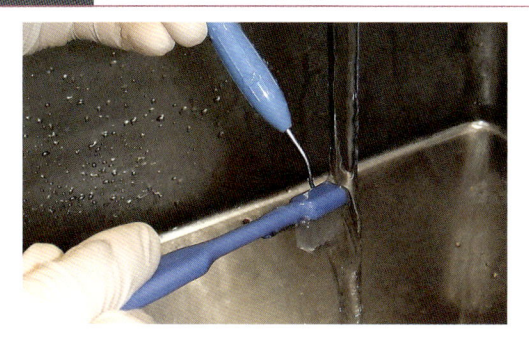

図2-a　使用したスケーラーは、刃を傷つけないよう歯ブラシなどでやさしく血液や付着物を流水下にて洗い流す。

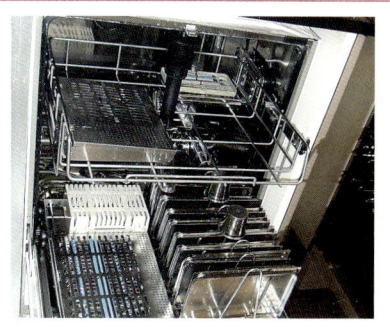

図2-b　その後、超音波洗浄器にかけ、さらにしっかりと付着物を取り除く。この時、他の器具と接触すると刃こぼれをする恐れがあるので、スケーラーは容器などに入れるとよい。また、大型で一度に多くの器具を洗浄できる「ウォッシャーディスインフェクター」というものもあり、洗浄・すすぎ・熱水消毒・乾燥を自動で行えるため便利。写真は「ミーレ ジェットウォッシャー」（白水貿易）。

図3　ストーンの洗浄

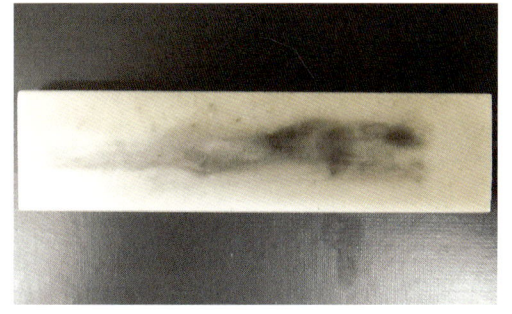

図3-a　シャープニングで使用したアーカンサスストーン。薬液消毒前に洗浄する。アーカンサス、インディアストーンのタイプはオイルを垂らし、スラッジを浮き上がらせて洗い流す。オイルを使用しないセラミックストーンは、ブラシで磨いてスラッジを落とす。

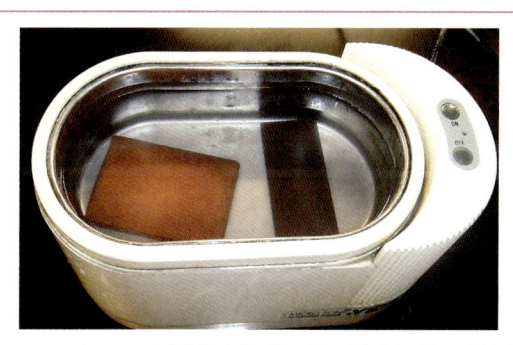

図3-b　ストーンの目詰まりがひどい場合には、超音波洗浄器にかける。

図4　超音波スケーラーの洗浄

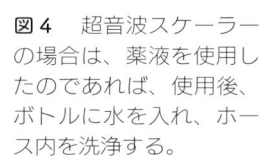

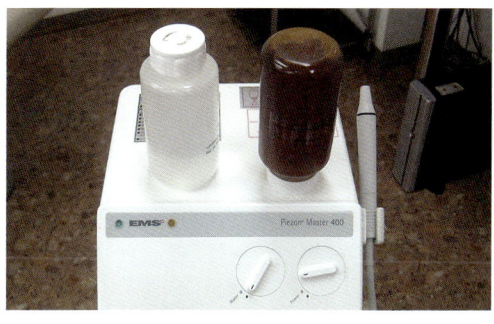

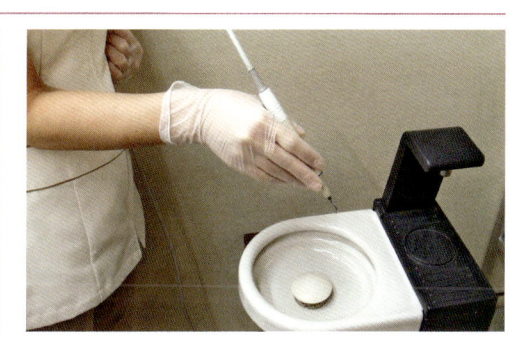

図4　超音波スケーラーの場合は、薬液を使用したのであれば、使用後、ボトルに水を入れ、ホース内を洗浄する。

167

図5　PMTCのコントラの洗浄

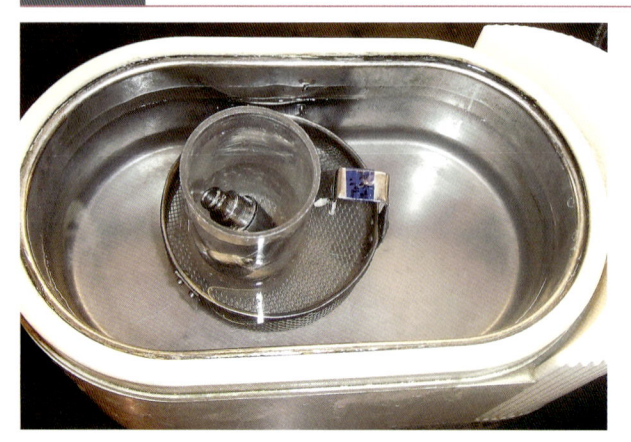

図5-a　PMTCのコントラは、まずアルコールワッテで研磨剤などの汚れをしっかりふき取る。ペーストの目詰まりがひどい場合には、コントラ部分を分解して、超音波洗浄器にかける。

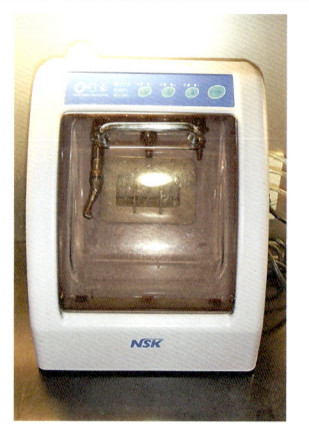

図5-b　超音波洗浄器にかけた後、注油する。写真は自動給油洗浄装置「Care 3」(ナカニシ)。

2　薬液消毒

図6　薬液消毒

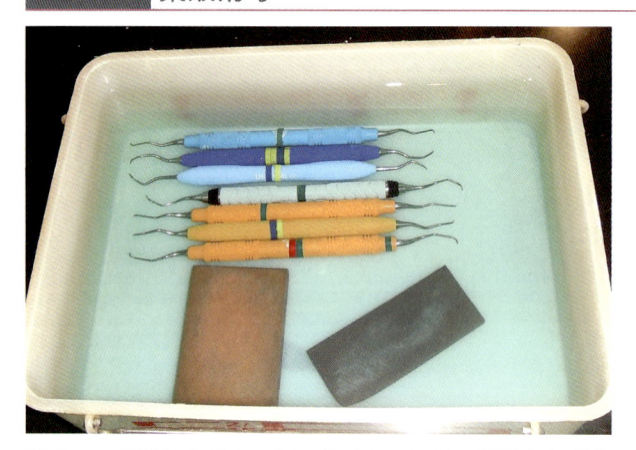

図6-a　洗浄したスケーラーやストーンは、希釈したグルタラール製剤につけて薬液消毒する。注意点として、浸漬時間は1時間以上、薬液が蒸発しないように必ず蓋をしっかりとしておく。そして、浸漬後は十分に水で洗い流す。シャープニングは、薬液消毒後に行う。

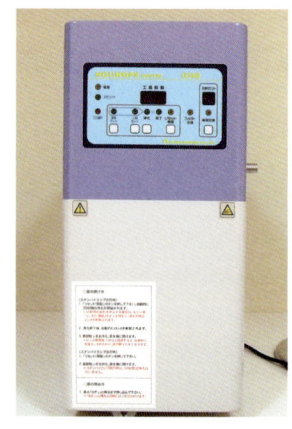

図6-b　薬液消毒の代わりに、ガス滅菌器(ホルマリンガス)でも可能。写真は「ホルホープデンタル CE34W」(アスカメディカル)。

第6章 器具の管理

3 滅菌

図7　スケーラーの滅菌

図7 シャープニングしたスケーラーは、滅菌パックやカセッテなどに入れて滅菌する。破れた滅菌パックは使用しない。1度使用した滅菌パックは紙質の劣化とともに貫通孔が大きくなってしまい、無菌性を維持することができなくなるため、再利用もできない。

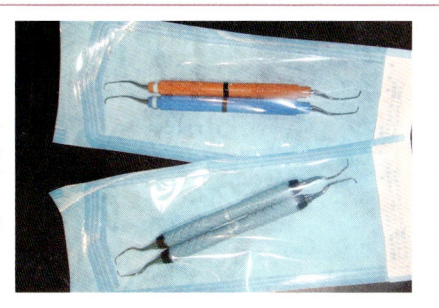

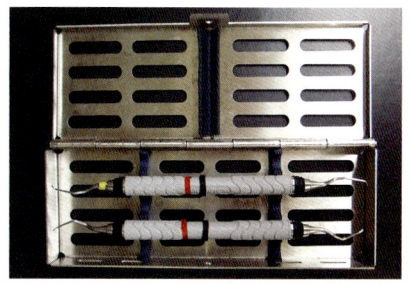

図8　超音波スケーラーの滅菌

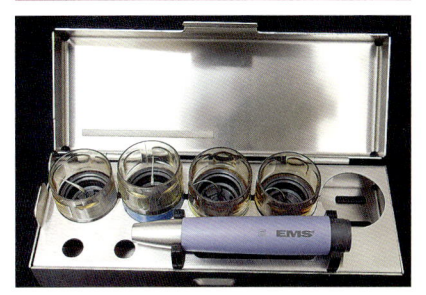

図8 超音波スケーラーの場合も、専用のカセッテなどにハンドピースとチップを入れて滅菌をした方が、チップを紛失してしまうことが少ない。

図9　PMTCコントラの滅菌

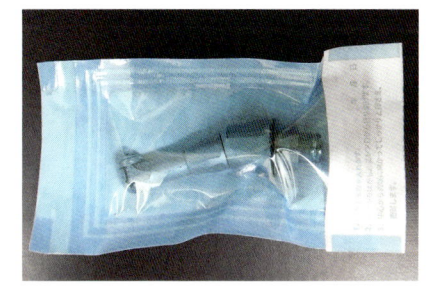

図9 滅菌パックなどに入れて滅菌する。

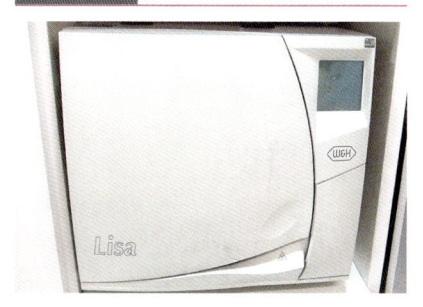

図10　滅菌器

図10 滅菌器は各社から出ているが、最近では、複雑な形状をしたものでも内部までしっかり滅菌できる、より高レベルのプレポストバキューム方式高圧蒸気滅菌器（Bサイクル）が主流になってきている。写真は「リサ」（白水貿易）。

4 管理

図11　スケーラーの管理

図11 できるだけスケーラーは各自で管理するとよい。自分のカラーコードを決め、テープやゴムをつけるとわかりやすい。また、スケーラーの種類（アフターファイブ、ミニファイブ、前歯部用、近心用、遠心用など）によっても、テープでわかりやすいようにしておくと、わざわざブレードの部分やハンドルに書かれている番号をを見なくても、すぐに見分けることができる。そうすることによって、実際使用する際に探す時間を短縮することができる。

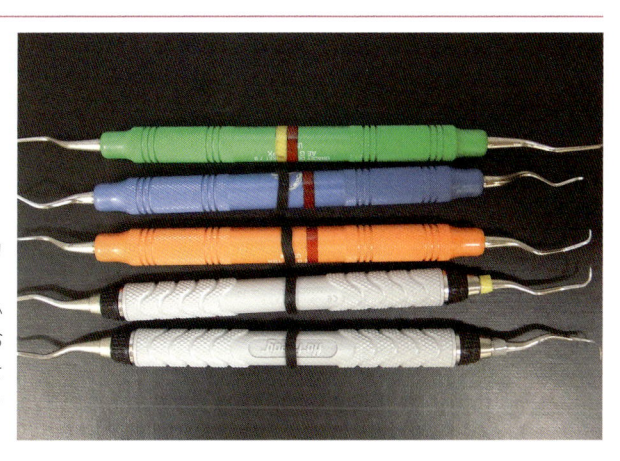

謝　辞

本書を完成させるにあたり、私たちの先頭で前進しておられ、ご指導いただいた PEC 主宰である山本浩正先生、多大な時間と労力を費やし編集してくださったクインテッセンス出版、大谷亜希子氏に、感謝申しあげます。

PEC 講師 OTOME メンバー一同

エピローグ

　執筆が初めての私は、本書の作成にあたり戸惑いと不安でいっぱいでした。歯科衛生士として働き始めて10年、私自身がまだまだ学んでいる最中ですし、伝えたいことがうまく表現できずいろいろと悩みました。毎日の臨床で行っている検査や患者さんからの情報収集、それらの活かし方は、大変重要な役割を果たしています。これまで私が先輩方から教わったこと、経験して感じたことを自分なりにまとめました。歯科衛生士の仕事の真髄は、確かな手技と人を惹きつける人間性にあると私は思います。その部分も随所に織り交ぜながら執筆しました。

　最後に、医療人としてのプロフェッショナルな仕事や心構えを教えてくださった大住祐子先生、いつも私を支え・協力してくれる夫や家族、私の周りにいるすべての皆様に、この場をおかりして御礼申しあげます。

第1章担当　宮本さくら（山本歯科）

　私は昼休みのシーンと静まりかえった診療室でシャープニングをするのが好きです。いつもは賑やかな場所ですが、シャープニングに集中している時だけは、自分を振り返ることができるからです。「あの患者さんには違うアプローチもあったな」「後輩にもっと違うアドバイスの方法があったな」と反省したり、新しいアイディアが生まれたり、なぜかうれしくなって感謝したり。私にとって大切な時間です。シャープニングによって研ぎ澄まされるのはカッティングエッジだけでなく、研ぐ者の心にも及ぶのかもしれません。今回シャープニングの章を担当させていただいたことで、あらためてそれを思い返すことができました。

　このようなフィールドを与えくださる原田知明先生と、かわいい後輩たちにいつも感謝します。

第2章担当　熊本宏美（はらだ歯科医院）

私たち歯科衛生士は、患者さんに伝えることが仕事です。今回の執筆にあたり、伝えること、理解してもらうことの難しさをあらためて感じました。また、これまでの仕事を整理することで一つ一つの施術の深さ、大切さを考える良い機会となりました。

　臨床において悩みはつきません。しかし見方を変えれば、答えを探究するおもしろさ、答えがみえた時の喜びが得られるとも言えます。本書が読者の皆様にとって、少しでも解決のヒントになればと思います。

――――――

　いつも刺激しあえるOTOMEの皆、共に悩み、笑い、助け合える柄歯科医院のスタッフ、そして、どんな時も大きく見守ってくれる柄俊彦院長と家族、友人に心より感謝いたします。

第3章担当　足利奈々（柄歯科医院）

　昨年は"生む""産む"の2つの苦しみを経験しました。もちろんどちらも苦しみ以上の達成感と幸福感を得たことは言うまでもなく、私の人生においてかけがえのない経験をしました。

　本書の作成にあたっては、1つの方法にとらわれず多様な状況に対応できるように、そして患者さんと術者の両者がハッピーになれることを念頭において執筆しました。読んでいただいた方の"引き出し"を増やすお手伝いができれば、苦しんだかいがあります。患者さんとの良好な信頼関係を築く一助となれれば幸いです。そして私自身、これからも親愛なるOTOMEメンバーと共に学び、歯科衛生士をより楽しんでいきたいです。

　最後に"産む"苦しみを支えてくれ、いつも見守ってくれている主人と、私に力を与えてくれる息子に感謝します。

第4章担当　小松英理香（山本歯科）

　歯科衛生士となり早いもので14年という月日が流れ、本書を作成する機会を与えていただきました。かなり重圧はありましたが、今振り返るとよい経験をさせていただきました。いよいよ出版となる日を待ち望んでいます。

　この14年間で多くの患者さんと出会ってきました。患者さんから学ぶことは多く、歯科衛生士としてだけでなく、私の人生においてもさまざまな影響を受けています。日々勉強中の私ですが、本書作成を機に、さらなるステップアップを目指していきたいと思います。

　これからも歯科衛生士として、また2児の母として、妻として走り続けていきます。

第5章担当　三國かおり（山本歯科）

　今回、私は消毒・滅菌の部分を担当しました。テクニックがテーマの本書ですが、どんなに技術が上達したとしても、この部分が適切に行われていなければ、患者さんに安心して治療を受けていただくことはできず、執筆を進める中でその重要性を再確認しました。本書が皆様のお役に立てれば幸いです。

　最後に、いつも私を支えてくれている柄歯科医院のスタッフ、温かく見守ってくださっている柄俊彦院長に感謝いたします。

第6章担当　森下明子（柄歯科医院）

欧文索引

〔b〕
BOP ··· 11、50

〔d〕
debridement
　　　over- ································· 78
　　　under- ································ 78
deep sulcus ································· 14

〔f〕
finger flexing motion ························ 95

〔h〕
honing ······································ 57

〔l〕
LJE ··· 14
long junctional epithelium ··················· 14

〔m〕
magnetostrictive type ······················ 126
motion
　　　finger flexing ························ 95
　　　wrist forearm ························ 94

〔o〕
over-debridement ···························· 78
over-PMTC ································· 148

〔p〕
piezoelectric type ·························· 126
PMTC ······································ 146
PMTCペースト ····························· 152
PMTC用コントラ ··························· 154
professional mechanical tooth cleaning
·· 146

〔r〕
radioactive dentin abrasion ················· 149
RDA ································· 149、153

〔s〕
scaling/root planing ························· 76
shallow sulcus ······························ 14
SRP ·· 76
SRP時の姿勢 ································ 87
sulcus
　　　deep ································· 14
　　　shallow ······························ 14

〔t〕
touch-up ···································· 57

〔u〕
under-debridement ·························· 78

〔w〕
wrist forearm motion ······················· 94

和文索引

〔あ〕
アーカンサスストーン ……………………………… 69
アンダーデブライドメント ………………………… 78
油砥石 ………………………………………………… 56

〔い〕
インディアストーン ………………………………… 69

〔う〕
ウォーキングプロービング ………………………… 25

〔え〕
エキスプローラー …………………………………… 40
エキスプローリング ……………………………… 11、39
エナメル滴 …………………………………………… 32
エナメル突起 ………………………………………… 32
衛生士カルテ …………………………………… 44、45
衛生士メモ ……………………………………… 44、46

〔お〕
オイル ………………………………………………… 69
オーバーPMTC ……………………………………… 148
オーバーデブライドメント ………………………… 78

〔か〕
管理 …………………………………………………… 169

〔き〕
キュレット
　　グレーシー── …………………………………… 64
　　ユニバーサル── ………………………………… 67

〔く〕
グレーシーキュレット ……………………………… 64

〔け〕
外科器具のシャープニング ………………………… 70
検査
　　根分岐部── ……………………………………… 11
　　根面── …………………………………………… 10
　　組織── …………………………………………… 11
　　軟組織の── …………………………………… 19

〔こ〕
コーン ………………………………………………… 155
口腔外レスト ………………………………………… 86

口腔内写真 …………………………………………… 52
固定 …………………………………………………… 82
根の離開度 …………………………………………… 34
根分岐部 ……………………………………………… 33
根分岐部検査 ………………………………………… 11
根分岐部病変の分類 ………………………………… 36
根面デブライドメント ……………………………… 76
根面検査 ……………………………………………… 10
根面溝 ………………………………………………… 31

〔さ〕
サルカス
　　シャロー── ……………………………………… 14
　　ディープ── ……………………………………… 14

〔し〕
シックルスケーラー ………………………………… 66
シャープニング …………………………………… 56、79
シャープニングストーン …………………………… 69
シャローサルカス …………………………………… 14
歯根の解剖学的形態 …………………………… 31、78
歯周動的治療 …………………………………… 77、128
歯石 …………………………………………………… 29
執筆状 ……………………………………………… 138
執筆状変法 …………………………………… 23、41、81
歯肉退縮による治癒 ………………………………… 13
歯肉退縮量 …………………………………………… 11
斜切痕 ………………………………………………… 31
手指屈伸運動 ………………………………………… 95
浸潤麻酔 ……………………………………………… 79

〔す〕
スケーラー …………………………………………… 91
　　シックル── …………………………………… 66
　　──の選択 ……………………………………… 90
　　超音波── ……………………………………… 126
　　超音波──のチップ …………………………… 132
スケーリング・ルートプレーニング ……………… 76
ステイン ……………………………………………… 146
ストローク …………………………………………… 142
ストーン
　　アーカンサス── ………………………………… 69
　　インディア── …………………………………… 69
　　シャープニング── ……………………………… 69
　　セラミック── …………………………………… 69
スラッジ ……………………………………………… 68

〔せ〕
- セラミックストーン ……………………………… 69
- 洗浄 ……………………………………………… 167
- 前腕回転運動 …………………………………… 94

〔そ〕
- 組織検査 ………………………………………… 11

〔た〕
- タッチアップ …………………………………… 57
- 対角歯レスト …………………………………… 85
- 対角対合歯レスト ……………………………… 85
- 対合歯レスト …………………………………… 84

〔ち〕
- チゼル …………………………………………… 71
- チップの角度 …………………………………… 141
- 注水 ……………………………………………… 136
- 超音波スケーラー ……………………………… 126
- 超音波スケーラーのチップ …………………… 132

〔て〕
- ディープサルカス ……………………………… 14
- テスティング …………………………………… 62
- テストスティック ……………………………… 62
- デブライドメント
  - アンダー── …………………………………… 78
  - オーバー── …………………………………… 78
  - 根面── ………………………………………… 76
- 電磁式 …………………………………………… 126

〔と〕
- 動揺度の分類 …………………………………… 37

〔な〕
- 長い接合上皮による治癒 ……………………… 14
- 軟組織の検査 …………………………………… 19

〔は〕
- パワーレンジの設定 …………………………… 135
- ハンドピース …………………………………… 138

〔ひ〕
- ピエゾ電流式 …………………………………… 126
- 引く動き ………………………………………… 96

〔ふ〕
- ファーケーションアロー ……………………… 33
- ファーケーションプローブ …………………… 35
- フィンガーオンフィンガー …………………… 83
- フェザータッチ ………………………………… 141
- プラークコントロール ………………………… 149
- ブラシ …………………………………………… 156

- フレミタス ……………………………………… 38
- プロービング ……………………………… 11、15
  - ウォーキング── …………………………… 25
  - ──エラー …………………………………… 17
  - ──圧 ………………………………………… 24
  - ──時の出血 ……………………………… 11、50
  - ──値 ……………………………………… 11、50
- プローブ ………………………………………… 16
- 複根 ……………………………………………… 32
- 付着の獲得による治癒 ………………………… 13
- 付着レベル ……………………………………… 11

〔へ〕
- ペリオナイフ …………………………………… 72

〔ほ〕
- ホーニング ……………………………………… 57
- ポジショニング …………………………… 89、142
- ポビドンヨード ………………………………… 129
- ホワイトライン ………………………………… 62

〔ま〕
- 磨耗 ……………………………………………… 137

〔み〕
- 水砥石 …………………………………………… 56

〔め〕
- メインテナンス …………………………… 77、128
- 滅菌 ……………………………………………… 169

〔も〕
- モチベーション ………………………………… 149

〔や〕
- 薬液消毒 ………………………………………… 168

〔ゆ〕
- ユニバーサルキュレット ……………………… 67

〔ら〕
- ラバーカップ …………………………………… 155
- ラバーポイント（コーン） …………………… 155

〔る〕
- ルートトランク ………………………………… 34

〔れ〕
- レスト ……………………………… 82、90、140
  - 口腔外── ……………………………………… 86
  - 対角歯── ……………………………………… 85
  - 対角対合歯── ………………………………… 85
  - 対合歯── ……………………………………… 84

[監著者略歴]

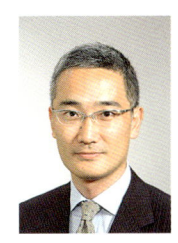

山本 浩正
1985年　大阪大学歯学部卒業
1987年　米国歯周病学会会員、JIADS 常任講師（2003年退任）
1994年　山本歯科開設
1998〜2002年　大阪大学大学院歯学研究科　口腔分子免疫制御学講座　在籍
2002〜2005年　PHEC（Professional Hygienist Education Course）常任講師
2006年〜PEC（Postgraduate Education Course）主宰
2007年　新潟大学歯学部非常勤講師
2009年〜大阪大学歯学部招聘教員

〈主な著書〉
『歯周抗菌療法 ―感染症医的な視点から―』　クインテッセンス出版　2012年
『Dr. Hiro のペリオで UP！！　患者満足度』　クインテッセンス出版　2010年
『歯科衛生士のための Dr.Hiro の知って納得！ペリオドントロジー』　クインテッセンス出版　2010年

[著者略歴]

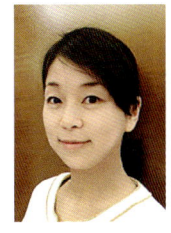

足利 奈々
1992年　広島歯科衛生士専門学校卒業（現・広島高等歯科衛生士専門学校）
1992年〜　医療法人社団柄歯科医院勤務
2007年〜　PEC 歯科衛生士コースインストラクター
2009年〜　広島大学歯学部非常勤講師

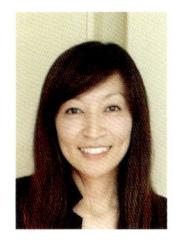

熊本 宏美
1997年　兵庫県立総合衛生学院歯科衛生学科卒業
2002年〜　はらだ歯科医院勤務
2004〜2008年　Hu-Friedy Japan 株式会社
2007年〜　PEC 歯科衛生士コースインストラクター
2009年〜　新大阪歯科衛生士専門学校非常勤講師

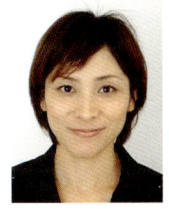

小松 英理香
1996年　東北歯科専門学校卒業、大阪市内の歯科医院勤務
2005年〜　山本歯科勤務
2006年〜　PEC 歯科衛生士コースインストラクター
2008年　日本歯周病学会認定歯科衛生士取得

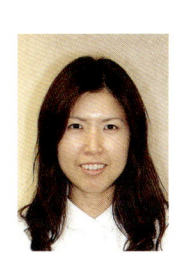

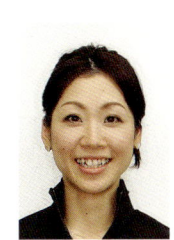

三國 かおり
1998年　大垣女子短期大学歯科衛生科卒業、大阪市内の歯科医院勤務
2003年〜　山本歯科勤務
2007年　日本歯周病学会認定歯科衛生士取得
2006年〜　PEC 歯科衛生士コースインストラクター

宮本 さくら
2001年　大阪府立看護大学医療技術短期大学部卒業、大阪市内の歯科医院勤務
2004〜2006年　大手前栄養学院（栄養療法学科）在籍
2007年〜　PEC 歯科衛生士コースインストラクター
2008年〜　山本歯科勤務

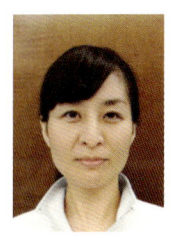

森下 明子
1997年　順正短期大学保健科歯科衛生専攻卒業
1997年〜　医療法人社団柄歯科医院勤務
2009年〜　PEC 歯科衛生士コースインストラクター

Dr. Hiroの実践！歯周治療
―インスツルメンテーション　マスターブック―

2012年5月10日　第1版第1刷発行

監　著　山本　浩正

著　者　足利　奈々・熊本　宏美・小松　英理香・
　　　　三國　かおり・宮本　さくら・森下　明子

発 行 人　佐々木　一高

発 行 所　クインテッセンス出版株式会社
　　　　　東京都文京区本郷3丁目2番6号　〒113-0033
　　　　　クイントハウスビル　電話(03)5842-2270(代表)
　　　　　　　　　　　　　　　　(03)5842-2272(営業部)
　　　　　　　　　　　　　　　　(03)5842-2278(編集部)
　　　　　web page address　http://www.quint-j.co.jp/

印刷・製本　サン美術印刷株式会社

©2012　クインテッセンス出版株式会社　　禁無断転載・複写
Printed in Japan　　　　　　落丁本・乱丁本はお取り替えします
　　　　　　　　　　ISBN978-4-7812-0259-4　C3047

定価はカバーに表示してあります